# BOTIQUÍN DE
# HIERBAS
# MEDICINALES

## GUÍA PARA LA ELABORACIÓN DE
### *Medicamentos Naturales*

DESCARGA
GRATIS
CON ESTE
CÓDIGO
en la web www.editorialsirio.com/descargas

SAL534

TE ENVIAREMOS UNAS PÁGINAS DE
LECTURA MUY INTERESANTES

Promoción no permanente. La descarga de material
de lectura sólo estará disponible si se suscriben a
nuestro boletín de noticias. La baja del mismo puede
hacerse en cualquier momento.

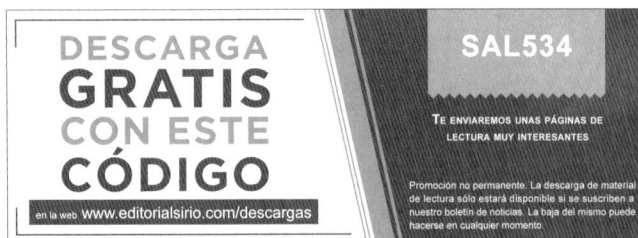

4ª edición: septiembre 2024

Título original: *The Modern Herbal Dispensary: A Medicine-Making Guide*
Traducido del inglés por Loto Perrella
Diseño de portada: Editorial Sirio, S.A.
Maquetación de interior: TsEdi, Teleservicios Editoriales S.L.
Fotografías de Terrie Easley (a menos que se indique lo contrario)

© de la edición original
2016, Thomas Easley y Steven Horne

© de la presente edición
EDITORIAL SIRIO, S.A.
C/ Rosa de los Vientos, 64
Pol. Ind. El Viso
29006-Málaga
España

www.editorialsirio.com
sirio@editorialsirio.com

I.S.B.N.: 978-84-17399-01-6
Depósito Legal: MA-1139-2018

Impreso en Imagraf Impresores, S. A.
c/ Nabucco, 14 D - Pol. Alameda
29006 - Málaga

Impreso en España

Puedes seguirnos en Facebook, X, YouTube e Instagram.

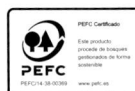

THOMAS EASLEY / STEVEN HORNE

# BOTIQUÍN DE HIERBAS MEDICINALES

## GUÍA PARA LA ELABORACIÓN DE
### *Medicamentos Naturales*

Editorial
SIRIO

*A mi mujer, Terrie. Dos libros en tres años de matrimonio no es tarea fácil, y yo no hubiera podido hacer esto, ni ninguna otra cosa, sin tu ayuda.*

Thomas

*Dedico este libro a las comadronas de Utah que impartieron la primera clase a la que asistí sobre la preparación de remedios naturales y me iniciaron en el maravilloso mundo de su elaboración.*

Steven

# ÍNDICE

## INTRODUCCIÓN

# Sobre la herbología

La medicina herbolaria o fitoterapia es una de las artes de sanación más antiguas. Es la medicina del pueblo, y siempre lo será. Independientemente del partido político que esté en el poder, independientemente de lo que se considere legal o ilegal, ni siquiera la FDA,* en toda su capacidad reguladora, podrá impedir que la gente salga de casa y utilice la medicina gratuita de la naturaleza. La fitoterapia existe y siempre ha existido, porque vivimos en simbiosis con las plantas. Como afirma el fitoterapeuta Sam Coffman, con cada respiración efectuamos una resucitación boca a boca con la naturaleza. Las plantas han estado aquí mucho antes que nosotros. Han aprendido sus lecciones, se han adaptado a su entorno y han producido un hermoso lenguaje para comunicar esas lecciones a otras plantas, animales y hongos. Los compuestos químicos que las plantas producen, su lenguaje bioquímico, son tan complicados que ni siquiera hemos raspado la superficie del millar aproximado de plantas que hemos investigado, sin hablar de las restantes decenas de miles que se utilizan en todo el mundo como medicina.

Aunque podamos no entender el modo en que las plantas actúan químicamente en nuestro cuerpo, tenemos una historia larga y bien documentada de

---

* La Food and Drug Administration es la autoridad responsable en los Estados Unidos de la regulación de medicamentos (de uso humano y veterinario) y alimentos (tanto para personas como para animales) (N. de la T.).

su utilización como alimento y como medicina. A medida que avanzamos hacia un mundo más sostenible, con la producción de energías limpias, alimentos orgánicos de producción local y la conservación de la naturaleza, hemos de considerar nuestro modelo actual de medicina a través del mismo filtro de la sostenibilidad. Un mundo totalmente dependiente de las medicinas químicas de alto coste, controladas por las empresas farmacéuticas multinacionales, cuyo objetivo principal son las ganancias, está sujeto a las mismas instituciones que han creado los problemas ambientales que están envenenando nuestro medioambiente.

La medicina moderna y el uso sensato de los remedios de farmacia son esenciales para tratar muchas enfermedades serias, pero aunque se trata de un gran sistema de tratamiento de la enfermedad, no es en absoluto un sistema de prevención y cuidado de la salud. Cualquier sistema médico que esté divorciado de la salud global, incluyendo la producción de alimentos, la salud ecológica, la salud social y la salud emocional, lo único que hace es poner vendas sobre heridas de bala, disimulando convenientemente los problemas reales que lentamente nos están desangrando. Los costes crecientes del tratamiento de las enfermedades y la falta de acceso a esos tratamientos están pasando factura a todos, y las minorías y los grupos más desfavorecidos llevan el peso de esa carga. En los Estados Unidos, la asistencia médica es la causa principal de la debacle económica de muchas personas: casi dos millones de estadounidenses se enfrentan a la ruina cada año a causa de las facturas médicas.

## Utilizar las hierbas como medicina

Las plantas medicinales crecen en todas partes y están fácilmente disponibles para ser recolectadas o compradas por una fracción del precio de los medicamentos y otros productos farmacéuticos modernos. Aprender a preparar nuestros propios remedios herbarios es tan sencillo como aprender a cocinar. El objeto de este libro es enseñar a utilizar las hierbas para que nos sean de ayuda a nosotros, a nuestras familias y a otros.

Dominar la técnica herbolaria implica una gran cantidad de trabajo. Distintas hierbas con propiedades medicinales completamente diferentes pueden tener el mismo nombre común. Y al contrario, la misma hierba puede tener muchos nombres diferentes, según el libro que estemos consultando. Para identificar la hierba correctamente lo adecuado es aprender su nombre botánico, o científico, pero identificar la planta correcta es apenas el primer paso.

Las distintas partes de una planta pueden tener efectos diferentes sobre el cuerpo. La raíz del diente de león es un tónico digestivo maravilloso, y estimula suavemente la primera fase de la desintoxicación del hígado. Por otra parte, sus hojas son un potente diurético, y las flores, preparadas como esencia floral o como vino, son específicas para ayudar a los perfeccionistas, que están tensos y estresados, a fluir con la corriente.

El modo de utilizar una hierba es lo que marca la diferencia en cómo influye en el cuerpo. Los distintos componentes son solubles en diversos medios. Algunos componentes vegetales son solubles exclusivamente en alcohol, mientras que otros lo son solo en agua. Las flores de la milenrama son fantásticas para la fiebre cuando se preparan como infusión. La infusión caliente extrae las cualidades aromáticas de esta planta que estimulan la circulación y provocan la sudoración, mientras que la decocción extrae sobre todo los principios amargos y astringentes. Muchos nativos americanos utilizaban una decocción tibia de toda la hierba (flores y hojas) como tónico digestivo para los que tienen una digestión difícil. Las hojas secas son un astringente excelente para cortes y heridas, mientras que la milenrama en cápsulas limpia los vasos linfáticos, estimula la inmunidad natural y ayuda a aliviar las infecciones del sistema urinario. El aceite esencial de milenrama es antiinflamatorio, pero la mayor parte de este aceite se pierde cuando se seca la hierba. La esencia floral de milenrama se utiliza para ayudar a las personas sensibles que se identifican en exceso con los problemas ajenos (un rasgo natural que comparten muchos naturópatas).

Algunos libros indican que la milenrama es buena para el dolor de muelas; los diné (navajos) y otros nativos americanos la utilizan en este sentido. Pero tomarse una cápsula o algo de tintura no aliviará un dolor de muelas, ni tampoco masticar las hojas maduras y secas. La parte de la planta que se usa para esta dolencia es la parte de color morado de las hojas jóvenes, que contienen un analgésico tópico. Así pues, son las hojas frescas jóvenes lo que se mastica para aliviar el dolor de muelas. Como se puede ver, saber cómo se prepara una planta y cómo eso cambia su utilidad es una parte importante de una fitoterapia efectiva.

Mucha de la información sobre el modo correcto de preparar y administrar las hierbas se va perdiendo a medida que la gente confía más en los preparados comerciales. Los herbolarios tradicionales conservan vivo el conocimiento de cómo preparar y utilizar las hierbas. La intención de este libro es presentar los distintos métodos de preparación y administración, para ayudarte no solo a escoger el remedio más apropiado, sino el método de preparación que producirá los efectos requeridos. Confiamos en que te ayudaremos a descubrir modos nuevos y creativos de utilizar las hierbas medicinales.

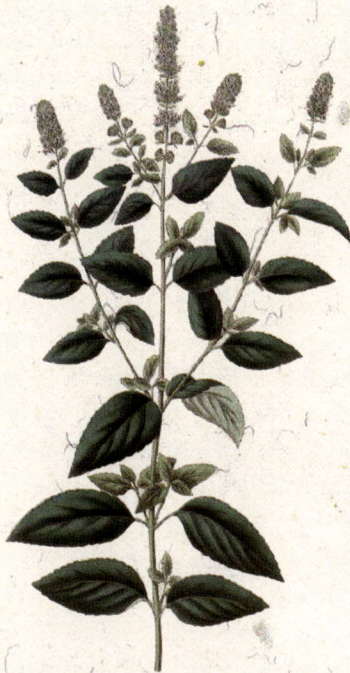

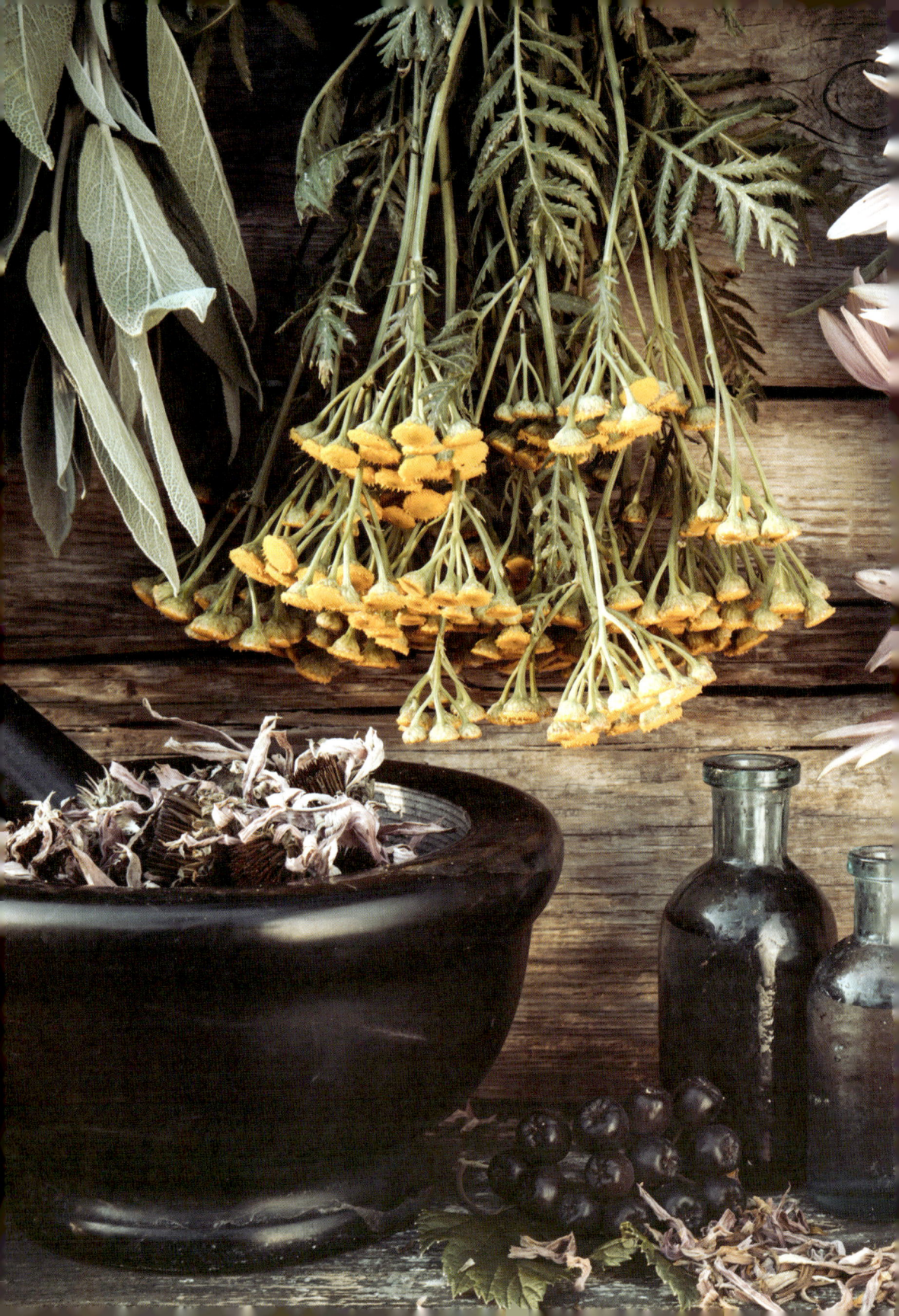

# CAPÍTULO UNO

# Cómo empezar

## CONCEPTOS BÁSICOS
## DE LA MEDICINA HERBARIA

Si deseas preparar remedios naturales efectivos, es necesario que te familiarices con algunos conceptos básicos.

## LA ENERGÍA DE LAS HIERBAS

Los componentes principales que confieren a las hierbas sus distintas propiedades se pueden detectar utilizando los sentidos humanos. Es posible sentir y observar los efectos de estos componentes básicos en nuestro propio cuerpo. Esta observación y detección es lo que los herbolarios occidentales modernos llaman energética.

Las hierbas se pueden dividir en amplias categorías energéticas según su sabor, sus componentes y sus efectos básicos sobre el organismo. Aprender estas categorías básicas es como aprender el alfabeto o las notas musicales: forman la base para comprender el lenguaje de la herbología. Así como las notas musicales, según su disposición, pueden crear un despliegue infinito de música, las propiedades energéticas de las hierbas se funden entre sí para crear miles de perfiles herbarios únicos.

Las doce categorías básicas de hierbas que vamos a presentar tienen en común algunas cualidades esenciales. Nos referimos a ellas en términos energéticos, utilizando tres series de cualidades.

## SEGÚN SU INFLUENCIA EN LA PRODUCCIÓN DE ENERGÍA

- **Caloríficas:** se refiere a hierbas que estimulan o aceleran el metabolismo, aumentan la producción de energía y de calor y llevan el flujo de la sangre y la vitalidad a tejidos que están pálidos y fríos.
- **Refrescantes:** se trata de hierbas que sedan o ralentizan el metabolismo para reducir la producción de energía mientras refrescan o calman la irritación y las rojeces.
- **Neutras:** describe las hierbas que no son ni caloríficas ni refrescantes. Las hierbas neutras no tienen un efecto fuerte sobre la circulación o el metabolismo celular.

## SEGÚN SU EFECTO SOBRE LA DENSIDAD DE LOS TEJIDOS

- **Humectantes:** se refiere a las hierbas que incrementan el contenido de humedad de los tejidos, lo cual significa que lubrifican y suavizan los tejidos secos, frágiles o endurecidos.
- **Secantes:** hace referencia a las hierbas que eliminan el exceso de líquido de los tejidos, haciendo que se vuelvan más firmes y densos, lo que alivia las condiciones de humedad e hinchazón.
- **Equilibradoras:** es el término que utilizamos para las hierbas que normalizan los tejidos que son húmedos o secos, ayudando a equilibrar la cantidad de humedad y de sólidos (minerales) en su interior.

## SEGÚN SU EFECTO SOBRE EL TONO MUSCULAR, EL FLUJO Y LA SECRECIÓN

- **Astringentes:** se refiere a las hierbas que aumentan el tono o tensión dentro de los músculos y otros tejidos, lo cual detiene el flujo y la secreción excesivos. Estas hierbas tonifican los tejidos que se han vuelto demasiado laxos o débiles y que están perdiendo o segregando fluidos, como sangre o mucosidad.
- **Relajantes:** hierbas que relajan los calambres y espasmos musculares, aliviando el exceso de tensión en los tejidos. Esto produce un flujo y un movimiento más fáciles y puede ayudar a aumentar una secreción insuficiente.

- **Nutritivas:** es el término utilizado para las hierbas que aportan nutrientes esenciales que ayudan a sanar los tejidos, mejorando su estructura y su función.

## LAS DOCE CATEGORÍAS DE HIERBAS

Con esta comprensión básica de los términos energéticos, echemos ahora un vistazo a las doce categorías de hierbas consideradas en este libro. Hay que tener en cuenta que cualquier hierba puede entrar en más de una categoría.

### LAS HIERBAS PICANTES O FUERTES

Las hierbas fuertes tienen un sabor especiado o picante y en general un aroma muy definido. Estas plantas se usan para añadir sabor a los platos, por ejemplo la guindilla, el jengibre, la mostaza y las cebollas. Su aroma fuerte se debe a la presencia de resinas, alcamidas, sulfuro de alilo o monoterpenos de aceites esenciales.

Las hierbas de sabor fuerte calientan y secan. Movilizan la sangre y la energía hacia arriba, hacia la cabeza, y desde el interior del cuerpo hacia la piel y las membranas mucosas. Esto significa que ayudan a dispersar el estancamiento, producen la transpiración y estimulan la circulación de la sangre. También estimulan la producción de los jugos digestivos, lo cual aumenta el apetito, expulsa los gases e incrementa la peristalsis intestinal.

El uso excesivo de hierbas fuertes o picantes vacía las reservas de energía del cuerpo y lo enfría. Algunas personas encuentran que son irritantes para su sistema digestivo. De hecho, están contraindicadas para quienes tienden a sentir calor, sufrir sofocos y ser irritables, y tienen la tez rojiza.

### LAS HIERBAS AROMÁTICAS

Las hierbas aromáticas contienen aceites volátiles, también llamados aceites esenciales, que se evaporan cuando están expuestos al calor y a la luz. Como las hierbas fuertes, muchas de las aromáticas se utilizan para condimentar los alimentos. Las familias de la menta y de las zanahorias contienen muchas variedades aromáticas, como el eneldo, la menta piperita y la melisa o toronjil.

Normalmente, las hierbas aromáticas también calientan y secan, pero su acción es más suave que la de las hierbas fuertes. Tienden a tener efectos potentes sobre el sistema nervioso, ya sea calmándolo o estimulándolo. Muchos aceites esenciales son antimicrobianos, y esto hace que las hierbas aromáticas sean útiles para luchar contra las infecciones. Pueden provocar sudoración si se toman en infusión caliente, estimulan la circulación de la sangre y expulsan los gases intestinales.

Las hierbas aromáticas son muy seguras. Sin embargo, los aceites esenciales puros deberían utilizarse casi exclusivamente para aplicaciones tópicas, e incluso en esos casos deberían estar bien diluidos. Son extractos altamente concentrados y pueden provocar reacciones negativas con mucha más probabilidad que las hierbas enteras.

## LOS AMARGOS SIMPLES (NO ALCALOIDEOS)

Los amargos simples tienen ese sabor característico debido a su contenido en lo que los antiguos libros de hierbas llamaban principios amargos. Hoy sabemos que estos compuestos son diterpenos y varios glucósidos. Los glucósidos de antraquinona son responsables de la acción laxante estimulante, y constituyen una subcategoría de los amargos simples. Los amargos no alcaloideos incluyen la hoja de la alcachofa, la genciana, la lechuga silvestre, la col rizada y el lúpulo. Son laxantes estimulantes la cáscara sagrada, el rabárbaro turco (*Rheum palmatum*), el espino amarillo (*Rhamnus frangula*), la corteza de nogal blanco (*Juglans cinerea*) y la hoja de áloe (no el gel).

La mayor parte de los amargos no alcaloideos enfrían y secan. Algunos, no obstante, contienen compuestos aromáticos que hacen que calienten y sequen, incluido el *dong quai* y la cúrcuma.

Los amargos causan que la energía se mueva hacia abajo (hacia los órganos de eliminación) y hacia dentro (hacia los órganos digestivos), por lo que tienden a ser desintoxicantes. Algunos tienen efectos sedantes o calmantes, y unos cuantos son anodinos —es decir, ayudan a calmar el dolor—. Uno de sus usos principales es para estimular la producción de ácido hidroclorhídrico, bilis y enzimas pancreáticas. Esto sucede solo cuando se saborean con todo su amargor; las hierbas amargas endulzadas o tragadas en cápsulas no estimulan las secreciones digestivas.

Los amargos refrescantes con el tiempo pueden mermar la digestión. Los tónicos digestivos tradicionales incluyen amargos caloríficos, hierbas aromáticas o hierbas picantes para modular estos efectos de los amargos refrescantes. Las personas delgadas, débiles, demacradas y deshidratadas deberían evitar los amargos.

## LOS AMARGOS ALCALOIDEOS

Los amargos alcaloideos tienen sabor amargo debido a la presencia de alcaloides. Estos compuestos tienen nombres que terminan en -ina, como por ejemplo cafeína, nicotina o berberina. El café y el chocolate son amargos alcaloideos. Ejemplos de plantas que contienen alcaloides son el sello de oro, la mahonia (*Mahonia aquifolia* o *Berberis repens*) y la amapola de California (*Eschscholzia californica*).

Del mismo modo que los amargos no alcaloideos, los amargos alcaloideos tienden a enfriar y secar. Muchos son desintoxicantes, y se utilizan para estimular el sistema digestivo y el hígado. Los amargos alcaloideos que contienen berberina, como el sello de oro y la mahonia, se utilizan para combatir las infecciones. Tienen efectos muy específicos sobre los sistemas nervioso y glandular y pueden imitar las hormonas y los neurotransmisores, estimulando o frenando procesos corporales específicos.

Los amargos alcaloideos tienen las mismas contraindicaciones generales que los no alcaloideos. Deberían evitarlos las personas delgadas, débiles, demacradas y deshidratadas, ya que si se usan en exceso pueden tener el efecto de deshidratar y agotar. Hay que poner atención a las indicaciones específicas y las contraindicaciones de cada hierba de esta categoría.

## LOS AMARGOS AROMÁTICOS

Los amargos aromáticos (o fragantes) son un cruce entre los amargos simples y las hierbas aromáticas. Sus componentes primarios son lactonas sesquiterpénicas y triterpénicas. Son ejemplos de amargos aromáticos el helenio, la cáscara externa de la nuez negra (*Juglans nigra*), el ajenjo, el tanaceto y el epazote.

Los amargos aromáticos son caloríficos y secos. Se utilizan en pequeña cantidad para estimular el apetito y la digestión. Muchos son útiles para expulsar los parásitos. La mayor parte de ellos están contraindicados en el embarazo y muchos están desaconsejados para un uso a largo plazo. Tienen también las mismas contraindicaciones que los otros dos tipos de amargos.

## LAS HIERBAS ACRES

Las hierbas acres se caracterizan por un sabor amargo, desagradable y ardiente, que se parece mucho al de la bilis. Estas hierbas contienen resinas (como las hierbas picantes) y alcaloides (como los amargos alcaloideos). El mejor ejemplo de este sabor es el de la lobelia y el del *kava kava*, pero esta característica se encuentra en un grado menos fuerte también en la cimicífuga, en la col de mofeta (*Symplocarpus foetidus*) y en la verbena.

Las hierbas acres tienden a ser relajantes, lo cual significa que son difusoras y mejoran el flujo de la sangre, de la linfa y de la energía. También pueden ser refrescantes y secas. Su acción primaria tiende a ser antiespasmódica, lo cual significa que relajan los calambres. Se utilizan para aliviar lo que se conoce como desórdenes de viento en algunos sistemas tradicionales de medicina. Estos desórdenes presentan síntomas alternos de fiebre y escalofríos, o de diarrea y estreñimiento. Los dolores migrantes de una zona del cuerpo a otra forman también parte del modelo de los desórdenes de viento. Las hierbas acres suministradas en grandes dosis a menudo producen vómito, y en grandes dosis o tras un uso prolongado pueden afectar a los nervios de manera negativa.

## LAS HIERBAS ASTRINGENTES

Las hierbas astringentes contienen taninos. El ácido tánico confiere a las plantas un sabor ligeramente amargo y produce una sensación de sequedad y de aspereza en la boca. El té verde es astringente, así como la corteza de roble blanco, la gayuba y la salvia.

Las hierbas astringentes constriñen y secan los tejidos. Se usan para detener las secreciones excesivas, tonificar los tejidos laxos, reducir la hinchazón y ayudar en la coagulación de la sangre. En aplicación tópica sobre mordeduras y picaduras actúan contra el veneno. Por vía interna ralentizan la peristalsis intestinal (contrarrestando las deposiciones sueltas o acuosas) y tonifican las membranas intestinales.

Puesto que tienden a inhibir las secreciones digestivas y pueden interferir en la absorción de minerales, las hierbas astringentes deberían tomarse fuera de las comidas. En grandes dosis pueden causar estreñimiento, y su uso prolongado puede causar irritación en la piel y las membranas mucosas.

## LAS HIERBAS ÁCIDAS

Muchas bayas y frutos tienen un sabor ácido debido a la presencia de varios ácidos de la fruta (ácido cítrico, málico y ascórbico), acompañados de flavonoides, antioxidantes que hacen bajar la fiebre.

Las hierbas ácidas son refrescantes y nutritivas. Pueden equilibrar, ser ligeramente humectantes o ligeramente secantes. Se utilizan para reducir la inflamación e irritación de los tejidos así como el daño de los radicales libres (considerados causantes del envejecimiento y de enfermedades degenerativas). Pueden fortalecer la integridad de los capilares y tonificar los tejidos débiles. Las hierbas ácidas se consideran beneficiosas para el hígado y los ojos, dos órganos que necesitan más antioxidantes que cualquier otro. Son alimentos seguros y no tienen contraindicaciones.

## LAS HIERBAS SALADAS

El sabor salado de las plantas no se parece al sabor de la sal de mesa. Es más sutil, como herbáceo o verde. Pensemos en el sabor del apio o de las espinacas. El gusto sutilmente salado de estos alimentos se debe a la presencia de sales minerales: magnesio, potasio, sodio y calcio. También son saladas otras hierbas verdes como la alfalfa, el gordolobo y las algas.

Las hierbas saladas son equilibradoras (pueden hidratar los tejidos secos y secar los húmedos) y nutritivas (proporcionan minerales que ayudan a tonificar y sanar los tejidos). Limpian los ganglios linfáticos, facilitan el flujo de la linfa, descargan la mucosidad y suavizan los nódulos linfáticos inflamados. Muchas hierbas saladas son diuréticos no irritantes que ayudan a la función renal. Generalmente son de acción suave y no tienen contraindicaciones.

## LAS HIERBAS DULCES

Las hierbas dulces no son dulces de la misma manera que el azúcar o la miel. Se parece más al dulzor de una barra de chocolate negro. Esta dulzura se debe a la presencia de polisacáridos o de saponinas. Son ejemplos evidentes de hierbas dulces el regaliz y la estevia, y muchos remedios tónicos y adaptógenos, tales como el *ginseng* americano o el coreano, la codonopsis y el astrágalo, son también dulces.

Las hierbas dulces tienden a ser humectantes y neutras, pero pueden ser ligeramente caloríficas o refrescantes. Se utilizan para mejorar condiciones de debilidad, contrarrestar el agotamiento, fortalecer las glándulas y reponer las reservas de energía. Contrarrestan la sequedad y el envejecimiento de los tejidos y a menudo actúan como tónicos para estimular o equilibrar las funciones imnunitarias.

La mayor parte de las hierbas dulces son muy beneficiosas y apropiadas para ser usadas durante largos periodos de tiempo en pequeñas dosis. Dosis mayores pueden sobreestimular el cuerpo, y ante estos efectos, la gente —especialmente los más jóvenes— suele caer en el abuso, como ocurre con el café y otros estimulantes. A menudo funcionan mejor como parte de una fórmula que tomadas como remedios aislados.

## LAS HIERBAS MUCILAGINOSAS

Muchos libros llaman a estas hierbas mucilaginosas o emolientes. Tienen un sabor suave o ligeramente dulce, pero su característica distintiva más importante es su textura. Cuando se humedecen, adquieren una textura viscosa. Esto se debe a la presencia de unos polisacáridos que atraen y retienen el agua, o muco-polisacáridos, tales como gomas, mucílago o pectina. También pueden contener glicosaminoglicanos.

La ocra (o quingombó) es una mucilaginosa. Otros ejemplos incluyen el áloe vera, el olmo rojo y el *kelp*. Las mucilaginosas son humectantes, refrescantes y nutritivas. Se utilizan para calmar los tejidos enrojecidos, calientes, secos e irritados. Tomadas por vía interna, añaden a las heces fibra soluble en agua. Son laxantes de bulto cuando se toman con mucha agua. También pueden ayudar a contrarrestar la diarrea. Las mucilaginosas alimentan y apoyan a las bacterias intestinales beneficiosas y favorecen la salud general del intestino. Absorben la bilis de la vesícula y del hígado para disminuir el colesterol y eliminar las toxinas del cuerpo. Además, protegen las membranas mucosas y se aplican de manera tópica bajo forma de cataplasmas para calmar la piel irritada o dañada y favorecer la curación.

Al ser absorbentes, deberían tomarse separadas de los nutrientes y de los medicamentos. Un uso excesivo puede ralentizar y enfriar la función gastrointestinal, pero esto se contrarresta fácilmente añadiendo una pequeña cantidad de una hierba aromática o picante. Las mucilaginosas se deben tomar con mucha agua para que funcionen correctamente.

## LAS HIERBAS OLEOSAS

Las hierbas oleosas, principalmente semillas, tienen una textura y un sabor aceitosos debido a la presencia de ácidos grasos. Incluyen las semillas de lino, las semillas de onagra y el coco.

Las hierbas oleosas son nutritivas y refrescantes. Le proporcionan al cuerpo los ácidos grasos que se utilizan para la producción de energía y para la función inmunitaria, nerviosa y glandular (los aceites de borraja y de onagra se comercializan como remedios para influir en la función de las prostaglandinas). Las hierbas oleosas humedecen los tejidos secos y favorecen su flexibilidad. Algunas son laxantes suaves y lubrifican las heces para una eliminación más fácil. No tienen verdaderas contraindicaciones.

## LOS SEIS ESTADOS DE LOS TEJIDOS

El modelo de los seis estados de los tejidos fue introducido por el fitoterapeuta clínico Matthew Wood. Los seis terrenos se refieren a los tejidos corporales y completan los aspectos energéticos básicos de las hierbas que introdujimos al principio de este capítulo. Los desequilibrios del terreno de los tejidos pueden ser sistémicos o específicos del tejido o del órgano. La identificación del estado del terreno y el uso de remedios para restablecer el equilibrio de los tejidos dará mejores resultados que intentar buscar las hierbas apropiadas para tratar las enfermedades.

El estado de los tejidos incluye tres cualidades básicas, que se dividen en desequilibrios opuestos. El primero de estos factores es el índice metabólico, que indica la velocidad rápida o lenta a la que los tejidos generan energía: pueden ser demasiado activos (hiperactivos o hiperfuncionantes) o demasiado poco (hipoactivos o hipofuncionantes). Esto está relacionado con las cualidades de calor (hiperactivos) y de frío (hipoactivos). Llamamos al estado hiperactivo *irritación*, y *depresión* al estado hipoactivo.

La segunda cualidad de los tejidos es la densidad, que guarda relación con la proporción de elementos sólidos (minerales) respecto a los fluidos (agua y grasas). Cuando los fluidos superan a los sólidos, los tejidos se encuentran en un estado de *estancamiento*, como en una ciénaga. Cuando los sólidos superan a los fluidos, los tejidos se vuelven duros y secos, un estado que se denomina *atrofia*. Estos dos estados de los tejidos se denominan también humedad (estancamiento) y sequedad (atrofia).

La tercera cualidad de los tejidos es la tensión, relacionada con el tono de los tejidos en general, y específicamente con el tono muscular. Un tono excesivo da como resultado la *constricción*, y una falta de tono deriva en un estado atónico de exceso de *relajación*.

Estos seis desequilibrios básicos —irritación (calor), depresión (frío), estancamiento (humedad), atrofia (sequedad), constricción (tensión) y relajación (atonía)— pueden aparecer aislados o combinados (por ejemplo, irritación y constricción, o humedad y depresión). Empecemos con los desequilibrios básicos y finalmente podremos identificar las combinaciones más complejas del desequilibrio.

## LA PRODUCCIÓN DE ENERGÍA

La **irritación** y la **depresión** tienen que ver con el metabolismo y la generación de energía. En la irritación la producción de energía es excesiva, mientras que en la depresión es insuficiente.

La **irritación** está fuertemente relacionada con la oxidación, la inflamación y la fiebre, y esta es la razón por la cual los herbolarios tradicionales la llaman *calor*. Los tejidos irritados están enrojecidos y son calientes al tacto. A menudo la irritación se acompaña de dolores agudos. Una lengua roja, un pulso acelerado, un aspecto rubicundo (o rojizo) y la hiperactividad también son señales de calor o irritación.

Puede estar causada por irritantes químicos, infecciosos o metabólicos. Los tejidos corporales aumentan su producción de energía para intentar vencer a la sustancia irritante. La irritación es el mecanismo que las células ponen en acción para iniciar el proceso curativo por medio de la inflamación. Una parte del trabajo de la respuesta inflamatoria es destruir las células dañadas y atraer a la zona células inmunitarias y células madre para reparar los tejidos. Una irritación aguda no es perjudicial, pero cuando se vuelve crónica surgen los problemas.

La irritación se equilibra con hierbas refrescantes e hidratantes. Las hierbas ácidas son el remedio principal para reducirla, pero los tónicos mucilaginosos, oleosos, dulces y algunos amargos también son refrescantes para los tejidos irritados.

La **depresión** es lo contrario de la irritación. Los tejidos deprimidos se sienten fríos al tacto y están pálidos, por ello los herbolarios tradicionales dicen que es *fría*. Si hay dolor, tiende a ser sordo y amortiguado. Otras señales de depresión de los tejidos son una función poco activa, palidez, una lengua descolorida y unas pulsaciones lentas.

La depresión de los tejidos es difícil de tratar porque una función lenta de la tiroides y la anemia pueden provocar un frío falso (la infección en los tejidos deprimidos también puede provocar un falso calor). La verdadera depresión de los tejidos se presenta con una sensación general de fatiga, una lengua pálida o de un púrpura oscuro y unas pulsaciones lentas.

Se equilibra con hierbas que producen calor. Las hierbas aromáticas y picantes son las más empleadas, pero también pueden servir los amargos fragantes y calientes.

Hay que prestar atención a la parte energética de la condición y utilizar remedios con las propiedades adecuadas. Tratar las condiciones calientes (irritadas) con hierbas que calientan o las condiciones frías (deprimidas) con hierbas refrescantes no servirá para equilibrar el cuerpo.

## LOS MINERALES Y LOS FLUIDOS

El *estancamiento* y la *atrofia* están relacionados con el equilibrio entre los componentes sólidos (minerales) del cuerpo y los componentes fluidos (agua y grasa). En el estancamiento hay demasiado fluido con minerales insuficientes. En la atrofia el contenido mineral es demasiado elevado y no hay suficiente fluido para mantenerlo en solución.

En el **estancamiento** el fluido se acumula en los tejidos. Esto puede adoptar la forma de un edema, nódulos linfáticos inflamados y un discurrir lento de los fluidos corporales. Los herbolarios tradicionales a menudo denominan al estancamiento *humedad*. Los tejidos con estancamiento son suaves y esponjosos, o duros e hinchados al tacto. La lengua está pálida y húmeda y el pulso se percibe congestionado o inestable.

Los médicos eclécticos de mediados del siglo XIX y principios del XX llamaban *torpor* al estancamiento. Las hierbas que lo aliviaban se llaman alterativas o purificadoras de la sangre: alteran el fluido extracelular, estimulando la inmunidad o mejorando el flujo de la sangre y de la linfa. Las hierbas amargas rompen el estancamiento. Las hierbas aromáticas, picantes y astringentes ayudan a secar la humedad del estancamiento.

La **atrofia** aparece cuando los tejidos se vuelven duros, faltos de flexibilidad y frágiles. Esto ocurre cuando les faltan grasas saludables y agua. Los herbolarios tradicionales llaman a esta condición de los tejidos *sequedad*. Muchas de las enfermedades del envejecimiento son secas, incluyendo los espolones, la placa arterial, la artritis y el enfisema, que conlleva pérdida de flexibilidad en los pulmones. La piel seca y arrugada asociada con el envejecimiento y los huesos frágiles en la osteoporosis son ejemplos de atrofia. La lengua tiende a estar seca y marchita y el pulso se vuelve flojo y débil.

Las hierbas utilizadas para tratar las situaciones de atrofia a veces se llaman tónicas, y son útiles a la hora de revitalizar a las personas cuando se vuelven débiles o enfermizas. Las hierbas dulces, mucilaginosas y oleosas ayudan a equilibrar la atrofia. Las hierbas secantes no ayudan en la atrofia, mientras que las humectantes no corrigen el estancamiento. Hay remedios neutros que se pueden utilizar en ambos casos para equilibrar los sólidos y los líquidos en el interior del cuerpo. Nos referimos a ellos como *equilibradores*.

## EL TONO MUSCULAR

El último par de desequilibrios contrarios, la *constricción* y la *relajación*, tiene que ver con la tensión o tono muscular. Los músculos controlan el flujo de energía y de fluidos en el cuerpo. Cuando se tensan, el flujo queda reducido u obstruido. Cuando el tono muscular es demasiado laxo o los tejidos están dañados, los fluidos pueden drenar o escapar de los tejidos. En la constricción los músculos están tensos, y cuando los músculos están relajados o los tejidos están dañados o pierden líquido, tenemos relajación.

Típicamente, la **constricción** tiene lugar porque los músculos están cansados por un uso excesivo. Los músculos gastan energía cuando se contraen y la regeneran cuando se relajan. Cuando están fatigados, ya sea por un uso excesivo o por deficiencias nutricionales, se producen espasmos. Esto puede provocar un dolor agudo y un movimiento limitado. La constricción puede aparecer en algunos casos de presión sanguínea alta, dolores de cabeza tensionales, ataques de asma y colon espástico.

La constricción puede relajarse periódicamente, lo cual hace que el dique se rompa y haya un flujo o secreción excesivos. La alternancia de diarrea y estreñimiento, o de fiebre y escalofríos, y los dolores migrantes son ejemplos de esto. En algunos sistemas tradicionales de medicina se los llama trastornos de viento.

En los casos de constricción se usan hierbas antiespasmódicas, que son sobre todo de naturaleza acre, pero algunas son aromáticas relajantes de los nervios.

La **relajación** se da cuando los tejidos no son capaces de retener los fluidos por estar dañados o carecer de tono muscular. Da como resultado la diarrea, el intestino permeable, la producción abundante de mucosidad, el sangrado, la incontinencia urinaria y la sudoración excesiva. Las hierbas astringentes sirven para contrarrestar la relajación.

Se puede leer más sobre las condiciones de los tejidos en los siguientes libros de Matthew Wood: *The Practice of Traditional Western Herbalism* [La práctica de la herbología moderna] y su obra en dos tomos *The Earthwise Herbal* [El herbario de la Tierra].

# CÓMO CONSEGUIR LOS RESULTADOS DESEADOS

Para conseguir buenos resultados con cualquier tratamiento, se necesita un diagnóstico o evaluación correctos y a continuación escoger el remedio adecuado (esto incluye administrarlo de la manera apropiada y en dosis efectivas).

## PRIMER PASO: OBTENER UNA EVALUACIÓN CORRECTA

El creciente interés por la salud holística ha causado un aumento enorme del número de personas que utilizan la medicina herbaria o fitoterapia. Esta utilización queda fuera de los sistemas tradicionales de diagnóstico. El diagnóstico médico occidental es útil, pero a menudo está centrado en aliviar los síntomas antes que en buscar la causa raíz para una verdadera curación.

Quienes utilizan las hierbas como remedios para aliviar los síntomas a menudo se sentirán decepcionados por los resultados. Las hierbas no son compuestos químicos aislados o balas mágicas, y la mayor parte de ellas no apuntan a reacciones bioquímicas específicas para crear cambios rápidos, como es el caso de los productos farmacéuticos. Las hierbas, como los alimentos, contienen miles de compuestos químicos que interactúan con el cuerpo de maneras extremadamente complejas. Algunas, como es el caso de determinadas plantas tóxicas, tienen efectos muy potentes en el organismo, pero incluso esos remedios tienen acciones más complejas que los compuestos químicos aislados utilizados en la medicina moderna.

La buena noticia es que esto los hace relativamente libres de efectos secundarios. La mala noticia es que las hierbas no son demasiados útiles para aliviar los síntomas, lo cual tampoco es tan malo si nos paramos a pensar en ello. Las hierbas aportan equilibrio al cuerpo, como ya hemos indicado anteriormente. Su mejor uso es junto con la dieta y los cambios de estilo de vida que afectan a las causas subyacentes de la enfermedad.

Y esto lleva aparejadas más buenas noticias. Todos los sistemas tradicionales de medicina, como la medicina tradicional china (MTC), la medicina ayurvédica de la India, las tradiciones medicinales indígenas e incluso la herbología tradicional occidental, tienen sistemas de evaluación que fueron designados para identificar amplios patrones subyacentes de desequilibrios. Eso significa que sus sistemas de diagnóstico se adaptaban al modo de actuar de las hierbas. Un fitoterapeuta experimentado comprende estos conceptos y puede ayudar a entender qué remedios naturales funcionarán mejor ante una situación.

El objetivo principal de un fitoterapeuta (o de cualquier otro naturópata experimentado) es el de considerar los problemas de salud de cada persona de manera amplia. Habitualmente emplea más de una hora en hablar con cada cliente, considerando su salud en general y su historial y analizando su dieta y su estilo de vida, además de su estado mental y emocional. Identificar los desequilibrios subyacentes que causan los problemas de salud de un individuo es un proceso complicado y largo, pero es esencial si queremos conseguir buenos resultados.

No hay un remedio natural específico para la fatiga crónica, y esto es así porque la fatiga tiene muchas causas, que podrían incluir estrés, depresión emocional, carencias nutricionales o una disfunción mitocondrial. El mismo principio es válido para todos los problemas de salud complejos, incluyendo la depresión, la ansiedad y los trastornos autoinmunes. Para proporcionar un alivio que sea algo más que sintomático, es necesario establecer cuáles son las causas subyacentes.

Muchas personas aprenden a usar las hierbas como remedios de primeros auxilios o para acelerar la recuperación de enfermedades comunes. Si hay un problema serio de salud, recomendamos consultar a un fitoterapeuta profesional. Si quieres garantías, búscalo en la lista del American Herbalists Guild (AHG),* el gremio oficial de fitoterapeutas estadounidenses. Los profesionales afiliados a él han superado un proceso de revisión para garantizar su competencia y profesionalidad. Para más información, se puede entrar en la web www.americanherbalistsguild.com. La página Findanherbalist.com da una lista de fitoterapeutas afiliados al AHG, además de herbolarios competentes que no están afiliados. También se puede consultar la lista de herbrally.com.

Encuentra un profesional de confianza. La relación entre sanador y paciente es una parte importante del proceso sanador. Los herbolarios no se

---

* Fuera de los Estados Unidos en cada país habrá que contactar con el gremio o agrupación correspondiente, si no se cuenta con un especialista de confianza. (N. de la T.).

han de preocupar de los presupuestos generales de la sanidad pública o de los seguros médicos o de cuántos clientes ven en una hora, y dedican una gran cantidad de tiempo a desarrollar una relación con cada uno de ellos.

Con esto no queremos sugerir que se eviten los médicos convencionales. Nosotros trabajamos con, no contra, la medicina moderna. A pesar de que el sistema médico obliga a la mayor parte de los profesionales a llevar un modelo de práctica que no les deja tiempo suficiente para explorar las causas originales de los problemas de salud de sus pacientes, disponen de herramientas de diagnóstico avanzado y otros equipos. Los problemas serios de salud deberían ser seguidos por un facultativo competente.

## SEGUNDO PASO: ESCOGER EL REMEDIO ADECUADO

Una vez que se tiene una valoración correcta, es el momento de escoger el remedio apropiado. Quizá este remedio no sea una hierba. Las hierbas no corregirán la falta de sueño, la deshidratación o las consecuencias de una dieta basada en alimentos procesados y refinados. La *Verbena hastata* (verbena de las marismas), no es el remedio correcto para una ansiedad causada por la carencia de magnesio.

Hay que buscar la opción más ajustada para conseguir los resultados deseados. La medicina moderna está enfocada en remedios fuertes de acción rápida que producen cambios rápidos de los síntomas, pero a largo plazo tienen un impacto negativo sobre la salud. La gente acostumbrada a resultados rápidos posiblemente prefiera una hierba fuerte antes que una suave, o pueda pensar que si un poco es bueno, más será mejor.

Este no es el modo en que trabaja el herbolario tradicional. Antiguamente, los médicos de Bagdad veían revocada su licencia del mercado si utilizaban una medicina fuerte cuando una suave hubiera sido suficiente, una medicina suave cuando el alimento hubiera sido bastante o alimento cuando un simple consejo sobre el estilo de vida hubiera sido lo adecuado.

El remedio correcto se debe administrar de la manera correcta. Muchos libros sobre hierbas no dan información sobre la forma de dosificación o los métodos de aplicación. Tragarse una cápsula de raíz de regaliz no servirá para curar un dolor de garganta. El regaliz ha de recubrir la garganta, y esto significa tomar el polvo, beber la infusión o ingerir frecuentemente pequeñas dosis de un extracto.

La dosificación es un tema de discusión entre fitoterapeutas. Algunos utilizan dosis en gotas. Por el contrario, los practicantes de la medicina china tradicional habitualmente administran las hierbas en grandes cantidades. Algunas personas reaccionan rápidamente a las dosis pequeñas, y otras necesitan cantidades mayores para observar un cambio. Encontrar la dosis que sirve para cada cual, puede exigir cierta experimentación. Para mayor información sobre fórmulas y dosificaciones se puede consultar el capítulo once.

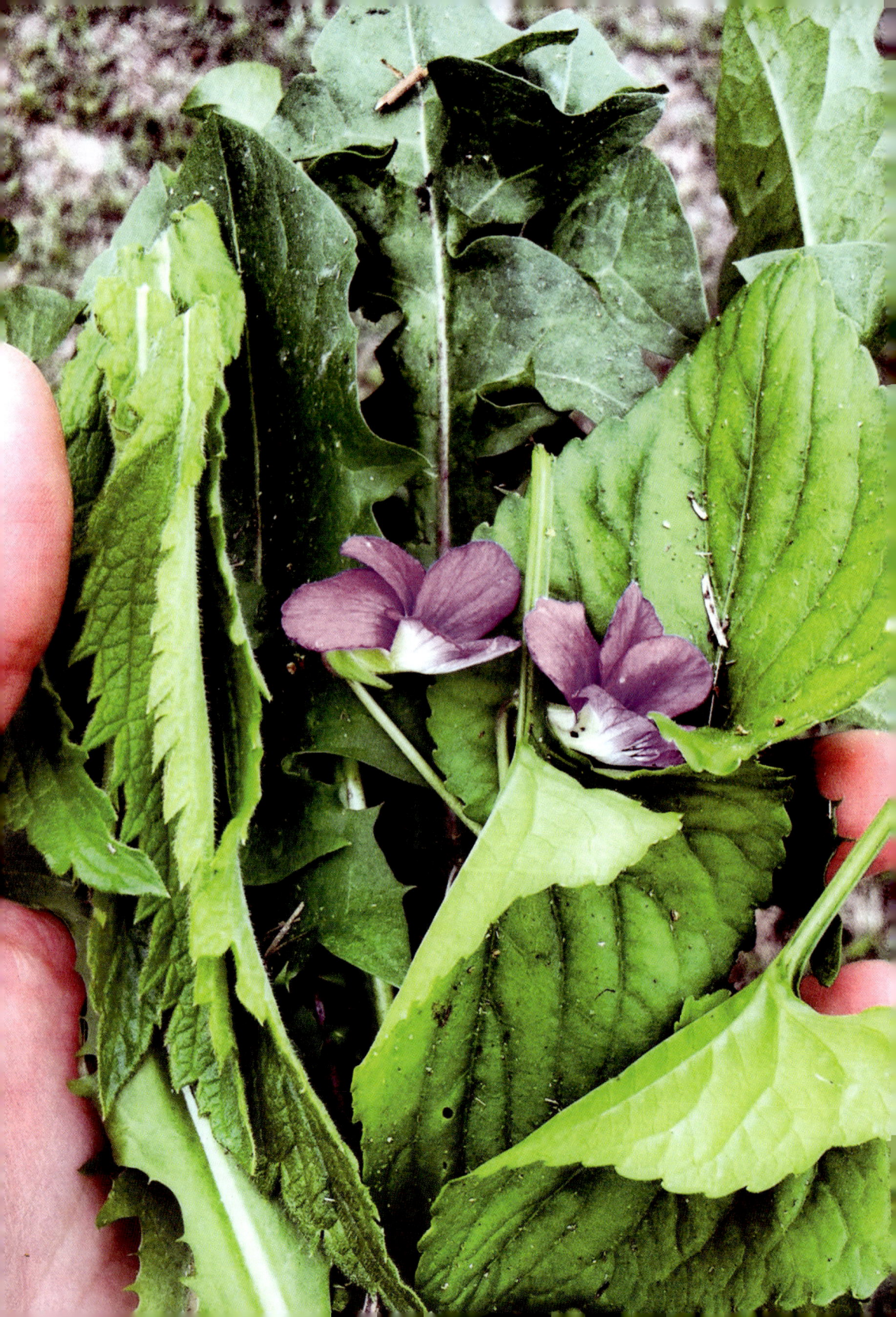

# CAPÍTULO DOS

# Preparaciones con hierbas

## COMPRENDER LOS MUCHOS MODOS DE PREPARAR Y UTILIZAR LAS HIERBAS

Tanto si decidimos preparar nuestros propios remedios con hierbas como comprarlos ya preparados, resulta útil comprender los muchos modos en que se pueden preparar y administrar. Cada uno de los siguientes métodos es apropiado para determinadas hierbas y situaciones. Cada uno tiene sus ventajas y desventajas. Empezaremos pues con una visión de conjunto.

## LAS HIERBAS FRESCAS

El modo más común de utilizar las hierbas es usando material fresco. Las hierbas pueden ser silvestres o cultivadas en el huerto o el jardín. Algunas hierbas frescas, como el ajo, el jengibre, la albahaca y otras hierbas para la cocina, se pueden incluso comprar frescas en la verdulería. Utilizar las hierbas de esta manera no es distinto de utilizar frutas o verduras frescas. Sabemos que cuanto más fresco es el producto, mayores son sus valores nutricionales. Lo mismo es válido, aunque no siempre, para las plantas medicinales. Cuanto más frescas sean estas, mayor será su fuerza medicinal.

Pero hay excepciones. Algunas hierbas pueden ser demasiado potentes, o incluso ligeramente tóxicas cuando son frescas, pero su acción volverse suave cuando se secan o envejecen. La hierba laxante *cáscara sagrada* es un buen ejemplo de esto. En su estado fresco es violentamente emética y purgativa, lo que significa que producirá vómitos y una diarrea importante a la persona que la tome. La cáscara se ha de secar y dejar envejecer por lo menos un año para que se suavice su acción. Sin embargo, la regla general es que el material vegetal fresco es siempre mejor (se hablará más sobre el uso de las plantas frescas en el capítulo tres).

El problema es que muy pocas hierbas están disponibles todo el año en estado fresco. Así pues, para poder disfrutar de ellas en todo momento, las plantas se han de procesar de alguna manera para conservarlas, ya sea secándolas o extractándolas en algún tipo de medio para preservarlas.

El secado es el método más antiguo y más fácil de preparar las hierbas para su almacenamiento. Además, mantiene casi todos sus compuestos, de manera que se conserva la mayor parte de las cualidades medicinales de las plantas. Las hierbas secas se pueden guardar fácilmente en un recipiente hermético, alejadas de la luz, del calor y de la humedad (factores que deteriorarían el producto). La mayoría de ellas conservan su potencia un mínimo de uno o dos años, algunas más que eso.

En general las flores, las hojas y otras partes delicadas de las plantas después del secado se deterioran más fácilmente que las partes más duras, como las cortezas y las raíces. Las hierbas aromáticas son las que más se deterioran, ya que los aceites esenciales con el tiempo se evaporan y se pierden, de manera que es mejor utilizarlas en el plazo de un año. Por otra parte, las cortezas y raíces astringentes pueden mantener su fuerza durante diez años o más.

Las hierbas secas se pueden usar de varias maneras. Como explicaremos a continuación, se pueden utilizar a granel o prepararlas en cápsulas o comprimidos. Aprenderás más sobre el secado de las hierbas y su utilización en forma seca en la sección «La recolección y el secado de las hierbas», del capítulo tres.

## LAS HIERBAS SECAS

Las hierbas secas a granel se consiguen fácilmente de una variedad de proveedores en paquetes que van de 50 g a 0,5 kg o más. Según la hierba, se puede conseguir seca en varios formatos, siendo los más comunes en polvo, cortada y tamizada y entera. Con la expresión *cortada y tamizada* se entiende que el material vegetal ha sido cortado en pequeños trozos y tamizado para que estos tengan un tamaño relativamente uniforme.

Si la hierba va a permanecer almacenada durante un tiempo, sugerimos que se compren cortadas y tamizadas, o enteras, antes que en polvo. Cuanta más superficie esté expuesta al aire, tanto más rápidamente el material vegetal tenderá a degradarse. Esto es especialmente así para las plantas aromáticas, puesto que los aceites esenciales se disipan con más rapidez en las hierbas pulverizadas. Si más adelante se necesita pulverizarlas, se puede hacer con un buen molinillo.

Las hierbas secas se pueden utilizar de muchas maneras. Pulverizadas, se pueden mezclar con los alimentos para consumirlas, o bien elaborar preparados tópicos, como por ejemplo las cataplasmas. También se pueden preparar en cápsulas o comprimidos o emplearse para hacer infusiones o para elaborar extractos.

## LAS CÁPSULAS

Las cápsulas se han convertido en un modo muy popular de tomar las hierbas, porque suponen una dosificación fácil y adecuada. Los polvos de hierbas secas se colocan en cápsulas de gelatina de manera que son fáciles de tragar. Una de las ventajas principales de las cápsulas es que no tienen sabor. Esto las hace especialmente interesantes para las hierbas que tienen mal sabor, que son amargas o acres. Además, de esta manera se toma la planta entera, incluyendo su fibra.

Muchas cápsulas de gelatina se elaboran con derivados animales, lo cual puede ser un problema para los vegetarianos y los veganos, pero existen en el comercio también cápsulas vegetales. Si estás dispuesto a hacer un pequeño esfuerzo extra, puedes incluso comprar las cápsulas y los polvos y rellenarlas tú mismo.

Sin embargo, las cápsulas tienen algunos inconvenientes. Con ellas es más difícil regular las dosis, especialmente con las plantas más fuertes. Cuando se toma una tintura alcohólica, se puede ajustar la dosis gota a gota, pero se hace difícil tomar media cápsula o un cuarto de cápsula. Así, las hierbas como la lobelia, la cimicífuga y otras plantas de efecto fuerte o ligeramente tóxicas es mejor tomarlas líquidas para poder lograr una dosificación más precisa. Por el contrario, si se necesita tomar varias cucharaditas de hierbas en polvo (como por ejemplo la cáscara de *psyllium* o la corteza de olmo rojo) para que la dosis sea efectiva, habría que tomar demasiadas cápsulas.

La incapacidad de sentir el sabor y el olor de la hierba también dificulta más regular la dosificación. Los sentidos del gusto y del olfato sirven para ayudar a regular lo que ingerimos o nos aplicamos. Aunque los alimentos refinados engañan a estos centinelas con aromatizantes, azúcar, sal y grasas procesadas, el consumo de alimentos naturales está bien regulado por los sentidos. Una vez que se ha comido una cantidad determinada de un alimento natural, como manzanas o zanahorias, de repente se observa que es muy difícil comer más. El cuerpo nos dice que ya está bien.

Lo mismo puede aplicarse a cuando se ha de tomar una infusión o un extracto de hierbas. Aunque el sabor sea desagradable, podremos obligarnos a tomar una cierta cantidad, pero cuando ya hayamos introducido lo suficiente en nuestro sistema, nuestro cuerpo se resistirá y se hará difícil tomar más. Así, el sabor y el olor ayudan a regular la dosis precisa que necesitamos, y esto no se puede lograr con las cápsulas.

Hay otra desventaja bastante desconocida de tomar cápsulas (y comprimidos). Las hierbas tienen una acción primaria que trabaja a través de los sentidos para producir un efecto inmediato en el organismo a través del sistema nervioso. Por ejemplo, en cuanto las papilas gustativas detectan un alimento picante o hierbas fuertes, como la guindilla, el cuerpo experimenta una sensación de calor casi inmediata. Puede haber una subida de calor a la cara y formarse gotas de sudor en la frente. También se puede notar un aumento en el drenaje de los senos nasales y eliminación de mucosidad de los pulmones.

Estas reacciones no tienen nada que ver con la digestión, absorción y utilización de los compuestos de la planta. Se trata de reacciones del sistema nervioso que se producen a causa de la información recibida de los sentidos. Si se tragan esas mismas hierbas fuertes en una cápsula, estos efectos primarios no se producirán. Solo se darán los efectos secundarios que se presentan cuando el cuerpo ha absorbido los componentes de la planta, entre quince minutos y muchas horas después de haberla tomado.

Algunos beneficios de las hierbas dependen casi completamente de los efectos primarios. Por ejemplo, el sabor amargo estimula las secreciones digestivas, como el ácido clorhídrico del estómago. A causa de esto, los amargos simples, como la genciana, han sido utilizados como tónicos para mejorar la función digestiva cuando se toman en forma líquida de quince a veinte minutos antes de las comidas. No puede darse la misma respuesta si se toma la genciana en una cápsula.

De la misma manera, para inducir la sudoración, los diaforéticos como la milenrama funcionan mejor si se toman en infusión caliente, o tomando extractos con gran cantidad de agua caliente. Tomar esta planta en cápsulas no tendrá el mismo efecto.

Los efectos primarios son una de las razones por las cuales muchas hierbas parecen actuar más deprisa si se toman en forma líquida. Otra de las razones es que el cuerpo necesita tiempo para descomponer una cápsula, rehidratar los polvos secos y absorber los componentes de la planta. Las hierbas líquidas, por el contrario, están disponibles para ser absorbidas inmediatamente.

Un modo de mantener los efectos primarios de una hierba, a pesar de tomarla en cápsulas, consiste en abrir varias cápsulas, echar el contenido en el frasco con las cápsulas, tapar el frasco y agitarlo lentamente en varias direcciones distintas para recubrir las cápsulas con el polvo. De esta manera, cuando se toma una cápsula se sentirá el sabor de la hierba en polvo, se activarán las papilas gustativas de la lengua y se conseguirán los beneficios de los efectos primarios, mientras que la mayor parte de la hierba se ingerirá sin necesidad de saborearla.

## LOS COMPRIMIDOS

Aunque los comprimidos se utilicen más a menudo para los suplementos nutricionales que para las hierbas, algunas se encuentran bajo forma de comprimidos. Este sigue siendo el modo de dosificación preferido para muchos remedios chinos a base de hierbas. Para preparar los comprimidos, los polvos de hierbas se mezclan con una sustancia aglutinante. Luego se hacen rodar o se comprimen para formar las pastillas.

En China, las hierbas en polvo se depositan en un tambor que gira. A continuación se hace caer en el tambor un jarabe como lluvia fina, cuya misión es que los polvos se aglutinen y formen unas «pastillas» redondas. Luego estas se clasifican por tamaño y se dejan secar. En los Estados Unidos los polvos generalmente se mezclan y se prensan para formar unos comprimidos de forma oblonga.

A menudo los comprimidos prensados se recubren con algo que ayudará a protegerlos de la humedad y los conservará. El recubrimiento suele ser una goma vegetal clara.

Las cápsulas y los comprimidos tienen prácticamente las mismas ventajas y desventajas. Se evitan los sabores desagradables, pero es más difícil establecer las dosis. Según los aglutinantes y los recubrimientos usados, los comprimidos pueden ser de más difícil digestión que las cápsulas. Se sabe de gente que los ha expulsado casi intactos. Además, los rellenos, los agentes aglutinantes y los recubrimientos pueden no estar indicados en la etiqueta.

## LAS HIERBAS LÍQUIDAS (EXTRACCIONES)

En cuanto se recolecta una planta algunos de sus componentes empiezan a deteriorarse. A causa de la carencia de la enzima celulasa en el ser humano, necesaria para descomponer la estructura de las células de las plantas, se podría argumentar que aunque se mastique una planta recién recolectada no se aprovechará todo su potencial medicinal. Por esta razón se extraen en alguna forma de líquido, tradicionalmente utilizando agua para preparar infusiones y decocciones.

El líquido empleado para extraer la hierba se llama disolvente, una sustancia que disuelve los sólidos. Los disolventes de los que hablaremos en este libro son el agua, el jarabe (agua con azúcar), el alcohol, la glicerina, el vinagre y el aceite. Los procesos industriales usados para elaborar extractos estandarizados utilizan disolventes químicos como la acetona.

Cada disolvente puede extraer unos compuestos particulares de forma muy efectiva, mientras que hay otros que no extrae bien. El agua es un disolvente pobre para las resinas, pero excelente para los carbohidratos. El alcohol es un gran disolvente para muchos compuestos medicinales, pero no funciona tan bien con los mucílagos. Y la glicerina sola (sin calor y sin agua) es un mal disolvente para la mayor parte de los compuestos, excepto para los aceites volátiles.

Lo que sigue es una introducción a los preparados hechos con los disolventes de los que hablaremos en este libro. En el capítulo cinco hay más información sobre disolventes y solubilidad y en el capítulo seis, instrucciones sobre cómo realizar las distintas extracciones.

## LAS EXTRACCIONES CON AGUA

El agua es el medio más antiguo para la extracción de las hierbas, y uno de los sistemas más sencillos y fáciles para pasarlas a un estado líquido. Hay dos extracciones básicas con agua: las infusiones y las decocciones.

Las infusiones se llaman también tés o tisanas. Se preparan habitualmente vertiendo agua hirviendo sobre una hierba y dejándola reposar un tiempo determinado antes de colar. También hay infusiones frías, en las que simplemente se deja una hierba en agua, como cuando se hace una infusión solar.* Para las infusiones se emplean en general las partes más delicadas de las plantas, como las flores y las hojas, sobre todo con las hierbas aromáticas y de sabor agradable.

Las decocciones son distintas de las infusiones, porque la hierba ha de hervir en el agua. Se pone el agua a hervir, se añaden las hierbas y luego se reduce el fuego y se hierven durante un tiempo determinado. Las decocciones extraen compuestos que la planta no libera fácilmente. Extraen más minerales, taninos y principios amargos que las infusiones.

---

\* La infusión solar se elabora poniendo agua en un tarro de cristal, se añaden las hierbas o las bolsitas de té, se tapa y se deja al sol el tiempo necesario (mínimo una hora) hasta obtener el color y el sabor deseados. Dependiendo de la temperatura, puede tardar varias horas (N. de la T.).

Tanto las infusiones como las decocciones son baratas y fáciles de preparar. Son también una manera efectiva de tomar las hierbas. Se pueden guardar en la nevera durante varios días y tomarse cuando se desee, y por el hecho de sorber y sentir el sabor de la planta, es fácil gracias a los sentidos regular la dosificación correcta.

Las infusiones y las decocciones no funcionan bien con las hierbas de sabor desagradable, y algunos compuestos no son solubles en agua. Por ello no funcionan en todas las situaciones, pero son las más básicas de todas las extracciones herbarias.

## LOS JARABES

Un jarabe es una extracción hecha a base de agua, de la misma manera que una decocción, pero se realiza con una mezcla de agua y un edulcorante, en general azúcar no refinado o miel. Las proporciones son normalmente de un 50% de azúcar o miel y un 50% de agua. Los jarabes son una buena manera de enmascarar el sabor de las hierbas amargas y se utilizan habitualmente como remedios para los resfriados y la tos. Son nutritivos e hidratantes y una forma excelente de dosificación para las gargantas inflamadas, la tos y los problemas digestivos.

La miel tiene propiedades curativas propias e incrementa el valor medicinal del jarabe. Sin embargo, no debería usarse para niños menores de un año.

Los jarabes permiten una dosificación excelente en el caso de niños y ancianos, pero su alto contenido en glucosa es problemático para los casos de diabetes u otras situaciones donde el azúcar se ha de evitar. Además, tienen una vida corta. Si se refrigeran pueden durar alrededor de un mes. Sin embargo, la vida de un jarabe se puede alargar añadiéndole alcohol.

## LAS EXTRACCIONES ALCOHÓLICAS (TINTURAS)

El alcohol es un medio excelente para extraer las hierbas, y los extractos alcohólicos o tinturas son la forma de dosificación más popular utilizada por los herbolarios profesionales. El alcohol es un disolvente excelente para la mayor parte de los componentes de las hierbas, y se puede utilizar para hacer tinturas de plantas tanto frescas como secas. Las preparaciones alcohólicas tienen la vida más larga que cualquier otro extracto de hierbas, y se pueden almacenar durante años en la mayor parte de los casos sin que pierdan fuerza.

Los extractos alcohólicos son fantásticos para las plantas más potentes o potencialmente tóxicas, ya que pueden dosificarse gota a gota. Tomar las hierbas de forma líquida permite a los sentidos regular la dosis a través del gusto. Además, los componentes de las hierbas pasan rápidamente a la sangre, lo que convierte a las tinturas en una forma de dosificación de efecto rápido. Las tinturas de hierbas se utilizan también para aplicaciones tópicas.

No obstante, presentan unos cuantos inconvenientes. En dosis elevadas, el alcohol es una toxina para el cuerpo. Sin embargo, el contenido de alcohol en una dosis de tintura es bastante limitado. Si se toma una dosis de 1 ml con un contenido medio de alcohol del 50%, solo se ingerirá 0,5 ml de alcohol por dosis. En un vaso de zumo de naranja comercial hay hasta 1,5 ml de alcohol presente de manera natural. El hígado dispone de métodos para depurar etas pequeñas cantidades de alcohol de los alimentos y convertirlas en azúcar. También recomendamos no utilizar con niños menores de dos años ningún preparado que contenga alcohol. En las situaciones agudas o en emergencias los hemos empleado con niños pequeños, pero es mejor eliminar parte del alcohol antes de administrar la hierba. Esto se puede hacer de la siguiente manera: se hierven 30 ml de agua, se saca del fuego y se le añade el extracto alcohólico. Se deja reposar cinco minutos y, de este modo, el calor evaporará cerca de un 15% del alcohol. Si quieres eliminarlo todo, es necesario hervirlo a fuego lento unas cuatro horas. Para que el remedio sea más apropiado para niños pequeños puedes añadir agua caliente, o simplemente diluir la tintura en agua.

Para muchas hierbas las tinturas son el modo de preparación más idóneo. Sin embargo, algunas creencias religiosas prohíben el uso del alcohol, y las tinturas no son recomendables para los niños, para alcohólicos en fase de recuperación o para gente con problemas hepáticos.

El alcohol no extrae todos los compuestos, y algunas hierbas dan resultados mucho mejores con otros disolventes.

## LOS EXTRACTOS EN GLICERINA (GLICERITOS)

La glicerina se utiliza con mucha menor frecuencia que el alcohol como medio extractivo, pero su popularidad va en aumento. La glicerina es un líquido semitransparente, no tóxico, de sabor dulce, extraído de grasas vegetales o animales. Las grasas están formadas por ácidos grasos y glicerina (también llamada glicerol), y nuestro proceso digestivo las descompone en estos dos compuestos. Esto significa que la glicerina es algo que nuestro cuerpo procesa cada vez que comemos grasas.

Utilizar glicerina en lugar de alcohol para preparar extractos herbarios tiene sus ventajas y sus desventajas. Una ventaja es que la glicerina no es tóxica y se puede utilizar con niños pequeños, con alcohólicos y con quienes no pueden tomar alcohol por cualquier motivo. La desventaja es que los gliceritos en general no son tan potentes como las tinturas, de manera que se necesitan cantidades mayores.

Otra ventaja de la glicerina es que tiene sabor dulce, de manera que se puede usar para disimular el sabor amargo de muchas hierbas. En este sentido, es parecida a un jarabe, aunque, al contrario que este, los gliceritos en la mayoría de las personas no producen picos en los niveles de azúcar en sangre. La glicerina no es un azúcar, y se metaboliza por otros caminos, de manera que no eleva los niveles de azúcar en las personas sanas. La investigación, sin embargo, indica que los diabéticos deberían ser prudentes al consumir gliceritos.

El alcohol es un conservante mejor que la glicerina y también es más barato. Sin embargo, los gliceritos tienen una vida razonablemente larga. Tenemos amplia experiencia en la preparación de gliceritos y hemos podido comprobar que cuando se preparan correctamente tienen una duración mínima de tres años. Incluso hemos tenido gliceritos que seguían siendo efectivos después de diez años o más.

Una desventaja de la glicerina respecto al alcohol es que para elaborar los gliceritos es necesario utilizar calor. Sin calor la glicerina es un mal disolvente. También es más difícil obtener gliceritos de plantas frescas, de manera que los compuestos vegetales que se dañan con el calor o el secado no se podrán extractar de manera efectiva utilizando glicerina.

La glicerina tiene algunas virtudes terapéuticas propias. Es antifúngica y antimicrobiana. Es también calmante y emoliente, de manera que funciona muy bien en tejidos que necesitan ser calmados e hidratados. La glicerina no extrae las resinas y los aceites, de manera que para las hierbas resinosas u oleosas habrá que utilizar alcohol. También resulta difícil, por no decir imposible, hacer una preparación con glicerina con la mayor parte de las hierbas mucilaginosas, pero estas tampoco se pueden extraer con el alcohol.

## LOS VINAGRES DE HIERBAS O LAS TINTURAS ÁCIDAS

El vinagre no se utiliza con frecuencia como medio extractivo, pero en algunos casos es útil. El extracto vegetal elaborado con vinagre se llama habitualmente vinagre de hierbas o tintura ácida. Este método se usa comúnmente con hierbas culinarias (aunque se ha usado también con algunas plantas medicinales) y se emplea para cocinar o para aderezo de ensaladas.

Las preparaciones con vinagre, en general, terapéuticamente no son tan fuertes como las elaboradas con alcohol o con glicerina, ya que el vinagre no es un buen disolvente para muchos compuestos vegetales. Además, tiene una vida más corta y su olor les resulta muy desagradable a algunas personas. A otros les gusta el sabor del vinagre y este medio de extracción les puede parecer muy atractivo.

Hay dos aplicaciones para las cuales el vinagre es excelente. La primera es la extracción de minerales de hierbas que contengan calcio y otros minerales alcalinos. La segunda es para la extracción de hierbas aromáticas y picantes, por ejemplo para preparar la *sidra de fuego*.*

## LOS EXTRACTOS OLEOSOS

Algunas hierbas se pueden extraer en algún tipo de aceite o de grasa, como el aceite de oliva, el de coco o la manteca de cerdo. Las extracciones oleosas resultan útiles para crear remedios de aplicación tópica o para ser usadas como base para pomadas y ungüentos.

---

* Un tónico natural, muy utilizado en los Estados Unidos, para curar o prevenir resfriados y gripes (N. de la T.).

El aceite es un mal disolvente para la mayor parte de los componentes vegetales; por ello algunas fórmulas para hacer ungüentos y pomadas parten de una extracción a base de agua o de alcohol, a la cual luego se le añade el aceite. Pero hay plantas que se prestan muy bien a la extracción con aceite, por ejemplo las flores de la hierba de San Juan y las flores de gordolobo.

Los aceites a base de hierbas son suavizantes, emolientes y muy calmantes, por lo que van bien para los problemas cutáneos menores, como las abrasiones, las quemaduras, los sarpullidos y la piel seca. Pero no deberían usarse en cortes o heridas recientes, porque el aceite puede provocar que las bacterias queden bloqueadas en la herida y hacer que la infección se extienda.

## LOS PREPARADOS ESPECIALIZADOS

Además de los métodos básicos que hemos indicado hasta ahora, hay algunos preparados más especializados que se deberían conocer. La mayor parte de ellos son aplicaciones industriales más allá de lo que la persona media podría producir en casa. Sin embargo, es conveniente conocerlos y saber cómo se usan.

### LAS CÁPSULAS LÍQUIDAS (PERLAS)

Hay una interesante tecnología nueva en los productos naturales que consiste en introducir los extractos de plantas en cápsulas de gelatina. Esta forma de dosificación proporciona parte de las ventajas de las cápsulas con algunas de las ventajas de los extractos líquidos. Estos productos pueden ser muy efectivos, pero son más costosos que los polvos en cápsula o los extractos. En la actualidad existen solo unas pocas hierbas disponibles en esta presentación, y no es un sistema de dosificación que se pueda preparar en casa.

### LOS EXTRACTOS ESTANDARIZADOS

En el pasado, los productos de calidad derivados de las hierbas eran estandarizados, con un modo de producción coherente, es decir, de acuerdo con un proceso de fabricación estándar. Los productos fitoterapéuticos que formaban parte de la farmacopea estadounidense se fabricaban según las normas

USP.* Esta indicación todavía se puede ver en algunos artículos de venta libre en farmacias.

La estandarización indicaba que el material había sido recolectado de manera correcta y se había comprobado que era la parte de la planta adecuada. La materia prima también respondía a unos estándares de control de calidad específicos. Luego se extraía el material respetando siempre la misma proporción de materia vegetal y de disolvente. El tiempo de procesamiento respondía asimismo a un periodo estándar determinado.

Hoy en día el término *estándar* tiene un significado muy distinto. La estandarización moderna se inició en 1992 como resultado de las leyes alemanas que exigían a los fabricantes que normalizaran sus productos para garantizar las concentraciones de cada componente particular. Esta forma de estandarización nace del punto de vista científico ortodoxo de que las hierbas deben su efectividad a compuestos químicos específicos, normalmente llamados «componentes activos».

Muchos piensan que el sistema de estandarización es un paso adelante para la medicina a base de hierbas, pero los que más se resisten a ello son los fitoterapeutas clínicos profesionales. Estos, que tienen mucha experiencia práctica con las hierbas, a menudo descubren que los extractos estandarizados no funcionan tan bien como las hierbas enteras. En efecto, la estandarización choca con la sabiduría herbaria tradicional, que dice que el todo es mejor que la suma de sus partes.

Las plantas enteras contienen miles de compuestos químicos unidos de manera extremadamente compleja. La mayoría de los herbolarios creen que la sinergia de estos compuestos a menudo produce efectos mejores que cualquier compuesto aislado o grupo de compuestos de la planta. En contraste, un extracto estandarizado utiliza varios disolventes para aislar o al menos concentrar los compuestos específicos que se consideran «activos», mientras dejan de lado otros que pueden tener efectos sinérgicos.

Así, los extractos estándar se parecen más a medicinas farmacéuticas modernas que a productos vegetales completos. Esto no significa que no sean

---

* *United States Pharmacopoeia* (N. de la T.).

útiles, solamente significa que no deberían ser considerados como el equivalente de la planta real. No se puede extrapolar que un único componente o grupo de componentes tendrá todos los efectos de la planta original.

Ejemplos de este tipo de extractos serían la curcumina, un compuesto de la cúrcuma, y la berberina, un compuesto antimicrobiano hallado en plantas como el sello de oro o la mahonia. Este tipo de extractos guardan la misma relación con respecto a las hierbas medicinales que los suplementos de vitaminas y minerales con respecto a los alimentos. No son equivalentes.

Los extractos estandarizados tienen su lugar. En efecto, algunas plantas se han de utilizar de esta manera por seguridad y para una dosificación adecuada. Por ejemplo, toda la investigación llevada a cabo sobre los beneficios del *ginkgo biloba* se hizo sobre un extracto estandarizado. En la medicina herbolaria tradicional no se utilizaba la hoja entera, que no aporta los beneficios del extracto estandarizado.

La estandarización puede ser útil para reducir la toxicidad de las plantas que podrían tener otros compuestos indeseables. También sirve para una dosificación más ajustada de los componentes de plantas fuertes, como por ejemplo en el uso de las acetogeninas del *paw paw* como remedio anticancerígeno.

Hay bastantes problemas con estos productos que se deberían tener en cuenta. En primer lugar, la estandarización aumenta el coste para el consumidor, sin que esto necesariamente dé como resultado un producto más efectivo.

En segundo lugar, no siempre hay una coincidencia de opiniones sobre qué compuestos deberían estandarizarse, y qué compuestos desechados pueden también tener valor terapéutico. Por ejemplo, un extracto de cúrcuma libre de curcumina resultó que todavía tenía propiedades antiinflamatorias, lo que demuestra que este no es el único elemento antiinflamatorio de la cúrcuma.

Además, los estándares modernos no han sido creados por una tercera parte objetiva, como la United States Pharmacopoeia, y tampoco están basados en la experiencia clínica de herbolarios practicantes. Más bien los han creado las compañías farmacéuticas y *nutracéuticas,*[*] y a menudo reflejan la investigación llevada a cabo con los compuestos individuales y no con las hierbas completas.

Está también el problema de los disolventes químicos utilizados para extraer selectivamente y concentrar los componentes activos a expensas de otros. ¿Quedan trazas de estos disolventes en el producto?

Resumiendo, los extractos estandarizados producen una acción más específica, más parecida a la de una medicina, al proporcionar un nivel estándar de compuestos vegetales específicos. Aunque esto pueda ser de ayuda en la regulación y coherencia de las dosificaciones, no debe olvidarse que el producto ya no es una hierba. Lo mismo que una naranja es muy diferente de un comprimido de vitamina C, una hierba completa es muy diferente de un extracto estandarizado. La sinergia de los componentes de la planta original se ha perdido, y esto en muchos casos significa que el producto pueda no ser tan efectivo como la hierba entera, más barata.

## LOS ACEITES ESENCIALES

Un aceite esencial, también llamado aceite volátil, es un extracto concentrado de los compuestos volátiles de las hierbas. Se trata de los compuestos que se evaporan de una planta y le dan su aroma característico. En el capítulo diez hablaremos de la aromaterapia más a fondo, pero aquí nos limitaremos a algunas notas introductorias.

Al igual que un extracto estandarizado, un aceite esencial no es lo mismo que la hierba de la cual proviene. Es un componente concentrado de la planta, pero no contiene todos los otros componentes que se hallan en ella. Es importante comprenderlo, ya que mucha gente atribuye al aceite esencial las propiedades terapéuticas que se encuentran solamente en la planta completa.

Los aceites esenciales son sustancias muy concentradas; esto significa que no tienen el mismo nivel de seguridad que una planta completa. Pueden

---

[*] El término *nutracéutico* fue acuñado por el doctor Stephen DeFelice –presidente de la Fundación para la Innovación en Medicina– en 1989. Según sus propias palabras, un nutracéutico es «un alimento o parte de un alimento que proporciona beneficios para la salud, incluyendo la prevención y/o el tratamiento de enfermedades».

irritar una piel sensible o las membranas mucosas. Muchos son tóxicos y no deberían utilizarse internamente, e incluso los aceites que generalmente se consideran seguros (GRAS, por sus siglas en inglés: *Generally Recognized As Safe*) pueden tener propiedades tóxicas si se ingieren en grandes cantidades (en un aceite esencial, una gota es una dosis elevada).

Del mismo modo que el sabor de la planta, el aroma de los aceites esenciales tiene un impacto inmediato en las funciones corporales a través del sistema nervioso. Esto significa que habitualmente no es necesario ingerir el aceite esencial para obtener sus beneficios. El modo más seguro de utilizarlo es olerlo o diluirlo para usarlo localmente.

Estas sustancias altamente concentradas tienen una vida bastante larga, tienden a ser antisépticas y sanadoras y son útiles para la sanación emocional y para los cambios de humor. Su popularidad creciente da prueba de sus beneficios y justifica su comercialización. Para fabricar aceites esenciales en casa necesitamos equipamientos especializados, con una inversión de base de unos quinientos dólares como mínimo. Muchas personas piensan que el arte de destilar los aceites esenciales es divertido y una inversión que vale la pena. Algunos aceites comercializados pueden haberse extraído o adulterado con disolventes químicos; es pues muy importante buscar aceites de calidad e instrucciones sobre un uso seguro.

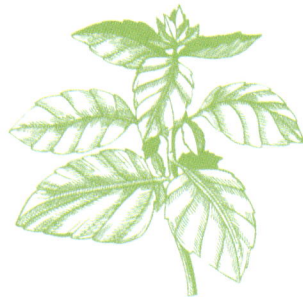

# SELECCIÓN DE LOS MEJORES MÉTODOS DE DOSIFICACIÓN

La tabla 1 ofrece algunas sugerencias generales para escoger la mejor forma de dosificación para las doce categorías principales de hierbas. Naturalmente, cada hierba es única; en el capítulo trece encontrarás información más ajustada sobre el mejor sistema de dosificación para cada una de ellas.

| Hierba | Planta fresca | Seca a granel | Cápsula/ Compr. | Infusión/ Decocción | Tintura alcohólica | Glicerito |
|---|---|---|---|---|---|---|
| Aromática | Excelente | Razonable | Razonable | Razonable | Buena | Excelente |
| Picante | Excelente | Buena | Tirando a buena | Razonable | Excelente | Buena a excelente |
| Amarga Fragante | Buena | Buena | Pobre | Buena | Excelente | Pobre a buena |
| Acre | Pobre | Razonable | Pobre a razonable | Buena | Excelente | Buena |
| Amarga (no alcaloidea) | Excelente | Buena a pobre | Buena | Excelente | Pobre a simple | Buena |
| Amarga Alcaloidea | Razonable a pobre | Buena | Razonable a buena | Buena | Buena | Buena |
| Astringente | Excelente | Buena | Buena | Excelente | Pobre a razonable | Excelente |
| Salada | Excelente | Buena | Buena | Razonable | Pobre a buena | Pobre a buena |
| Dulce (tónica) | Buena | Buena | Pobre a buena | Buena | Excelente | Excelente |
| Mucilaginosa | Excelente | Excelente | Buena | Buena | Pobre | Pobre |
| Agria | Excelente | Buena | Buena | Buena | Buena | Excelente |
| Oleosa | Excelente | Excelente | Pobre a razonable | Pobre | Pobre a razonable | Razonable |

**TABLA 1    Las mejores formas de dosificación**

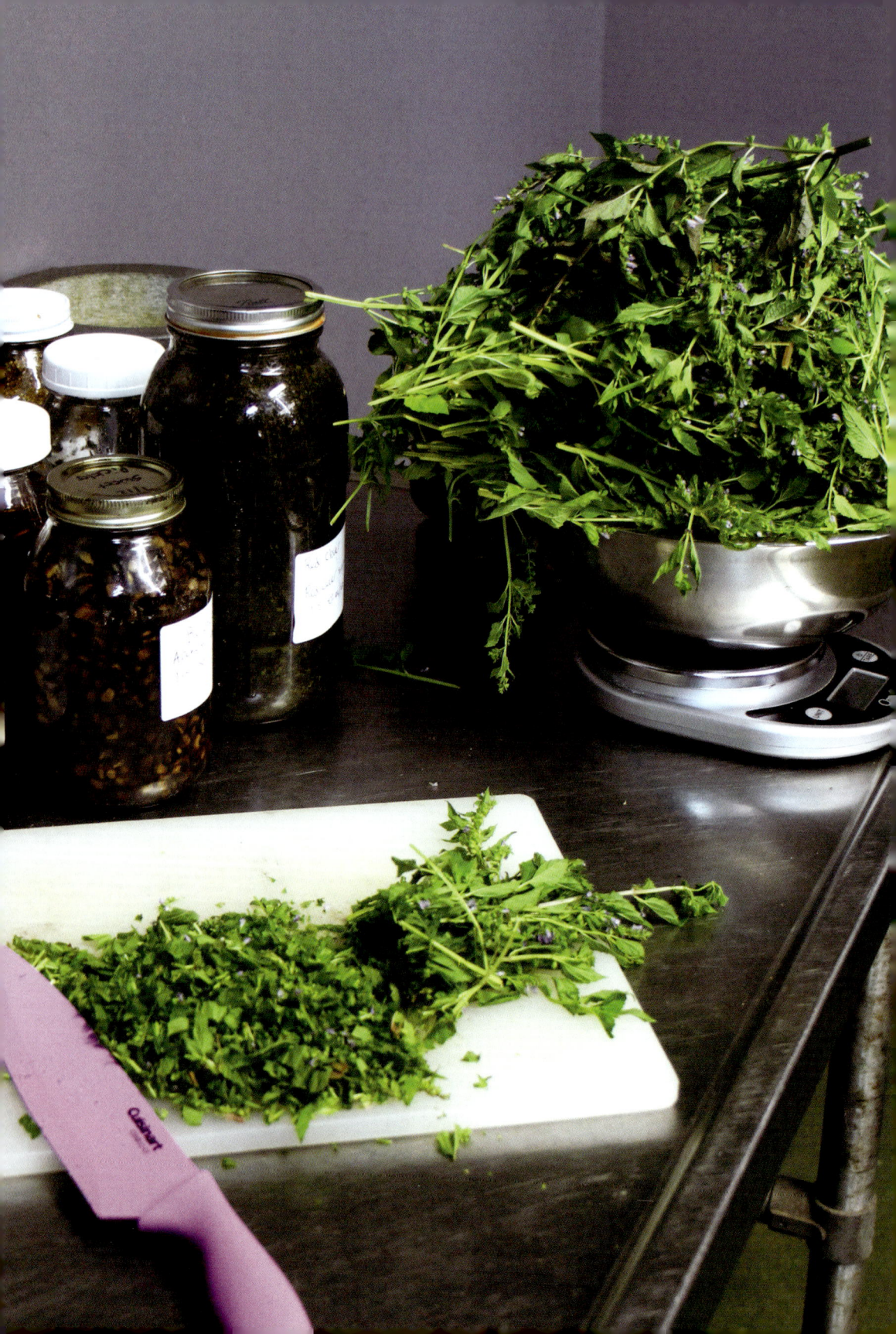

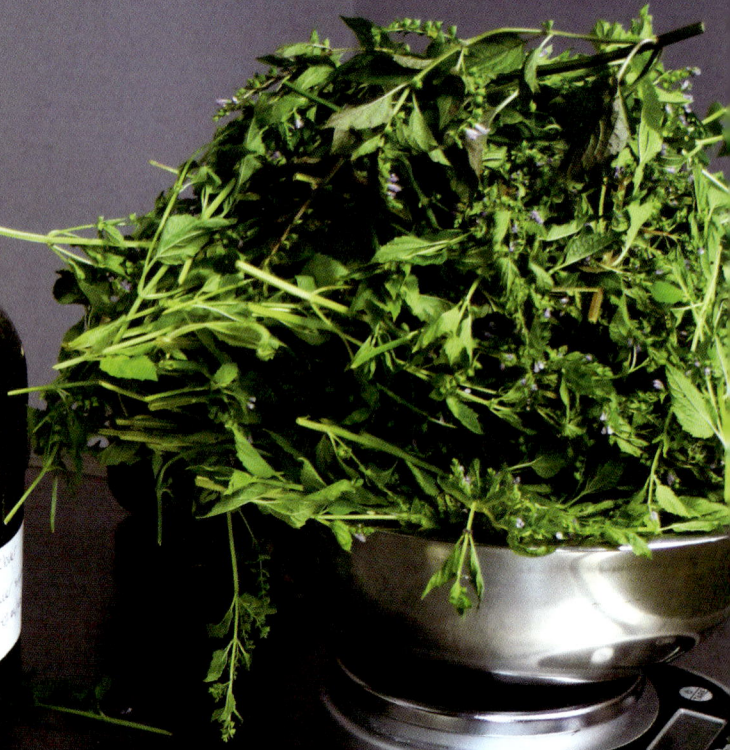

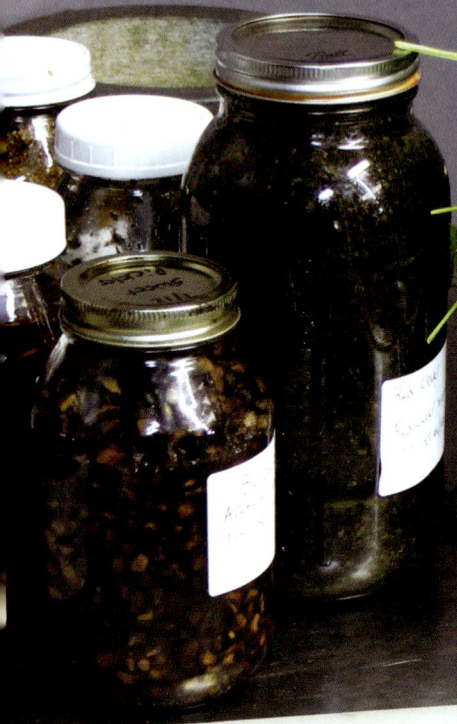

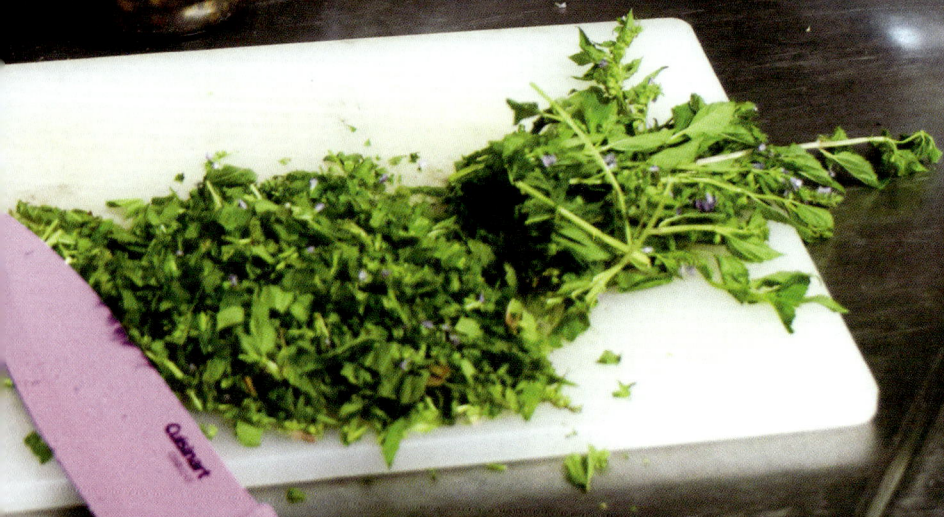

# CAPÍTULO TRES

# El uso de las plantas frescas

## RECOLECCIÓN, SECADO Y UTILIZACIÓN DE LAS PLANTAS FRESCAS

La naturaleza proporciona de forma gratuita las medicinas que pueden ayudarnos a resolver nuestros problemas de salud y mantenernos saludables. No es necesario salir a la selva para encontrar estas plantas sanadoras. La mayor parte de las llamadas malas hierbas comunes en los prados y jardines tienen propiedades medicinales. Muchas hierbas medicinales se pueden encontrar en los viveros y plantarlas en el jardín o cultivarlas en tiestos como plantas de interior. Incluso en el supermercado local se pueden encontrar algunas hierbas medicinales frescas.

No es necesario recolectar nuestras propias hierbas para preparar nuestros remedios naturales, pero es divertido y produce satisfacción. Intensifica la conexión con la naturaleza, de manera que empezamos a verla como una aliada, llena de seres vivos dispuestos a compartir sus dones con nosotros.

Este libro no es un libro de jardinería o una guía para conocer las plantas, pero queremos compartir algunos de los principios básicos que es necesario conocer para conseguir nuestras propias plantas medicinales. Empezaremos contándote cómo cultivarlas, hablaremos de su recolección y explicaremos algunos de los usos medicinales de las plantas frescas.

## CÓMO CULTIVAR LAS HIERBAS MEDICINALES

A lo largo de la historia ha sido práctica común tener algunas hierbas medicinales en el huerto. Muchas de ellas, especialmente las culinarias, son fáciles de cultivar. Si el espacio del que dispones es limitado, las puedes cultivar en un plantel o cualquier otro recipiente pequeño.

Se pueden encontrar hierbas culinarias en la mayor parte de los viveros locales, y algunas plantas que se venden como flores o verduras son también medicinales. Empezaremos buscando albahaca, cilantro, eneldo, hinojo, ajo, orégano, perejil, romero, salvia y tomillo. Las mentas, por ejemplo la hierbabuena y la menta piperita, habitualmente son fáciles de cultivar, pero ten en cuenta que son invasivas y se extienden demasiado si no les ponemos límites. Se puede optar por lo exótico y cultivar variedades como menta naranja, menta piña, menta chocolate y menta jengibre.

Se pueden fácilmente plantar en el jardín flores medicinales como la milenrama, la rosa, la caléndula o la manzanilla. Algunas hierbas como la borraja, las monardas, la nébeda (o hierba de los gatos) y el marrubio son muy fáciles de cultivar. Se pueden buscar en Internet plantas herbáceas y semillas, lo cual ampliará nuestras posibilidades. Si dispones de espacio suficiente, te aconsejamos comprar un buen libro sobre el cultivo de las hierbas y crear tu propio jardín medicinal.

## LA RECOLECCIÓN DE LAS PLANTAS SILVESTRES

Ralph Waldo Emerson decía que las malas hierbas «son plantas cuyas virtudes todavía están por descubrir». Si tenemos un jardín probablemente ya haya muchas plantas que crecen en nuestra propiedad, y si no, probablemente crecen en el vecindario.

Antes de adentrarnos en la naturaleza para aprender a identificar las plantas medicinales, empezaremos familiarizándonos con las hierbas que crecen en nuestro propio jardín. Puede ser que en la zona crezcan hierbas medicinales comunes, como la bardana, el diente de león, el trébol rojo, el llantén, el gordolobo y la lechuga silvestre.

No recolectes ninguna planta sin estar seguro de haberla identificado correctamente. Es fácil confundir unas plantas con otras, especialmente entre las que pertenecen a la misma familia, como por ejemplo la zanahoria. Las plantas deberían identificarse con sus nombres científicos en latín antes que con sus nombres comunes, porque a menudo el mismo nombre identifica a varias especies de plantas.

En raras ocasiones, la gente ha comido plantas tóxicas por accidente y como consecuencia de ello ha muerto (aunque, en general, simplemente se suele enfermar). Si no se está absolutamente seguro de la planta, es mejor no recolectarla. Buscaremos libros sobre plantas locales en la librería. La mayor parte de los volúmenes para la identificación herbaria no contienen información sobre cómo recolectarlas y utilizarlas, y la mayor parte de las guías de hierbas no tienen buena información sobre su identificación, de manera que será necesario consultar ambo tipos de libros. Habrá que tener varios a disposición cuando se identifiquen nuevas plantas.

Si se quieren recolectar hierbas distintas de las comunes del huerto, o de las que ha cultivado uno mismo, será conveniente realizar alguna excursión con un herbolario experto o asistir a clases de botánica de campo. Habrá que aprender a identificar las plantas venenosas de la zona, para no confundirlas con ninguna otra.

## LA RECOLECCIÓN ÉTICA DE PLANTAS SILVESTRES

La sobreexplotación de ciertas plantas medicinales ha dado como resultado que algunas se hayan vuelto raras o estén en peligro de extinción. Se puede contactar con United Plant Savers (www.united-plantsavers.org) para conseguir una lista de plantas que estén en peligro, sobreexplotadas o que sufran la pérdida de su hábitat, para así evitar recolectarlas.

Aunque la planta que buscamos no esté en peligro, es importante seguir unas normas sencillas para garantizar que siga ahí durante generaciones: las recogeremos solamente donde sean abundantes. Nunca debemos recolectar más del 10% de las plantas de una zona determinada. De ese modo la naturaleza podrá reponer lo que nos llevemos.

Es útil conocer los hábitos reproductores de una planta antes de recolectarla. Aquellas que se reproducen por medio de rizomas subterráneos se deberían espaciar, mientras que las que se reproducen por semilla se deberían recoger de manera esporádica, dejando flores suficientes para que produzcan semillas. Cuando sea posible, se recogerán hojas, semillas y flores, que vuelven a crecer fácilmente, antes que cortezas y raíces, cuya carencia podría matar la planta. La corteza deberá recolectarse respetando las necesidades del árbol, y preferiblemente de ramas derribadas recientemente o de podas.

Cuando se recolectan raíces y bulbos, hay que volver a plantar la porción alta de la raíz o del rizoma y rellenar los agujeros para no dejar hoyos abiertos en la tierra. Cuando se recolectan plantas en una colina, se dejarán sin tocar las que se encuentran en la cima, para permitir repoblar las pendientes.

Muchas tradiciones indígenas enseñan que se debería pedir permiso a las plantas antes de recolectarlas y dejar una ofrenda a cambio. Sentémonos con la planta en un estado tranquilo y meditativo un mínimo de quince minutos antes de recolectarla. Pensemos en el uso que le daremos al material recolectado y pidámosle a la planta permiso para llevárnosla.

Los pueblos nativos siempre buscaban la que parecía la más «anciana» de la zona o «tribu» vegetal. Hacían una ofrenda de harina de maíz o de tabaco a esa planta «abuela» y pedían permiso para recolectar una parte de la «tribu».

Aunque decidamos no recolectar las plantas de esta manera tradicional, lo haremos de un modo reverente y agradecido. Honremos el hecho de que estos seres vivos están dando su vida o una parte de ellos mismos para ayudarnos a sanar.

## LA RECOLECCIÓN Y EL SECADO DE LAS HIERBAS

Asegurémonos de que las plantas que recolectamos no hayan sido rociadas con productos químicos y de que no crezcan cerca de calles transitadas, donde estén expuestas a los gases de los tubos de escape. No recojamos plantas de propiedades ajenas sin tener el permiso de los dueños. Si vamos a recolectar en terrenos del gobierno, deberemos conocer las leyes y reglamentos (en los Estados Unidos es ilegal recolectar plantas en los parques nacionales).

Recolectaremos solo una especie de planta cada vez para evitar confusiones. Las partes sueltas de las plantas, como las hojas, pueden mezclarse fácilmente. Habrá que etiquetar cuidadosamente cada una de ellas en cuanto se llegue a casa.

También es necesario saber qué parte de la planta vamos a utilizar antes de recolectarla. Recojamos solo aquellas partes que emplearemos como remedio y únicamente la cantidad que necesitemos. No saldremos a recoger plantas con el suelo mojado, ya que nuestras pisadas pueden perjudicar el terreno y dificultar el crecimiento futuro. Esperemos a que haya unos días de buen tiempo antes de recolectar en zonas húmedas. Dejemos la zona en mejores condiciones de como la encontramos.

Secaremos o procesaremos las hierbas en un extracto lo más rápidamente posible. Si hay que esperar, mantendremos el material vegetal en lugar fresco hasta que podamos secarlo o procesarlo.

## RECOLECTAR EN EL MOMENTO ADECUADO

Como las frutas y las verduras, las hierbas también tienen una estación y una hora del día cuando maduran o despliegan su máxima fuerza. Se recolectarán cuando estén plenamente maduras y la concentración de sus componentes activos se halle en lo más alto.

A continuación damos algunas pautas, pero sugerimos que se consulten otros textos sobre hierbas para una información más específica. Las cortezas habitualmente se recolectan en primavera y por la mañana, porque es el momento en que la savia está subiendo y la corteza está más activa. Es también el momento de recolectar tallos jóvenes, yemas y hojas.

Las flores generalmente se recolectan durante el día, poco después de abrirse, cuando la energía de la planta está más yang, o hacia fuera. Las flores que se abren de noche deberían recolectarse al atardecer, cuando empiezan a abrirse. Los aceites esenciales suben por los tallos y se concentran en las flores en las primeras horas de la mañana; luego, se disipan a medida que el día avanza.

Cuando la planta se marchita en el otoño, la energía y los nutrientes almacenados regresan a las raíces. Por ello, las raíces se recolectan habitualmente en esta época del año, y a menudo son más potentes cuando se recogen en las horas del atardecer, cuando la planta retira su energía.

## RECOLECTAR LAS PARTES APROPIADAS DE UNA HIERBA

Muchas plantas tienen usos diferentes según sus partes. Es importante saber qué parte de la planta queremos: aunque una parte pueda ser completamente segura, otras pueden ser tóxicas.

Las flores y las bayas del saúco son ambas antivíricas. Las flores se utilizan para tratar irritaciones locales de la piel e internamente como un refrescante suave para aliviar la fiebre y bajar la inflamación, mientras que las bayas se emplean como un alimento rico en potasio, y se pueden añadir a unas gachas de olmo rojo para tratar estados de debilidad. También se usan para intensificar las mezclas de hierbas utilizadas como tónico cardiovascular y tienen un efecto suavemente descongestionante. Por su parte, las hojas de saúco son astringentes y se utilizan sobre todo para preparaciones tópicas, mientras que la corteza es amarga, astringente y ligeramente tóxica, por lo que su uso queda restringido a practicantes experimentados.

Recurrir a la parte equivocada de una planta puede causar reacciones tóxicas, desde simples molestias estomacales hasta el coma e incluso la muerte. El fruto del tomate y el tubérculo de la patata son comestibles y nutricionalmente importantes, pero las hojas y los tallos de estas plantas son tóxicos. Lo contrario también puede suceder: las partes frondosas de ciertas plantas son comestibles, mientras que el fruto o las semillas pueden ser nocivos.

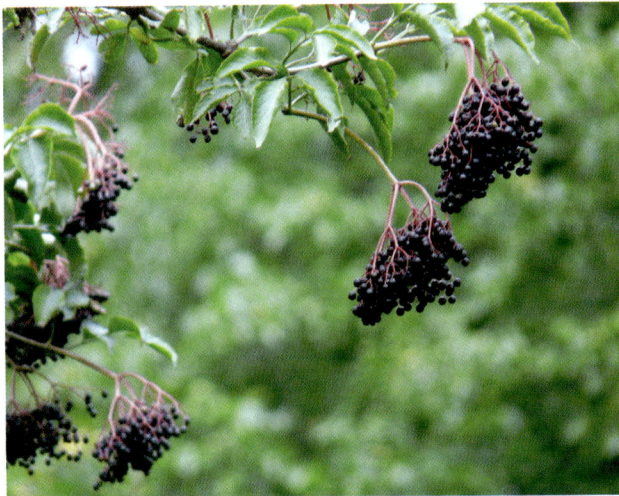

Fotografía de Nicole Conner

## INSTRUCCIONES ESPECÍFICAS DE RECOLECCIÓN

A continuación damos unas normas más detalladas para la recolección de las diferentes partes de las plantas. También aquí se trata de normas generales. Cada hierba tiene sus propias características. A medida que se vaya sabiendo más de cada planta, también se descubrirá cuál es la época mejor para su recolección.

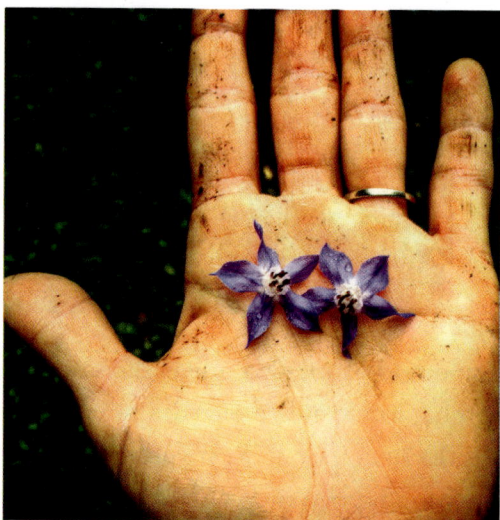

### Las flores

La recolección de flores varía de planta a planta, porque no todas florecen en la misma época del año. A veces la parte utilizada es el capullo; en este caso se recogen las flores justo antes de que se abran. En el resto de los casos, las flores deberían recolectarse cuando están completamente abiertas, cuando alcanzan el máximo de su fuerza, pero antes de que empiecen a cambiar (languidecer, marchitarse o secarse). Poco después de esto la flor comenzará a ceder en los bordes y a marchitarse, y el brillo de su color se irá desvaneciendo.

Es mejor recoger las flores a media mañana o al final de la mañana después de que el rocío se haya secado. Hay que cortarlas o recogerlas con cuidado. Si los tallos son leñosos, como la lavanda, es preferible utilizar tijeras de podar y recoger el tallo junto con las flores. Si el tallo es grande o carnoso, habrá que separar las flores de él antes del secado. Las flores frescas deberán mantenerse sueltas y en recipientes abiertos para evitar que se marchiten y enmohezcan. Para secarlas, se eliminan la suciedad evidente, la tierra y los insectos, se extienden en una bandeja recubierta de papel o sobre un periódico y se dejan en una zona bien ventilada, lejos del sol y del calor excesivo. Las bolsas de papel colgadas del techo son grandes unidades de secado. Cuando las flores estén secas (es decir, cuando se deshacen al frotarlas entre los dedos), se almacenan enteras en recipientes oscuros y herméticos.

Cuando la parte de la planta utilizada es una hierba en flor, las hojas y los tallos se recogen junto con las flores. Se sujetan ramos de tallos juntos con un cordel o un bramante y se cuelgan bocabajo para que se sequen, lejos de la luz directa del sol y del calor excesivo.

## Las hojas y las partes aéreas

En general, las hojas es mejor recolectarlas al principio o en la mitad del verano, cuando la clorofila y sus componentes aromáticos y medicinales están en su máxima potencia. Lo haremos por la mañana después de que el rocío se haya evaporado. A medida que el día se va calentando y la fotosíntesis se pone en marcha, los aceites esenciales se concentran en las hojas y con el calor del mediodía se evaporan. Recogeremos las hojas después de que la planta se haya calentado un poco pero antes de que el calor libere los aceites.

Se recogen las hojas cuando están tiernas y muestran que están creciendo, ya sea antes de que aparezcan los capullos de las flores o después de producir las semillas, cuando muestran un crecimiento nuevo. Las hojas se han de tratar con cuidado, intentando no magullarlas o aplastarlas. Se recogerán solo hojas sanas y enteras, que no estén rotas ni presenten manchas, y en las que no se distingan insectos.

De acuerdo con la obra de Nicholas Culpeper, *The Complete Herbal and English Physician* [El herbario completo y el médico inglés]: «Las hojas de las hierbas que producen semillas cuando están floridas no son tan buenas como antes de la floración». Al florecer, las prioridades de la planta cambian y su energía se centra en la reproducción. En ese punto las hojas pueden volverse amargas y a veces astringentes. Recoger las hojas antes o después de la floración dependerá de qué componentes nos interesen.

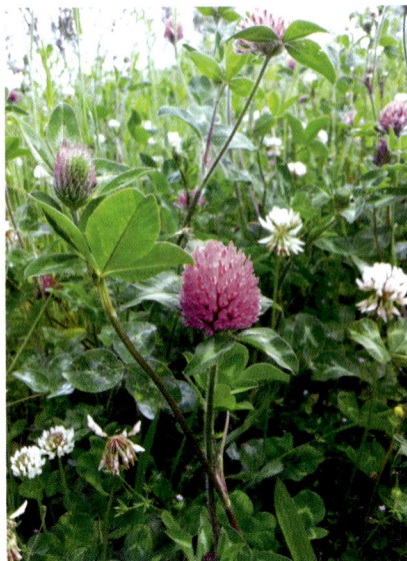

Las hojas crasas de la acedera, la bistorta, el zurrón (*Chenopodium bonus-Henricus*), la angélica y todas las hierbas para ensalada se recogen cuando son jóvenes. No se acostumbra recolectar las hierbas crasas para secarlas, y se deberían congelar una vez cocinadas o conservarlas en aceite o vinagre.

Las hojas grandes, como las de la bardana y el gordolobo, se pueden recolectar y secar individualmente. Las más pequeñas, como las de las mentas, es preferible dejarlas con el tallo. Se recolectarán las hojas de las hierbas caducas justo antes de la floración, y las de las perennes, como el romero, a lo largo de todo el año. Si se utilizan todas las partes aéreas, se recolectarán cuando haya tanto flores como cápsulas de semillas en la planta. Trataremos todas las hojas con cuidado, para no magullarlas o aplastarlas.

Hay varios modos de secar las hojas. Se pueden atar en ramos pequeños de entre ocho y doce tallos, dependiendo del tamaño de los tallos, y se colgarán bocabajo para secar. Cuando las hojas se rompan al tacto, pero no estén tan secas que se conviertan en polvo, se pondrán sobre un papel y se desecharán los tallos, si estos no son necesarios. Las hojas se pueden también extender sobre tamices o colocar sueltas en pequeñas bolsas de papel y colgarlas para que se sequen. Se pondrán a secar lejos de la luz directa del sol y cuando estén secas, se guardarán en recipientes herméticos.

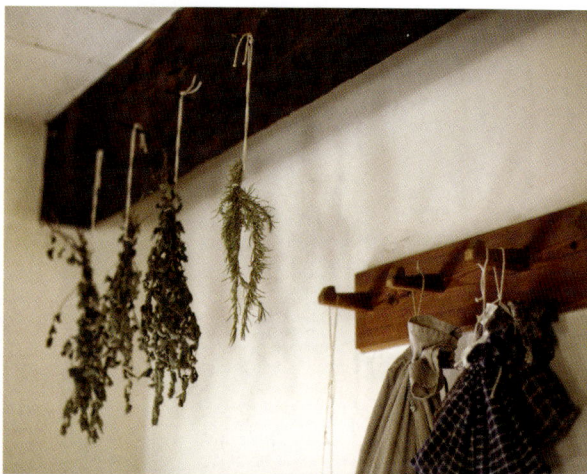

## Las semillas

Las semillas deberían recolectarse en el otoño antes de que empiecen las lluvias o las nevadas. La planta debería estar completamente muerta y seca cuando se recojan las semillas. Algunas, como la de amapola y de avena, se recolectan cuando aún están verdes, debido a la concentración de ciertos alcaloides medicinales (de hecho, el uso de las semillas verdes de amapola es ilegal).

La mejor hora del día para recolectar las semillas de la planta es a media mañana. Se recogen en un día cálido y seco cuando las semillas están bien maduras pero antes de que caigan de la planta. Deberían ser de color castaño, marrón o negras, pero no verdes, y duras, con las vainas secas, como papel.

Se recogen las cabezas enteras con unos 15-25 cm de tallo. Y se cuelgan cabeza abajo sobre una bandeja recubierta de papel o en una bolsa de papel, lejos de la luz directa del sol. En general las semillas se secan en un par de semanas. Deberán conservarse separadas las de distintas plantas y etiquetadas con nombre y fecha.

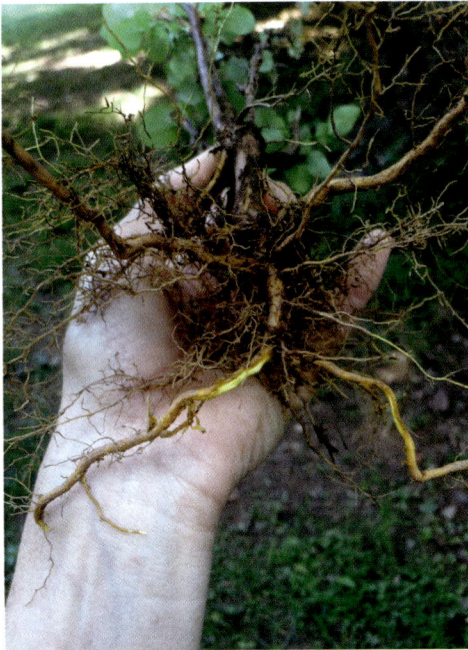

### Las raíces y los rizomas

La mayor parte de las raíces se recolectan al final del otoño cuando las partes aéreas de la planta se han marchitado y antes de que el terreno se vuelva demasiado duro para permitir cavar fácilmente. En otoño los fluidos y la vitalidad de la planta bajan a la raíz o los rizomas. Hay excepciones a esta regla: por ejemplo, la raíz del diente de león se debería recolectar en primavera antes de que se vuelva demasiado amarga y leñosa.

Las de las plantas anuales se recogen cuando su ciclo de crecimiento ha terminado al final del año. Las de las plantas perennes se recolectan en su segundo o tercer año de crecimiento, o más tarde, cuando sus principios activos están desarrollados. Puesto que la savia sube y baja con el sol, recogeremos las raíces por la mañana temprano o hacia el final de la tarde, cuando la mayor parte de la fuerza de la planta está en la raíz.

En la mayoría de los casos se deberían lavar a fondo las raíces para eliminar la tierra y la suciedad. Usaremos un cepillo de dientes viejo para restregar las raíces pequeñas. La mayor parte de las raíces, como el rábano picante y la consuelda, se pueden limpiar restregándolas y descartando sus raíces fibrosas. Otras, como la valeriana, no deberían ser privadas de sus pequeños filamentos, porque sus preciados constituyentes están contenidos en las células superficiales. En el caso de estas raíces se limpiará la suciedad con un cepillo de dientes seco o se lavarán muy suavemente.

Cortar las raíces puede ser difícil o incluso imposible, cuando están secas; por ello habrá que cortar las grandes en pequeñas piezas cuando todavía están frescas. Extenderemos los trozos de raíz en un tamiz o una bandeja recubierta de papel y las dejaremos secar en un lugar cálido lejos de la luz directa del sol. Algunas raíces carnosas, como las del diente de león o las de la bardana, necesitarán un poco más de calor de lo normal para matar los huevos de los insectos. Lo mejor es cortarlas en trozos pequeños cuando todavía están frescas y secarlas a 65 ºC en un secador de alimentos, o en el horno con la temperatura más baja y la puerta abierta. Algunas raíces reabsorben la humedad del aire, así que habrá que eliminarlas si se han vuelto blandas.

## La savia y la resina

El tiempo más adecuado para recolectar la resina de los árboles es el otoño, cuando la savia baja, mientras que la savia habitualmente se recoge en primavera, cuando está subiendo. En ambos casos, se ha de hacer una incisión profunda en la corteza y esperar a que la resina o la savia rezumen. Para la savia se puede

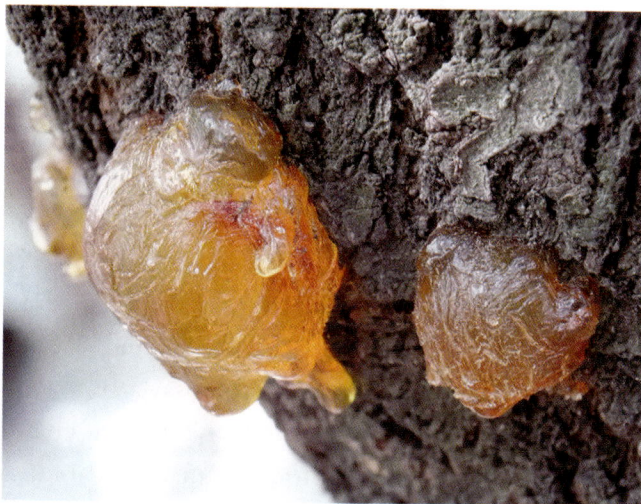

hacer un agujero y recogerla en una taza o un cubo atado al árbol. A veces se necesita un cubo grande: por ejemplo, en algunas épocas del año se puede recolectar una gran cantidad de savia de abedul en el transcurso de una noche. Después de recogerla, habrá que tapar el agujero con un tapón de madera para impedir que los insectos invadan el árbol.

Puedes exprimir la savia de las plantas de látex, igual que la lechuga silvestre o la amapola del desierto, en un recipiente. Algunas savias son corrosivas (incluyendo la de la ficaria y la de la higuera), de manera que habrá que ponerse guantes de protección. Para recolectar el áloe, se practica un corte a lo largo del centro de la hoja, se separa la piel hacia los lados y con una cuchilla de filo romo se va raspando el gel de la hoja.

### Los frutos

Los frutos se recolectan solo cuando están completamente maduros. Esto puede ser en cualquier momento entre el verano y el final del otoño, según la planta. Uno de los mejores indicadores de que un fruto está maduro es la facilidad con que se separa de la planta. Debería casi caerse en cuanto se toca, y no tendría que ser necesario tirar con fuerza de él para arrancarlo.

Las bayas y otros frutos se recogen a medida que van madurando, antes de que se vuelvan demasiado blandos para secarlos. Se ponen a secar sobre tamices cubiertos. Se les deberá dar la vuelta con frecuencia a los frutos carnosos, y eliminar aquellos que muestren señales de moho. Un deshidratador es un modo excelente de secar frutos medicinales.

### La corteza

La corteza, tanto interior como exterior, debería recolectarse al final del otoño, en invierno o al principio de la primavera. En esa época es cuando es más potente y, dependiendo de donde se viva, no debería haber invasión de insectos o plagas en esa época del año. Para minimizar el daño al árbol, se recolectará en otoño, cuando la savia baja a las raíces. Cuando se acerque la primavera y los fluidos suban a la planta, el árbol sanará cualquier daño producido (incluida la corteza arrancada). Para la mayor parte de las plantas este es el único momento en que pueden sanar sin complicaciones.

La corteza exterior es la parte donde la gente graba sus iniciales con un cuchillo. La corteza interior es la capa delgada que se encuentra debajo de la capa exterior y que se adhiere al árbol. La corteza se recoge de ramas o troncos jóvenes. Preferiblemente, deben buscarse árboles recién abatidos antes que recoger corteza de árboles vivos. Cuando se trabaja con árboles vivos, es mejor cortar una rama y luego descortezarla. Con el tiempo húmedo la corteza se separará fácilmente. Hay que cortar con cuidado de manera que no se desgarre el tronco, lo que expondría al árbol a la invasión de insectos. Si solo se desea recolectar una pequeña cantidad de corteza, se arrancarán pequeñas tiras de una rama. Si se corta siguiendo la circunferencia del árbol, lo mataremos. Hay que cepillar la corteza para eliminar el musgo o los insectos; se rompe o se corta en pequeños trozos (2 a 5 cm$^2$), se colocan sobre una bandeja y se deja que se sequen.

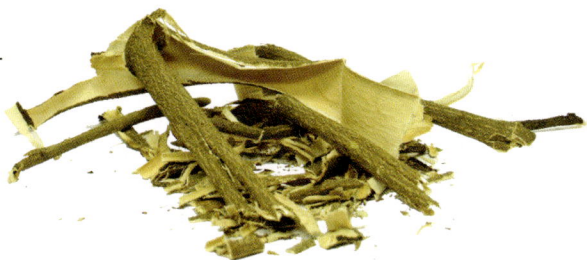

A veces es posible utilizar ramitas en lugar de corteza. Las ramas podadas de los árboles frutales, como el melocotonero y el manzano, se pueden aprovechar como medicina natural.

## Los bulbos

Se recogerán los bulbos después de que se hayan marchitado las partes aéreas. Los bulbos de ajo han de recogerse rápidamente, ya que tienden a hundirse en la tierra una vez que se han marchitado las hojas y puede ser difícil encontrarlos. Los ajos y las cebollas son ejemplos de bulbos medicinales.

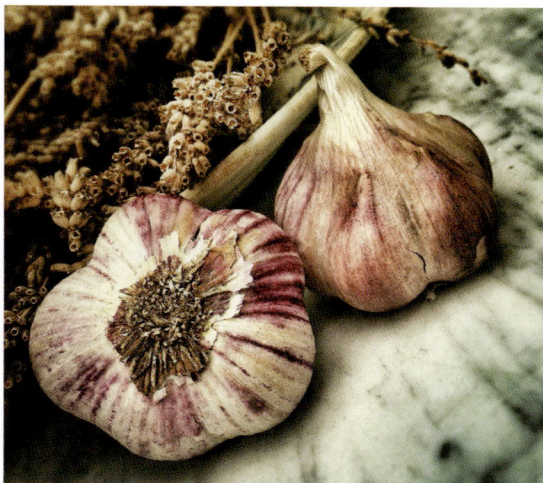

## EL USO DE PLANTAS FRESCAS

Las plantas frescas se usan de muchas maneras. Se pueden comer frescas o añadirlas a sopas, estofados y otros platos. También se pueden extractar en agua (infusiones y decocciones), alcohol, glicerina o vinagre. Aquí encontrarás algunos preparados específicos que se pueden elaborar con hierbas frescas.

### LAS CATAPLASMAS CON PLANTAS FRESCAS

Las hierbas frescas se pueden machacar y aplicar directamente sobre la piel para tratar quemaduras, picaduras de insectos, cortes y otras lesiones menores. También se puede masticar un poco el material vegetal para, mezclado con la saliva, preparar una cataplasma de plantas frescas. Sin embargo, este tipo de cataplasma contiene una gran cantidad de bacterias bucales patógenas y no deberían aplicarse en el caso de una herida abierta. A continuación damos una lista de hierbas frescas que se pueden usar para hacer cataplasmas:

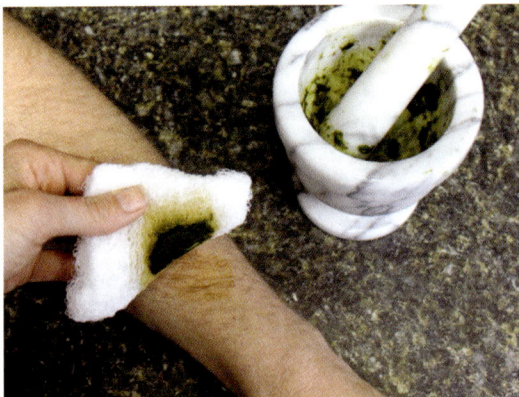

- Llantén (picaduras de insectos, mordeduras de serpientes, pequeños cortes y abrasiones y heridas sucias con arena, suciedad, tierra u otras impurezas).
- Muguete (extrae astillas y pus).
- Milenrama (cortes, contusiones, hematomas, picaduras de insectos).
- Grindelia (picaduras de insectos, cortes, heridas infectadas).
- *Impatiens* (hiedra venenosa).

## LAS POMADAS Y UNGÜENTOS INSTANTÁNEOS

Con las hierbas frescas se pueden elaborar pomadas y ungüentos: las pomadas mezclando hierbas frescas machacadas con un poco de miel o glicerina (se pueden comer o utilizar como base para una cataplasma) y los ungüentos machacando hierbas frescas y mezclándolas con mantequilla, *ghee* o aceite.

## LAS BEBIDAS VERDES

Se vierte zumo de fruta (el zumo de piña es delicioso) en una batidora, se añaden hierbas frescas y se bate la mezcla. Se cuela y se bebe en un plazo de un par de minutos para garantizar la plena fuerza de todos los nutrientes y componentes de las plantas. Las plantas que se pueden utilizar para preparar bebidas verdes son las hojas de diente de león, el llantén, el perejil, la hierba de trigo y la hierba de cebada.

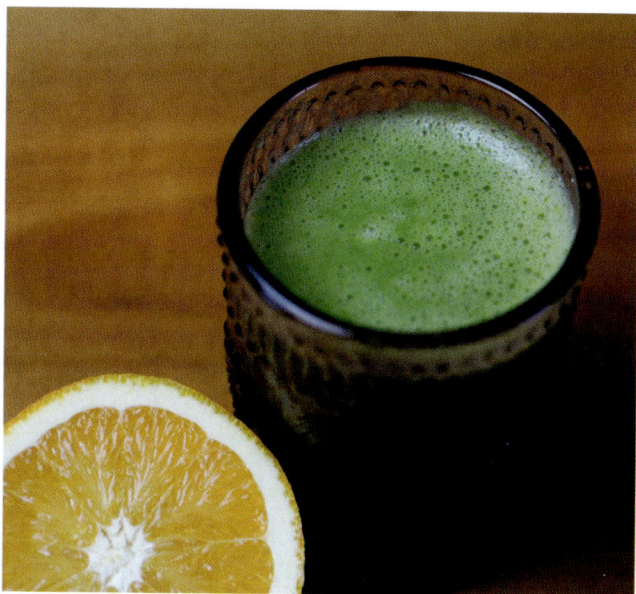

## LOS ZUMOS

Para los zumos de hierbas en general se utiliza perejil, ajo y cebollas y frutas como el limón y la lima. Al preparar zumo con hierbas frescas, se separa la fibra de los jugos de la planta. Esto se puede hacer con un procesador de alimentos o con un extractor. El método más antiguo, y todavía utilizado por los más aventureros de nosotros, es usando un mortero. Se filtra el material vegetal majado a través de una tela de muselina para extraer el jugo y se exprime con un tamiz de nailon o con una bolsa para gelatina.

Para preparar el zumo se necesitan grandes cantidades de hierba fresca: un recipiente de 10 l de hierba fresca puede producir tan solo 100 ml de jugo.

## EL JUGO DE HIERBAS DESHIDRATADO

Después de haber exprimido el jugo de la fibra de la planta, se puede deshidratar. La deshidratación se ha de hacer con cuidado e higiene para evitar la contaminación microbiana. Se ha de secar rápidamente, pero no a una temperatura tan alta que pueda degradar los contenidos nutricionales o los compuestos terapéuticos. Para ello puede usarse un deshidratador de alimentos convencional con bandejas para fruta. Si no se usa calor, se puede deshidratar en papel encerado o en un envase de vidrio. Se extiende una capa fina de jugo sobre el papel encerado o el recipiente de vidrio y se cubre con un tejido de muselina para evitar los mohos y mantener alejadas las moscas y otros insectos. Se coloca en un lugar caliente para que se seque. Cuando el jugo está completamente seco, se raspa, se pulveriza y se empaqueta. Conservado en un lugar fresco, oscuro y seco, este tipo de preparación puede durar unos tres o cuatro meses.

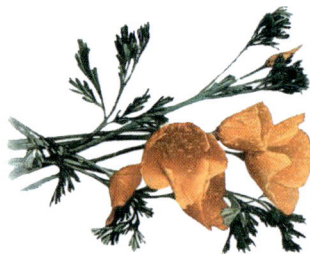

# EL AJO CRUDO

Mientras que la mayor parte de las hierbas funcionan bien secas, hay algunas que es mejor utilizarlas frescas. El ajo es una de ellas. Los bulbos de ajo están disponibles en cualquier tienda de comestibles, y el ajo crudo es un buen remedio que hay que tener en casa. A menudo se vende en cápsulas y extractado en aceite, pero la alicina, un componente antimicrobiano que se halla en el ajo crudo, se degrada rápidamente en compuestos inactivos, de manera que es mejor consumirlo fresco.

Hay muchos modos de utilizar el ajo crudo. Para las infecciones y los dolores de oídos se cortará una rodaja de un diente de ajo y se colocará sobre el oído externo, cubriendo el canal auditivo (nunca dentro de él). Si el ajo crudo irrita la piel, se recubrirá con un poco de aceite de oliva antes de su aplicación.

Para un absceso en un diente se corta una rodaja de ajo, se recubre de aceite de oliva y se aplica al diente afectado para combatir la infección. Esto aliviará el dolor y la infección temporalmente, pero habrá que acudir a un dentista.

Internamente el ajo crudo actúa contra las infecciones intestinales y pulmonares, pero tiene poco efecto en las infecciones sistémicas. Para poder tragarlo, se cortará en trozos pequeños y se tomará con una cucharada de miel. En el capítulo doce hay una fórmula de un remedio de ajo y limón, además de una fórmula para la sidra de fuego, que incluye ajo crudo.

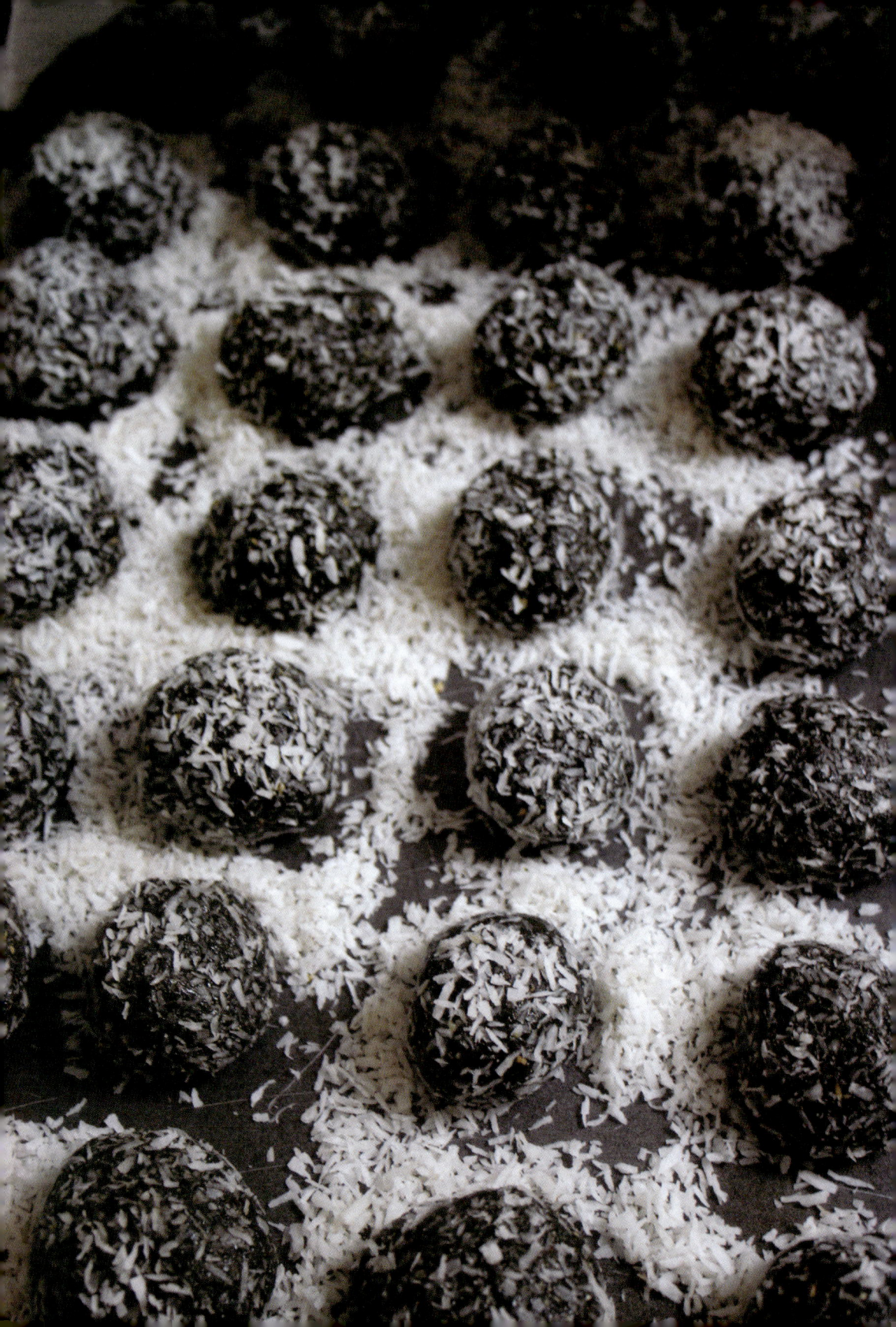

# CAPÍTULO CUATRO

# Las hierbas secas

## HIERBAS A GRANEL, CÁPSULAS Y COMPRIMIDOS

El secado es uno de los métodos más antiguos de preparar las hierbas para su almacenamiento y uso, y es fácil de hacer en casa. La mayor parte de las hierbas mantienen una potencia razonable después de secas, otras pierden potencia y la fuerza de otras pocas aumenta con el secado. A menudo se pulverizan, por lo que el material vegetal está más expuesto al aire, y esto provoca que se pierdan más componentes. Esto significa que las hierbas pulverizadas pierden su fuerza más rápidamente que cuando están cortadas y tamizadas o enteras. Los polvos se pueden emplear para preparar cápsulas o comprimidos, y tanto los polvos como las hierbas secas a granel se pueden utilizar para elaborar extractos y varias preparaciones de uso tópico.

## LA COMPRA DE HIERBAS SECAS

Cuando se compran hierbas a granel, se depende del proveedor para garantizar que la hierba haya sido identificada y recolectada correctamente. Hay que ser perspicaz para escoger a un buen proveedor de hierbas.

Nosotros preferimos las cultivadas orgánicamente o recogidas en la naturaleza. Las hierbas de cultivo orgánico han crecido sin pesticidas químicos, herbicidas o fertilizantes y las de recolección silvestre, si no han sido recolectadas cerca de carreteras o de granjas, tampoco tendrán estos productos químicos.

Utilizar hierbas cultivadas ayuda a la conservación de las plantas, porque de esa manera no se agotan las variedades silvestres. Por otra parte, las plantas que crecen en su hábitat natural pueden tener más fuerza que las cultivadas. Muchos de los compuestos medicinales que encontramos en las plantas se han producido en respuesta al estrés ambiental, de manera que aquellas que han crecido silvestres tienen concentraciones más elevadas de compuestos medicinales.

Las hierbas secas pueden estar enteras, tronchadas, cortadas y tamizadas o en polvo. Como hemos dicho con anterioridad, cuanta más superficie esté expuesta a la luz y al aire, tanto más rápidamente se deteriorarán. Preferiblemente mantendremos las hierbas enteras o cortadas hasta que tengamos que usarlas. Un molinillo de café podrá moler y pulverizar la mayor parte de las hierbas cortadas y tamizadas (con excepción de raíces muy duras y de cortezas), o también se puede utilizar una licuadora, como explicamos en el capítulo cinco.

## LOS PROBLEMAS DEL CONTROL DE CALIDAD

Cuando compramos hierbas, deberíamos tener en cuenta ciertos problemas de control de calidad. Comprar marcas baratas no es necesariamente un buen negocio. Hoy en día se adulteran incluso los productos naturales. Algunos contienen las especies vegetales equivocadas. Otros incluyen partes de plantas que no se consideran valiosas desde el punto de vista medicinal. Por consiguiente, compraremos a proveedores que aseguren que utilizan las especies correctas y las partes apropiadas.

Hay que asegurarse de que las plantas se han recolectado en el momento del año adecuado. La potencia también puede variar según el lugar donde crecieron.

Es asimismo importante que las hierbas se recojan de manera sostenible. Evitaremos las empresas que dan apoyo a recolectores que pongan en peligro especies de plantas medicinales.

La limpieza del material vegetal también es fundamental. La hierba ¿está libre de tierra y de insectos? ¿Está libre de pesticidas y herbicidas, metales pesados y demás contaminantes químicos? Esto es especialmente importante para las hierbas procedentes de países muy contaminados, como China. Recordemos que el hecho de que una hierba sea orgánica no significa que esté libre de tierra o insectos.

Estas son las razones por las que recomendamos que se compren productos vegetales, incluyendo las hierbas a granel, únicamente a proveedores serios.

## CÓMO USAR LAS HIERBAS SECAS

Las hierbas secas a granel se pueden usar de varios modos. Se pueden extractar, como comentamos en el capítulo cinco, o utilizar en aplicaciones tópicas, como se describe en el capítulo ocho. También se pueden preparar con ellas cápsulas y comprimidos, o hacer bolas de manteca de semilla secas con hierbas. Las siguientes son algunas de las formas de dosificación de las hierbas secas a granel.

### LAS CÁPSULAS

La industria de la fitoterapia recibió un gran empujón con la aparición de las cápsulas de hierbas. Las cápsulas son fáciles de ingerir, y hoy en día son una de las maneras más populares de tomar hierbas. Rara vez actúan tan rápidamente o con tanta efectividad como las infusiones y tinturas tradicionales, pero en el caso de algunas hierbas de mal sabor que se han de tomar en dosis elevadas, son muy convenientes.

Muchas cápsulas se elaboran con derivados animales (gelatina) y pueden no ser apropiadas para personas que siguen una dieta vegetariana estricta, pero hay un número creciente de productos preparados con cápsulas vegetales. La mayor parte de las empresas que encapsulan hierbas añaden materiales como el estearato de magnesio para lubrificar la maquinaria. En pequeñas cantidades, es inocuo para la mayoría de nosotros, pero quienes tengan un aparato digestivo sensible deberían evitarlo. Varias empresas, entre ellas Pure Encapsulations y Thorne, no utilizan estearato de magnesio.

Por poco más de treinta dólares se puede comprar una máquina casera para encapsular, o se puede encapsular a mano. Para hacerlo manualmente se necesitará un plato o una fuente plana, cápsulas vacías y la hierba en polvo que se quiere encapsular. Se coloca la hierba en polvo en el plato, se separan las dos mitades de la cápsula, se recoge el polvo con ellas y se vuelven a unir las dos mitades presionando. Deben guardarse en un lugar fresco, en un tarro o recipiente de vidrio oscuro.

Las distintas medidas de cápsulas contienen diferentes cantidades de hierbas pulverizadas, y las máquinas son más eficientes que el rellenado a mano. Una cápsula de la medida 00 rellenada a mano suele contener unos 200-250 mg de hierba en polvo. Rellenadas a máquina, esas mismas cápsulas normalmente contienen 45 mg de polvo.

## LOS COMPRIMIDOS

Antes de que las cápsulas se popularizaran, muchas hierbas se vendían como comprimidos o pastillas. Todavía se pueden encontrar pastillas de hierbas en el mercado. Tienen las mismas ventajas que las cápsulas, pero pueden ser más difíciles de digerir. Algunas contienen un aglutinante para mantener las hierbas compactas, y no siempre se indican sus ingredientes en las etiquetas.

Así pues, además de las hierbas en polvo, las pastillas contienen agentes de relleno, aglutinantes, fluidificantes y de desintegración. Los agentes de relleno sirven para que cada pastilla tenga exactamente la misma medida. Los aglutinantes son ingredientes que lo mantienen todo unido. A veces se usan vegetales pegajosos, como el olmo rojo y la goma de acacia, como aglutinantes. Los fluidificantes, como el estearato de magnesio, se añaden para que las hierbas pasen sin dificultad por los numerosos procesos de fabricación; aunque habitualmente es inocuo, se han dado casos de personas sensibles a este compuesto.

Los agentes de desintegración hacen que la pastilla se disuelva una vez que se encuentra en el aparato digestivo. Las féculas de maíz y de patata se usan habitualmente como agentes de desintegración. Los compuestos de celulosa hacen que el comprimido se desintegre a los quince minutos de estar en el aparato digestivo. En ocasiones se precisa una acidez estomacal apropiada para la asimilación.

Debido a su forma, olor y sabor, los comprimidos a menudo están recubiertos con una delgada capa de laca vegetal clara, una sustancia colorante codificada o un recubrimiento de azúcar.

Normalmente se preparan con maquinaria que trabaja a gran velocidad. No es práctico elaborarlas en casa, pero se pueden mezclar polvos vegetales de la misma manera que para hacer un bolo (ver el capítulo ocho) y conformar la mezcla en pequeñas bolitas redondas. A continuación se depositan sobre una superficie plana durante unos días para que se sequen y se endurezcan ligeramente. Estas píldoras de hierbas se pueden tragar como pastillas. Si se dejan secar bien, se podrán almacenar durante unas semanas en un recipiente hermético.

## BOLAS DE MANTEQUILLA DE NUECES Y HIERBAS

Las bolas de mantequilla de nueces y hierbas, popularizadas por la herbolaria Rosemary Gladstar, son una manera divertida de preparar hierbas tonificantes y nutritivas para tomar. Las bolas de hierbas permiten una dosificación más elevada de la que se puede conseguir con unas cuantas cápsulas o pastillas. Es también una manera deliciosa de preparar las hierbas para los niños.

16 onzas* de mantequilla de almendras, de cacahuetes u otro tipo de semilla
1½ taza de jarabe de arce o de miel
6-8 onzas de hierbas en polvo
½ taza de cacao en polvo
Nueces, pasas o coco en copos todo picado (opcional)

---

* Una onza equivale a 28,3495 gramos.

Se mezclan todos los ingredientes y se forman bolas. Se hacen rodar en el coco o en cacao en polvo para recubrirlas y que estén menos pegajosas.

Las hierbas tonificantes y adaptógenas, como la maca, el astrágalo, la *ashwagandha* (también conocida como *ginseng* indio), el *ginseng*, el eleuterococo, el regaliz, el *ginkgo biloba*, el espino blanco, el *reishi*, el *shiitake* y el codonopsis, funcionan bien con esta fórmula. También se pueden añadir especias vegetales, como cardamomo o jengibre, para aromatizar.

Para tener más ideas, se puede buscar «Rosemary Gladstar's Zoom Balls» en Internet o comprar su gran libro *Rosemary Gladstar's Herbal Recipes for Vibrant Health* [Las recetas a base de hierbas de Rosemary Gladstar para una salud espléndida].

## USO TÓPICO DE HIERBAS A GRANEL

Las hierbas se han de aplicar tan cerca de lo que queramos tratar como sea posible. Si tenemos un problema en el dedo gordo del pie, le pondremos consuelda justo encima. Esta sencilla idea es la base para tratar muchos problemas, y a menudo es más efectiva que tomar una hierba y esperar a que actúe de manera sistémica. Cuando las hierbas no funcionan, a menudo se trata de una aplicación incorrecta junto con una selección de hierbas no acertada.

Hay varios modos de aplicar las hierbas a los tejidos que las necesitan. Cataplasmas, emplastos, supositorios y más (comentaremos algunos en el capítulo ocho).

# USO DE HIERBAS MUCILAGINOSAS

Las hierbas muy mucilaginosas se utilizan mejor a granel. No funcionan bien bajo forma de extracto. Las fibras solubles en agua que contienen se llaman mucílago, que no se puede extractar ni en alcohol ni en vinagre ni en aceite. El mucílago es soluble en agua, pero la absorbe y se convierte en una masa escurridiza, viscosa, difícil de tragar. Así, aunque se puedan preparar pequeñas cantidades en infusión, jarabes y gliceritos, estas hierbas simplemente funcionan mejor tomadas directamente.

Hay tres hierbas populares que entran en esta categoría: el olmo rojo, el malvavisco y la cáscara de *psyllium*. El olmo rojo está en la lista de plantas en riesgo de desaparecer de la United Plant Savers, y el malvavisco es una alternativa barata y perfectamente intercambiable. Tomar el polvo a granel es la mejor manera de obtener los beneficios del malvavisco, porque una dosis efectiva es una cucharadita de postre colmada o más, difícil de obtener si se toma en cápsulas. Por suerte, su sabor suave y ligeramente dulce no es desagradable.

El malvavisco no se mezcla fácilmente con el agua, por lo que es más fácil mezclarlo con zumo en una batidora. Por ejemplo, se puede añadir una cucharadita de postre colmada a una taza de zumo de manzana o de naranja en la batidora para unirlo todo. Se puede beber enseguida antes de que el mucílago absorba el agua y convierta el líquido en una masa viscosa. Sin embargo, si se está intentando calmar un esófago irritado, es mejor dejar que la mezcla se vuelva gelatinosa antes de beberla.

El malvavisco se puede mezclar también con puré de manzana o cereales calientes, como la avena cocida.

Otra hierba que es mejor utilizar a granel es el *psyllium*, un laxante de bulto. La dosis terapéutica puede ir de un cuarto de cucharadita a dos cucharaditas colmadas. Esto hace que no sea práctico tomarlo en cápsulas. También es imposible preparar un extracto, por no ser el mucílago soluble ni en alcohol, ni en vinagre, ni en aceite ni en glicerina. El *psyllium* absorbe el agua rápidamente y se convierte en una masa viscosa, gelatinosa y nada atractiva.

La mejor manera de tomar el *psyllium* es mezclándolo en una taza de agua o zumo (el de manzana es el mejor). Se mezcla hasta que queda en suspensión y se bebe antes de que pueda convertirse en un gel. Cuando se toma *psyllium*, es conveniente empezar con una pequeña cantidad (entre un cuarto y media cucharadita), y luego ir subiendo hasta llegar a una o dos cucharaditas al día. El *psyllium* también se puede mezclar con otras hierbas (en el capítulo doce encontrarás instrucciones para preparar una mezcla suave de fibra).

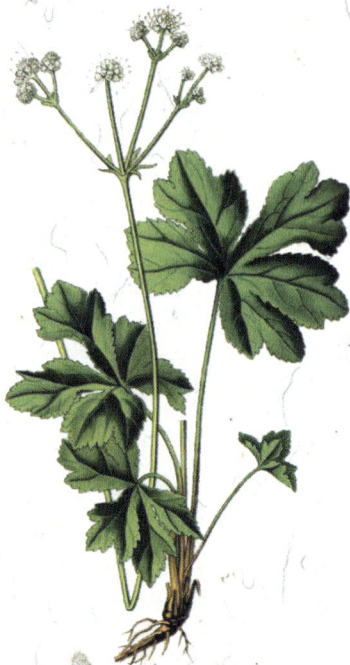

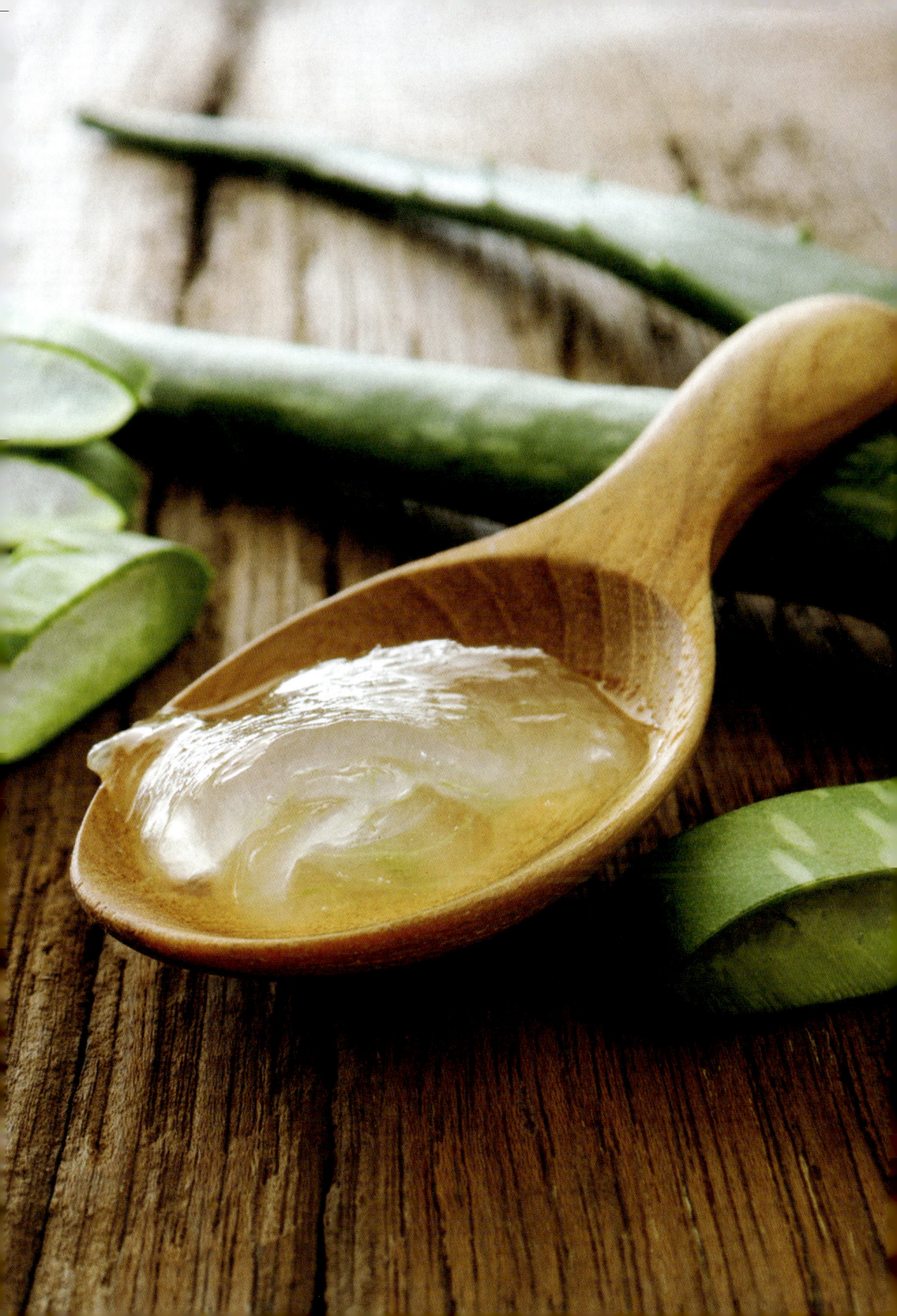

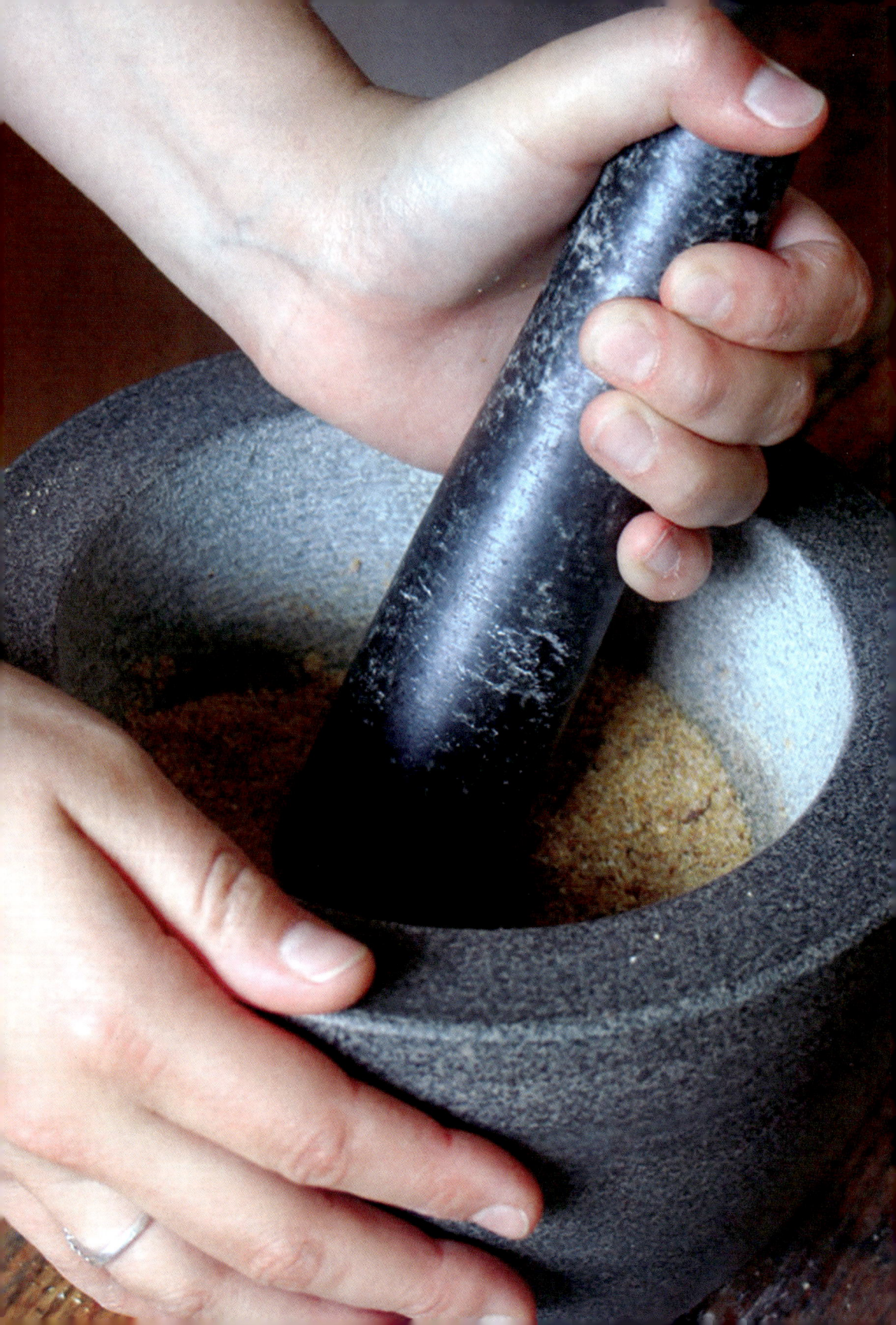

# CAPÍTULO CINCO

# Introducción a la extracción

## TÉRMINOS, EQUIPAMIENTO, DISOLVENTES Y CÁLCULOS

Este capítulo cubre los términos básicos asociados con la extracción de hierbas, el equipamiento necesario, cómo decidir qué disolvente se ha de utilizar y cómo determinar la potencia.

## LOS TÉRMINOS DE LA EXTRACCIÓN

El herbólogo tiene su propio lenguaje. Es el lenguaje de nuestro arte, y como muchas profesiones que usan una jerga, apela a la nostalgia y al amor por la rica historia de la herbología. Muchos de los términos que utilizamos en la fabricación de los remedios de hierbas se remontan a tiempos antiguos y forman parte de una rica herencia que nos enseña a transformar material vegetal bruto en medicinas naturales efectivas. Estos son algunos de los términos importantes que hay que conocer:

*Garbling:*[*] el proceso de eliminar los tallos, las partes enfermas y los insectos del material vegetal recién recolectado. Esto mejorará la calidad

---

[*] A pesar de que su etimología es confusa, se mantiene el término original en inglés porque no existe un término equivalente en castellano y porque es el que suele utilizarse en textos especializados para referirse a esta técnica.

del remedio que se va a preparar. Intentémoslo con un fondo de buena música y podríamos alcanzar ese estado mágico zen que parece mejorarlo todo.

**Disolvente:** el nombre científico de la sustancia que disuelve los sólidos o los mantiene en suspensión. Aunque muchos herbolarios limitan el nombre de «disolvente» a las extracciones alcohólicas, técnicamente cualquier cosa que se utilice como solución para extraer las hierbas es un disolvente, incluyendo el agua, el alcohol, la glicerina, el vinagre y los simples jarabes. Los disolventes se miden por volumen fluido. La decisión de utilizar unidades métricas (litros, mililitros), onzas fluidas o las medidas estadounidenses más habituales (tazas, pintas* o cuartos) es personal. Cada uno ha de decidir cuál le conviene más y utilizarla de manera regular y exclusiva.

**Bagazo:** la materia sólida (material vegetal) de la preparación, que se mezcla con el disolvente para la extracción. Terminado el proceso de extracción, al material vegetal se denomina bagazo agotado. El bagazo se mide a peso. Repetimos que se pueden usar diferentes unidades de medida, pero siempre hay que utilizar el mismo sistema para medir el bagazo y el disolvente.

**Solubilidad:** la capacidad del disolvente de extraer bajo forma líquida los distintos compuestos de la planta. La solubilidad depende de muchos factores, incluida la polaridad (carga eléctrica) de la sustancia, el pH, la temperatura y la presencia de otros compuestos en la planta. La solubilidad es difícil de determinar, pero contamos con la experiencia acumulada de otros herbolarios, además de algo de ciencia, para determinar cuáles son los disolventes mejores para unas plantas determinadas. De esto hablaremos con más detalle más adelante en este capítulo.

**Maceración:** una manera de hacer tinturas. Para macerar las hierbas se pone en remojo el bagazo en el disolvente durante un tiempo determinado que

---

* Una pinta equivale a 0,473176 litros.

varía de un proceso a otro. La maceración permite que el disolvente se sature con los componentes del bagazo.

**Recipiente de maceración:** un recipiente con cierre al vacío, habitualmente de vidrio, pero a veces de acero inoxidable, que se emplea en el proceso de maceración. Los tarros de vidrio para conservas son utilizados normalmente por los fabricantes caseros de remedios. Hay una gran variedad de tamaños (un cuarto de litro, medio litro, un litro e incluso dos litros) y son relativamente baratos. Si se usan tarros con tapa de metal, se colocará una capa de papel pergamino entre la tapa y el tarro, para evitar que el extracto interactúe con el metal de la tapa. Algunos disolventes pueden causar la corrosión del metal, lo cual afectaría al extracto negativamente.

**Sucusión:** término homeopático que significa agitación. Los extractos de maceración se someten a *sucusión* para asegurar un contacto pleno entre las hierbas y el disolvente. En la maceración de hierbas secas, se trata de una parte esencial del proceso. La agitación remueve las partículas que se acumulan al fondo del recipiente y las vuelve a poner en contacto con el disolvente. La *sucusión* en general no es necesaria cuando se maceran hierbas frescas. El alcohol de alta graduación utilizado en las preparaciones con plantas frescas deshidrata las células vegetales, extrae todos los elementos de la planta y los trasvasa a la solución.

**Decantación:** proceso de verter el disolvente de un recipiente a otro, a menudo a través de un tejido o papel filtrante, sin movilizar el sedimento que se encuentra en el fondo del recipiente.

**Precipitación:** se da cuando partículas sólidas pasan de la solución a una tintura o extracto. Esto sucede habitualmente cuando una tintura no se ha filtrado correctamente, o cuando el extracto está expuesto a la luz o a cambios drásticos de temperatura. La precipitación se produce en la mayor parte de las tinturas a medida que envejecen, pero si se ha preparado la tintura o el extracto correctamente, esto no debería suceder durante muchos años. Una precipitación suave se puede arreglar decantando la tintura a un recipiente limpio. Si se da una precipitación masiva junto con un cambio de color o de sabor, es el momento de descartar la tintura y empezar de nuevo.

## EQUIPAMIENTO PARA ELABORAR REMEDIOS

Para elaborar medicinas con hierbas, se necesita cierto equipamiento. Estos son los utensilios que recomendamos:

**Tarros:** si por fin te decides a elaborar remedios, necesitarás tarros, infinidad de tarros. Servirá un buen surtido de tarros de vidrio de un cuarto, de medio litro y de un litro, eso es todo lo que necesitas para tu botiquín casero. Si el objetivo es abastecer una consulta de fitoterapia, es conveniente hacerse con tarros de dos litros. Los tarros de encurtidos de cuatro litros van muy bien para grandes cantidades de tintura. Ya no se fabrican, pero ocasionalmente se pueden encontrar en eBay.

**Espátulas de goma:** deben ser de varias medidas y servirán para sacar hasta la última gota de medicina de los tarros.

**Mortero:** aunque parezca una herramienta anticuada, un mortero todavía resulta útil para fabricar remedios. La mayoría de los morteros pequeños de mármol son apropiados para hacer pruebas o para pulverizar pequeñas cantidades de resina, como la mirra. Se pueden utilizar morteros más grandes para pulverizar lotes de concentrados de infusiones (también son útiles para pulverizar especias para la cocina). Si se han de pulverizar a mano raíces y cortezas, es mejor un mortero cilíndrico y alto.

Cada herbolario debería pulverizar medio kilo de raíz de bardana en un mortero por lo menos una vez en su vida, sencillamente para tener esa experiencia. Bueno, quizá no medio kilo, pero vale la pena aprender cómo usar la mano de un mortero para pulverizar pequeñas cantidades de hierbas como parte de la experiencia de elaborar nuestros propios remedios.

**Molinillo de café:** es el mejor amigo de un herbolario cuando se trata de pulverizar hierbas. Se puede comprar nuevo o a precio bajo en almacenes de segunda mano. Tienes que ser muy cuidadoso cuando lo uses, e incluso en ese caso se suele estropear pronto, pero eso es mejor que gastarse miles de dólares en un molinillo de hierbas comercial.

**Licuadora (vitamix):** Una licuadora con cuchilla para ingredientes secos es incluso mejor que un molinillo de café. La licuadora de velocidad regulable está en circulación desde 1995, y aunque el aspecto cambie cada tantos años, el motor sigue siendo el mismo. El vaso con cuchilla para ingredientes secos lo tritura rápidamente todo menos las raíces más duras. Las licuadoras antiguas, con vasos de metal, pueden moler raíces duras, pero no pulverizan tan bien como los modelos que llevan un vaso con cuchilla para secos. Los modelos antiguos son maravillosos para preparar extractos de plantas frescas. En un momento se puede poner el material vegetal y el alcohol en la licuadora, dejarlo funcionando una hora y producir una tintura aceptable (la agitación constante acelera el proceso de maceración, y el calor del motor produce un extracto caliente de etanol). Los nuevos modelos de Vitamix tienen vasos de policarbonato que tienden a rayarse con las hierbas duras. Necesitaremos por tanto reservar un vaso para moler hierbas y otro para los alimentos.

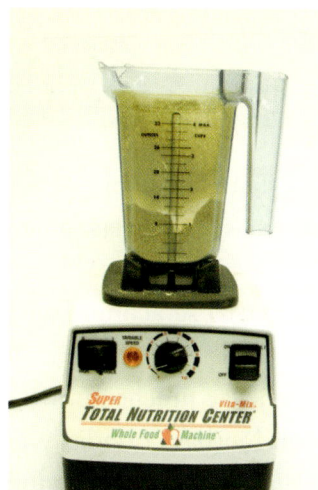

Tanto los modelos más nuevos como los más antiguos se pueden encontrar en eBay por entre sesenta y ciento cincuenta dólares. Hubo un tiempo en que los recipientes de metal se fabricaban sin el caño para el jugo, pero ahora son imposibles de localizar. Hay que desmontar y limpiar el caño después del uso para evitar una contaminación cruzada de las hierbas.

**Coladores y filtros:** deben ser de varias medidas, y son esenciales para fabricar buenos remedios. En Amazon puedes encontrar un colador de acero

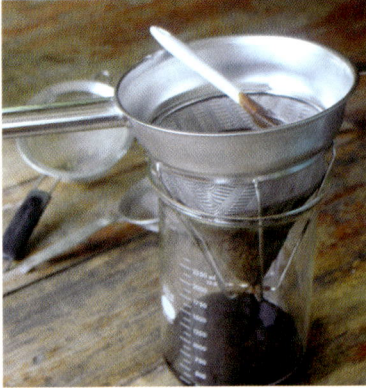

inoxidable de ocho pulgadas marca Winco por veintitrés dólares. Después de un tamizado inicial con un colador de malla fina, se vierte la tintura en un filtro o dos de café de papel no blanqueado. No hay que utilizar filtros cónicos con el fondo encolado (la cola podría ser soluble en alcohol de alta graduación). Se colocan los filtros de café, o los filtros de papel de laboratorio si es necesario, en el colador de cono para filtrar.

También se puede filtrar con bolsas de filtro para pintura, disponibles en muchas ferreterías, o con bolsas de té de muselina. En ambos casos se cuelga la bolsa de la boca de un tarro de conservas. La goma de la tapa hermética del tarro se acomodará bien sobre la bolsa para mantenerla en su sitio. Los filtros de café de malla dorada extrafina también son excelentes, y se pueden reutilizar mucho más tiempo que los de algodón. Los extractos elaborados con hierbas cortadas y tamizadas se pueden filtrar utilizando varias capas de estopilla natural, algodón orgánico o tela de franela que no hayan sido blanqueados con lejía. No se han de utilizar filtros de acero inoxidable o dorados para tamizar hierbas resinosas. Es extremadamente difícil limpiar un filtro de malla metálica después de haberlo empleado para filtrar la goma de la *boswellia*.

**Cuencos para mezclar:** es esencial disponer de una serie de cuencos de acero inoxidable o de vidrio de varias medidas. Preferimos los de acero inoxidable, pero en una emergencia también pueden servir los de plástico.

**Prensa para hierbas:** el herbolario principiante, o el que hace remedios caseros, no necesita una prensa para hierbas, pero quien dedica mucho tiempo a elaborar remedios se cansará de estrujarlas a mano, algo que requiere mucho esfuerzo y es poco efectivo, además de dejar una gran cantidad de producto en el bagazo.

Un pasapurés es una buena prensa para hierbas para empezar, y es mucho más barato que la mayor parte de las prensas para hierbas. Se trabajará con lotes bastante pequeños para evitar esfuerzos excesivos y enfados. Nosotros utilizamos el pasapurés Norpro 460 Deluxe de aluminio de fundición. Entre los dos solo hemos roto uno después de años de uso, y eso bien justifica los treinta dólares que nos costó.

Si hemos de prensar lotes de hierbas de más de un litro, y nos lo podemos permitir, es preferible comprar una buena prensa hidráulica o de tornillo. Una de las mejores prensas para hierbas es un embutidor de salchichas Enterprise de 1890, una prensa para vino o una prensa para sidra. El embutidor es más efectivo que la mayor parte de las prensas para hierbas disponibles en el mercado y tiene realmente muy buen aspecto. El nombre Enterprise ha cambiado a Chop-Rite, y la empresa sigue fabricando piezas de recambio para los modelos antiguos. Se pueden comprar en eBay por precios que oscilan entre los ciento cincuenta y los trescientos dólares, y también se encuentran en mercadillos de segunda mano por mucho menos.

Si sabemos soldar, podemos modificar una prensa hidráulica de cojinetes de una tonelada y convertirla en una prensa para hierbas por menos de doscientos dólares. Esto es mucho más barato que las prensas hidráulicas para hierbas comerciales, que cuestan varios miles de dólares. Las prensas hidráulicas grandes no son efectivas para lotes de menos de diecinueve litros.

**Balanza:** se necesita una balanza que pese en gramos además de onzas y libras.[*] Para el herbolario medio una balanza de cocina de unos veinte dólares comprada en un establecimiento al por menor ofrecerá toda la precisión que se necesita. Para ser más exactos, conviene adquirir una balanza de triple brazo con un recipiente grande, o un *tester* de 100 g para estar seguros de que la balanza está equilibrada.

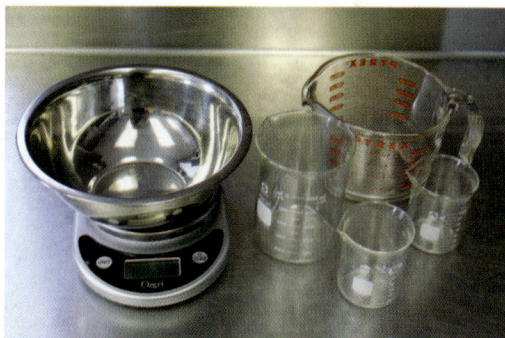

_____

[*] Una libra equivale a 453,592 gramos.

**Termómetro digital:** ayuda a controlar las temperaturas de los extractos en aceite o cuando se quiere eliminar el alcohol de los extractos de glicerina. Si hay presupuesto, compraremos un termómetro de infrarrojos; si no, también servirá un termómetro digital para confitería.

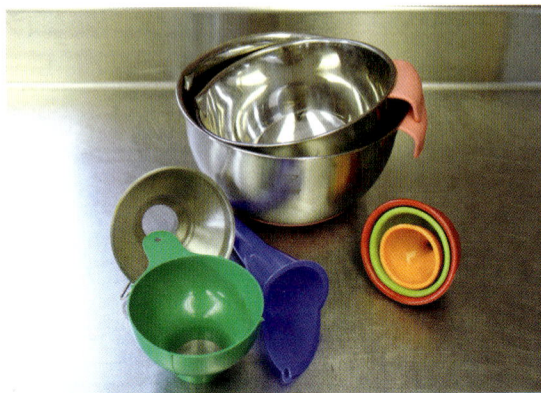

**Tazas medidoras:** serán útiles para preparar extractos de peso/volumen. Los cilindros graduados van muy bien cuando se necesitan mediciones exactas. Los de vidrio se ven bien en los aparadores, pero la primera vez que rompamos un cilindro de pírex de cuarenta dólares, preferiremos comprar unos baratos de polipropileno (el disolvente solo está en contacto con el plástico momentáneamente). Por menos de treinta y cinco dólares se puede conseguir, en Amazon o en una tienda de artículos para laboratorio, un juego de siete piezas de polipropileno con cilindros que van desde 10 hasta 1.000 ml.

**Embudos:** de varias medidas, sirven para pasar los extractos líquidos y los polvos de un recipiente a otro. Los embudos para enlatar van muy bien, y se puede mirar en la tienda local de artículos para automóvil o para la cocina para encontrar una mayor variedad de medidas.

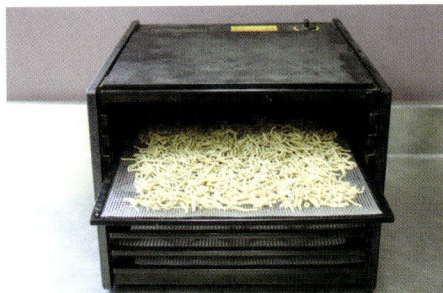

**Deshidratador:** aunque no es esencial, un deshidratador es una herramienta útil para un herbolario. Los deshidratadores secan rápidamente pequeños lotes de hierbas, y se pueden utilizar para deshidratar los extractos que emplearemos en concentrados para infusión y extractos de fluidos. Es también una muy buena inversión para preparar aperitivos deshidratados como las galletitas saladas de linaza, las tiras de fruta, los *chips* de kale o la cecina.

Un deshidratador horizontal, como el de la foto, es un buen utensilio para nuestro laboratorio, pero incluso un deshidratador vertical barato es mejor que no tener nada. (Un calentador de ambiente y un ventilador no son tan efectivos).

## CÓMO ESCOGER UN DISOLVENTE Y UN MÉTODO DE EXTRACCIÓN

A lo largo de la historia, especialmente a partir de 1600, los herbolarios, los alquimistas y los médicos han estado experimentando con varios métodos para extractar hierbas. Uno de los grandes pioneros de esta ciencia fue John Uri Lloyd (1849-1936), considerado como el mejor farmacéutico de su tiempo y el fabricante de los extractos herbarios de mayor calidad de la historia. Lloyd trataba cada planta de manera distinta, utilizando hasta ocho disolventes para una misma planta a fin de extraer lo que él consideraba su esencia.

Cada disolvente es especialmente efectivo para la extracción de determinados compuestos. El agua es un mal disolvente para las resinas, pero es muy bueno para los carbohidratos; el alcohol es excelente para muchos compuestos medicinales, pero no resulta útil para los mucílagos, y la glicerina sola (sin calor y sin agua) es un mal disolvente para la mayor parte de los compuestos, excepto para los aceites volátiles. El aceite y la grasa se pueden utilizar como disolventes para preparar extractos, pero estos normalmente son solo para uso externo. El vapor y el dióxido de carbono se utilizan para extraer los aceites esenciales.

En la fabricación comercial y en las extracciones caseras a menudo se usan mezclas de disolventes (agua, alcohol, glicerina o vinagre). Los extractos estandarizados pueden requerir el uso de disolventes químicos para concentrar compuestos específicos, pero esto no es necesario para productos herbarios caseros.

Algunas moléculas, como el agua, están polarizadas. Esto significa que, lo mismo que un imán tiene un polo norte y un polo sur, la molécula presenta una región cargada positivamente y una cargada negativamente. Esto significa que las moléculas polarizadas pueden adherirse tanto a elementos con carga positiva como a elementos con carga negativa. El agua está altamente polarizada, y esta es la razón por la cual es un disolvente casi universal. Por otra parte, una molécula no polarizada será más neutra eléctricamente y por consiguiente un disolvente menos efectivo.

Aunque el agua es el disolvente más polarizado, la glicerina y el alcohol también lo son; este último se puede utilizar para extraer compuestos polarizados cuando el porcentaje de alcohol en el agua es bajo. Un contenido más elevado de alcohol es mejor para extraer compuestos no polarizados. Las grasas y los aceites son disolventes no polarizados.

Los compuestos que se extraen mejor usando agua, glicerina o porcentajes bajos de alcohol incluyen los carbohidratos (azúcares y almidones), los mucílagos y las gomas, la mayor parte de los glucósidos y las vitaminas solubles en agua. Algunos alcaloides se pueden extraer con sustancias polarizadas. El aceite y el alcohol de alta graduación son mejores para extraer aceites esenciales, terpenos, carotenoides, vitaminas liposolubles, lípidos, resinas y la mayor parte de los alcaloides.

En el capítulo trece te mostramos numerosas hierbas con sugerencias de preparación. La tabla 2 proporciona una guía básica para el mejor método de extracción para las principales categorías de hierbas. Los compuestos principales de cada categoría están indicados entre paréntesis.

## CONCENTRACIÓN

Cuando se extracta cualquier hierba, hay una consideración crítica que es necesario tener en cuenta, y es decidir la proporción entre liquido y hierbas. Esta proporción depende de lo potente que deseemos que sea la preparación. El método comúnmente aceptado para estandarizar la potencia de una fórmula es calcular la proporción de la cantidad de hierba con respecto a la

| Hierbas | Disolvente | | | | |
|---|---|---|---|---|---|
| | Agua | Alcohol | Glicerina | Vinagre | Aceite |
| Hierbas aromáticas (aceites esenciales) | Regular | Bueno | Excelente | Bueno | Excelente |
| Hierbas picantes (alcamidas) | Regular | Excelente | Excelente | Bueno | Excelente |
| Hierbas picantes o resinosas (resinas) | Malo | Excelente | Regular a bueno | Malo | Excelente |
| Amargas aromáticas (lactonas sesquiterpénicas y triterpénicas) | Bueno | Excelente | Regular a bueno | Malo | Malo |
| Amargas (diterpenos, glucósidos) simples (no alcaloideas) | Bueno | Excelente | Regular a bueno | Malo | Malo |
| Amargas alcaloideas (alcaloides) | Bueno | Bueno | Regular a bueno | Bueno | Malo |
| Hierbas acres (resinas, alcaloides) | Bueno | Excelente | Bueno | Regular | Malo |
| Hierbas astringentes (taninos) | Bueno | Regular | Excelente | Regular | Regular |
| Hierbas saladas (minerales) | Excelente | Malo | Regular | Malo a regular | Malo |
| Hierbas dulces o tónicas (polisacáridos, saponinas, glucósidos) | Excelente | Bueno | Bueno | Malo | Malo |
| Hierbas emolientes (mucílagos y gomas) | Bueno | Malo | Regular | Malo | Regular |
| Hierbas ácidas (ácidos orgánicos) | Bueno | Bueno | Excelente | Regular | Malo |
| Hierbas oleosas (aceites) | Malo | Regular | Regular | Malo | Excelente |

TABLA 2  Categorías básicas de hierbas y los disolventes más apropiados

cantidad de disolvente. En primer lugar se indica la cantidad de hierba y en segundo lugar la cantidad de líquido (1:5).

Las cantidades siempre se miden por peso, no por volumen, ya que el peso de los distintos disolventes es diferente. Cuando se mide el agua, el peso y el volumen son muy parecidos. Una onza fluida* de agua pesa alrededor de una onza. Dieciséis onzas fluidas de agua (que equivalen a una pinta o dos tazas en volumen) pesan alrededor de una libra (dieciséis onzas de peso). Lo mismo puede decirse de las medidas métricas. Un litro de agua pesa un kilo, y cien mililitros de agua pesan alrededor de cien gramos. El peso exacto del agua depende de su temperatura y de otros factores, pero para las preparaciones caseras esas diferencias no son críticas.

Como se muestra en la tabla 3, el alcohol guarda la misma relación peso/volumen que el agua, pero otros medios de extracción, como el vinagre, la glicerina y el aceite, no. Sin embargo, estas diferencias no son tan grandes como para que no se puedan medir los líquidos por volumen.

| Disolvente | Peso por galón** | Peso de 1 litro | Peso de 1 pinta |
|---|---|---|---|
| Agua | 8 lb (128 onzas fl. o 16 tazas) | 2 lb (32 onzas fl. o 4 tazas) | 1 lb (16 onzas fl. o 2 tazas) |
| Alcohol | 8 lb (128 onzas fl.) | 2 lb (32 onzas fl.) | 1 lb (16 onzas fl.) |
| Vinagre | 8,4 lb | 2,1 lb | 1,05 lb |
| Glicerina | 10,5 lb | 2,51 lb | 1,25 lb |
| Aceite de oliva | 7,6 lb | 1,9 lb | 0,95 lb |

TABLA 3 **Pesos de distintos disolventes**

La mayor parte de las preparaciones caseras tienen una potencia de entre 1:2 y 1:10. La tabla 4 muestra la cantidad de disolvente necesario para una potencia de 1:8 con distintas cantidades de hierbas.

---

* Una onza fluida equivale a 29,5735 mililitros.
** Un galón equivale a 3,7854 litros.

| Cantidad de hierba | Cantidad de disolvente |
| --- | --- |
| 1 onza | 8 onzas (1 taza) |
| 1 libra | 8 libras (1 galón) |
| 100 kg | 800 litros |
| 1 kg | 8 litros |

TABLA 4  **Proporción 1:8 de extracción peso/volumen**

La fuerza del extracto depende en parte de la densidad de la hierba que vamos a extractar. En general en casa es fácil elaborar un extracto de 1:4 o 1:5 con piezas pesadas de corteza o de raíz. Cuando se prepara una maceración con material vegetal fresco más ligero, como el eneldo o las flores de manzanilla, lo más probable es que el resultado acabe siendo un extracto 1:8 o incluso 1:10, a no ser que realmente se comprima mucho el material vegetal en el tarro. La tabla 5 muestra algunas potencias estándar.

Las proporciones son importantes para determinar la dosificación. Un extracto 1:2 será cuatro veces más fuerte que un extracto 1:8, lo que significa que habrá que tomar cuatro veces más del extracto 1:8 para obtener los mismos resultados que si se tomara el extracto 1:2. En el capítulo once se habla más a fondo de las dosificaciones.

Estas pautas se basan en la suposición de que se extraigan todos los principios activos del material vegetal, pero las plantas varían mucho en su composición química. Las silvestres y las recolectadas mientras se encuentran bajo estrés ambiental tienden a ser químicamente más activas que las cultivadas. Algunos componentes vegetales de la misma planta pueden variar hasta un 10.000% en un periodo de dos semanas. Nosotros recomendamos aplicar la proporción peso/volumen para ayudar a determinar la potencia, pero también sugerimos probar las tinturas y los extractos y compararlos con lotes anteriores o con extractos comerciales o de otros herbolarios. Debe valorarse el sabor, el olor, la textura y el aspecto visual de cada preparación para determinar su potencia.

| Potencia | Onzas de hierba por cada litro de disolvente | Fuerza |
|:---:|:---:|:---:|
| 1:2 | 16 | Muy fuerte |
| 1:4 | 8 | Fuerte |
| 1:5 | 6,4 | Estándar |
| 1:6 | 5,2 | Suave |
| 1:10 | 1,6 | Muy suave, usada con frecuencia para vegetales tóxicos |

TABLA 5  **Proporciones estándar peso/volumen**

## TRABAJANDO CON ALCOHOL

Hay hierbas que se extractan mejor con diferentes porcentajes de alcohol. La graduación es la medida del porcentaje de alcohol en una solución alcohólica, y es el doble del porcentaje de alcohol: una graduación de 80 representa el 40% de alcohol, y una graduación de 160 representa el 80% de alcohol.

La mayor parte de las tinturas caseras se preparan con una solución débil del 40% de alcohol, como el *brandy*. Sin embargo, algunas hierbas necesitan un mayor contenido de alcohol para su extracción. Una solución de fuerza moderada puede requerir un 60% de alcohol, y una solución fuerte, un 80%.

La solución más fuerte que se puede conseguir en general es el alcohol de grano[*] (la marca Everclear es la más fácil de conseguir), que normalmente tiene una graduación de 190, es decir, un 95% de alcohol. Se pueden comprar grandes cantidades (55 galones) de alcohol orgánico de caña o de uva, a aproximadamente el mismo precio que el de Everclear. Puede ser interesante ponerse de acuerdo con otros herbolarios y compartir pedidos. El alcohol orgánico de caña o de uva tiene un sabor más suave y una acción más agradable que el alcohol de grano.

Excepto para elaborar un extracto de plantas frescas, el alcohol al 95% ha de ser diluido para alcanzar la concentración deseada. Si se tiene alcohol

---

[*]  Se trata del alcohol etílico (N. de la T.).

al 95% y se necesita al 40%, se ponen cuarenta partes de alcohol en un recipiente y se añade suficiente agua para hacer noventa y cinco partes (una parte puede ser cualquier unidad de medida de líquidos que se escoja, por ejemplo una onza fluida). Para diluir alcohol de 95% al 60%, se ponen sesenta partes de alcohol en un recipiente y se añade suficiente agua para hacer noventa y cinco partes. Las tablas 6, 7 y 8 te ayudarán con las conversiones.

Ahora que hemos acabado con todos los temas técnicos, podemos pasar a la parte divertida: hacer nuestros propios extractos de plantas.

| Graduación de alcohol | 95% (grad. 190) | 90% (grad. 180) | 80% (grad. 160) |
|---|---|---|---|
| Cantidad de alcohol | 40 ml u onza fl | 40 ml u onza fl | 40 ml u onza fl |
| Cantidad de agua que se añade | 55 ml u onza fl | 50 ml u onza fl | 40 ml u onza fl |
| Cantidad total de solución | 95 ml u onza fl | 90 ml u onza fl | 80 ml u onza fl |

TABLA 6  Solución suave (alcohol al 40%)

| Graduación de alcohol | 95% (grad. 190) | 90% (grad. 180) | 80% (grad. 160) |
|---|---|---|---|
| Cantidad de alcohol | 60 ml u onza fl | 60 ml u onza fl | 60 ml u onza fl |
| Cantidad de agua que se añade | 35 ml u onza fl | 30 ml u onza fl | 20 ml u onza fl |
| Cantidad total de solución | 95 ml u onza fl | 90 ml u onza fl | 80 ml u onza fl |

TABLA 7  Solución media (alcohol al 60%)

| Graduación de alcohol | 95% (grad. 190) | 90% (grad. 180) | 80% (grad. 160) |
|---|---|---|---|
| Cantidad de alcohol | 80 ml u onza fl | 80 ml u onza fl | 80 ml u onza fl |
| Cantidad de agua que se añade | 15 ml u onza fl. | 10 ml u onza fl | nada |
| Cantidad total de solución | 95 ml u onza fl | 90 ml u onza fl | 80 ml u onza fl |

TABLA 8  Solución fuerte (alcohol al 80%)

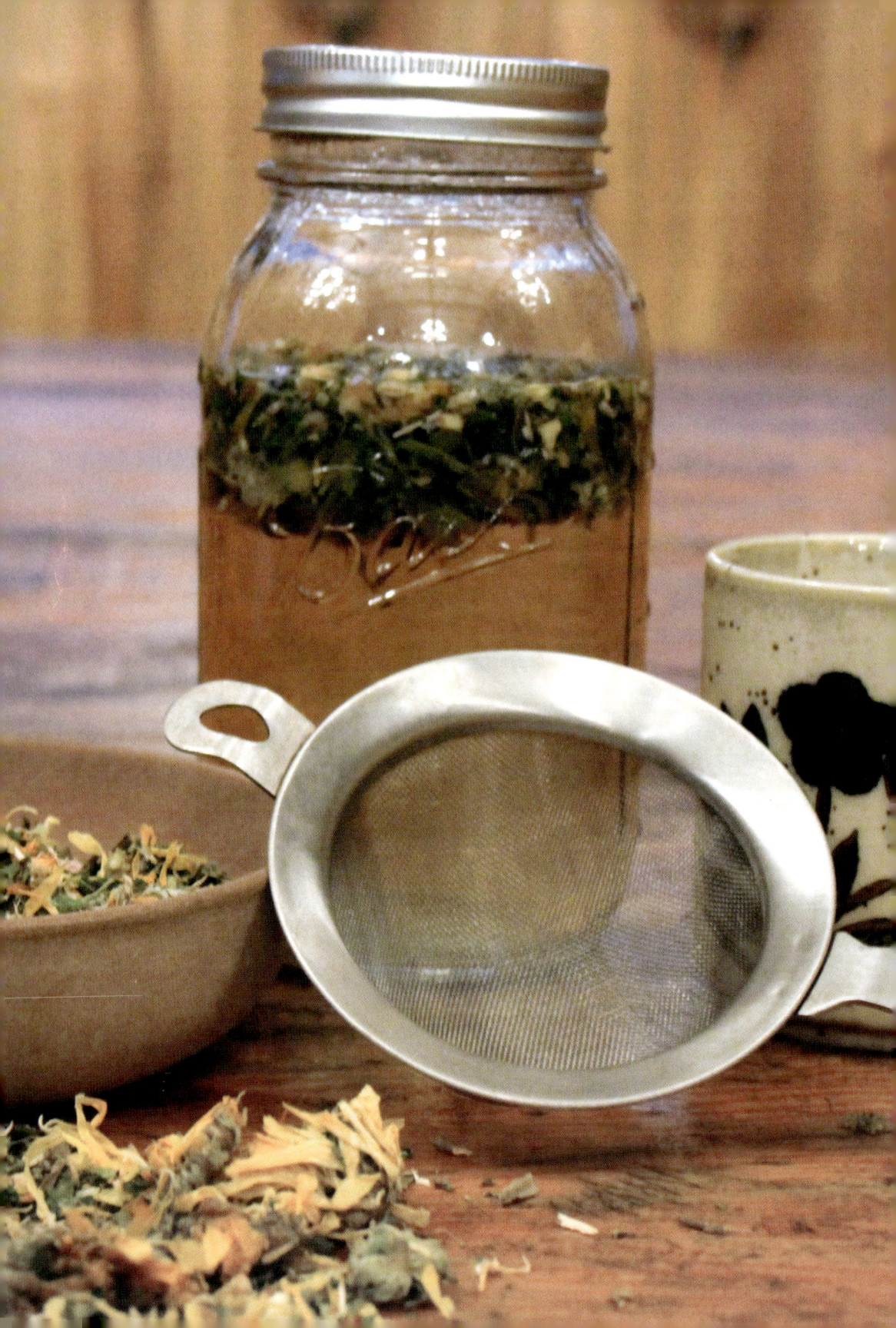

# CAPÍTULO SEIS

# Como preparar extractos básicos

## EXTRACCIÓN DE HIERBAS EN AGUA, ALCOHOL, GLICERINA Y VINAGRE

Preparar los propios extractos de hierbas es divertido y educativo. El proceso de la extracción nos enseñará muchas cosas sobre las distintas especies y nos ayudará a comprender cómo utilizarlas mejor. Aprenderemos a utilizar nuestros sentidos para descubrir los efectos que las hierbas tienen sobre el cuerpo, especialmente si durante el proceso probamos nuestra creación (como hace un buen cocinero con la comida).

La clave para elaborar buenos extractos consiste en empezar con un buen material vegetal. No es necesario comenzar con plantas frescas para hacer extractos de calidad superior, pero no se pueden elaborar extractos excelentes con una bolsa de hierbas importadas, secas, baratas y que lleven cinco años envasadas. Hay que recurrir solamente a proveedores de confianza, o acudir a herbolarios independientes que venden o intercambian plantas de su región cultivadas o recogidas en el campo.

En cuanto se dispone del material vegetal necesario, este se puede convertir en extractos líquidos utilizando diversos disolventes y métodos de extracción.

# LAS EXTRACCIONES A BASE DE AGUA

La extracción a base de agua es el método más antiguo y más básico para los remedios con plantas medicinales.

## LAS INFUSIONES

Las infusiones, a veces llamadas tisanas, son baratas, fáciles, rápidas de preparar y efectivas, por lo que son un buen inicio para aprender el uso de los remedios de hierbas. Una infusión caliente o fría se puede hacer con hierbas frescas, secas o en polvo.

Son una manera agradable de tomar algunas hierbas, aunque menos atractiva cuando la hierba tiene un aroma desagradable. Muchos compuestos, especialmente los principios más amargos y astringentes, no pasan al agua de una simple infusión sino que necesitan ser extractados con infusiones más potentes o decocciones. Los principios aromáticos se pierden si el recipiente permanece descubierto mientras las hierbas están en infusión.

Las infusiones se utilizan para aplicaciones tópicas como enjuagues, compresas y baños de pies. Una infusión puede tener un solo ingrediente o varios. Se puede tomar caliente o fría, inhalada como vapor, utilizada para perfumar una almohada o disfrutar de ella en un baño.

### La infusión caliente

Las infusiones calientes son preferibles para hojas y flores cuyas propiedades medicinales, incluyendo las vitaminas y los aceites volátiles, pasan con facilidad al agua. Para preparar una infusión caliente, se vierte agua hirviendo (se hace hervir el agua, se apaga el fuego y se espera treinta segundos) sobre la hierba y se tapa el recipiente. Se utiliza un bote para conservas, un cazo con tapa o una tetera de porcelana, de vidrio o esmaltada, y el agua más pura que se pueda conseguir. Se deja reposar la infusión un mínimo de quince minutos, según la fuerza deseada (esto lo veremos más adelante) y finalmente se cuela en una taza. Se bebe tibia o fría, pero se toma caliente si tenemos un resfriado o tos. Las infusiones se pueden endulzar con miel o azúcar no refinado y también aromatizar con hierbas como la hierbaluisa o la hierbabuena.

Las infusiones se han de hacer frescas cada día, aunque la que haya sobrado se puede conservar hasta tres días en la nevera.

El agua con un elevado contenido en cal (agua muy dura) puede impedir la extracción de los compuestos activos. Añadir unas gotas de vinagre o de zumo de limón facilitará la extracción de los amargos alcaloideos, por ejemplo en las plantas que contienen berberina o minerales como el calcio.

Algunas hierbas ocupan más espacio que otras y se han de prensar en el recipiente para la infusión. Cuanta más superficie esté expuesta, más potente será la infusión, de manera que no hay que tener miedo de triturar finamente la hierba o incluso pulverizarla antes de preparar la infusión.

La mayor parte de la gente deja las hierbas en infusión unos pocos minutos. Esto no es suficiente cuando se utilizan las plantas como medicina. A continuación daremos los distintos tiempos de infusión según la potencia requerida:

**Infusión suave:** se utilizarán 15 g de hierba por cada litro de agua, o 0,5 onza por 1 litro. El tiempo de infusión varía según qué parte de la planta se esté utilizando. Las hojas se dejarán una hora, las flores treinta minutos, las semillas machacadas quince minutos y la corteza y las raíces cuatro horas.

**Infusión estándar:** se dejan 30 g de hierba en 1 l de agua caliente (o 1 onza por un 1/4 de galón), durante treinta-sesenta minutos. Se cuela, presionando la hierba todo lo posible para sacarle todo el jugo, y se bebe. Se ha de utilizar en el curso del día. Si se bebe menos de 1 l de infusión al día, deben reducirse las cantidades: 15 g de hierba para 0,5 l de agua (0,5 onza para 1 pinta).

Esta infusión medicinal representa un gramo de hierba por cada onza de infusión, y es mucho más fuerte que la infusión normal. En la mayoría de los casos, la dosis requerida es muy inferior a una taza entera, lo cual es maravilloso para las infusiones de sabor desagradable.

**Infusión fuerte:** se prepara una infusión estándar y se deja reposar durante ocho horas.

### La infusión fría

La infusión fría es preferible para las hierbas con componentes muy volátiles o que el calor puede dañar. Se dejan 15 g de hierba en 1 l de agua fría (0,5 onza por 1/4 de galón) durante ocho-doce horas. Se cuela y se bebe. Cada día debe elaborarse una infusión nueva.

## LAS DECOCCIONES

Cuando la planta medicinal es dura, como en el caso de cortezas, raíces, rizomas, semillas, frutos secos o ramas leñosas, hay que utilizar el método de la decocción para extraer sus componentes. Las partes verdes de las plantas se preparan en decocción si lo que se quiere es extraer las sales minerales. Una decocción es como una infusión, solo que la hierba hierve en el agua hasta que una parte del líquido se evapora. Al hervir se evaporan también los principios volátiles, de manera que el método de la decocción no es una buena técnica para las hierbas aromáticas.

Como las infusiones, las decocciones pueden contener un ingrediente o varios. Se pueden tomar calientes o frías, o aplicar externamente. Las decocciones se harán nuevas cada día, aunque la cantidad no utilizada se puede conservar hasta tres días en la nevera.

### La decocción estándar

Se ponen 30 g de hierba en 1 l de agua (1 onza para 1/4 de galón) en un cazo, se tapa y se hierve a fuego bajo durante diez-veinte minutos. Se apaga el fuego y se deja reposar durante una hora.

### La decocción fuerte

Se ponen 30 g de hierba en 1 l de agua (1 onza para 1/4 de galón) en un cazo, se tapa y se hierve a fuego bajo hasta que el agua se haya reducido a la mitad.

### Decocción sureña

Se ponen 30 g de hierba en 2 l de agua (1 onza para 1/2 galón) en un cazo. Se hierve a fuego bajo durante cuatro horas o más, hasta que quede 0,5 l de líquido (cerca de 1 pinta).

Este proceso deja que escapen la mayor parte de los aceites volátiles, mientras extrae más sales minerales. Esto da como resultado una infusión con una acción medicinal distinta de las infusiones estándar.

## LOS JARABES (ELECTUARIOS)

Un jarabe es un extracto acuoso que se conserva gracias a un endulzante, en general miel o azúcar integral. La mayor parte de los jarabes se elaboran cociendo las hierbas en una mezcla al 50% de agua y 50% de endulzante y colando luego el jarabe para su uso.

Los jarabes tienen una duración más larga que los extractos acuosos, porque el azúcar actúa como conservante. El sabor dulce cubre el sabor desagradable de muchas hierbas, como el diente de león, la corteza de pino blanco, la corteza de chopo o el ajo crudo. Los jarabes medicinales son especialmente indicados para aquellas personas que no toleran los sabores amargos o fuertes.

### Los endulzantes

**La miel** es un endulzante natural con probadas propiedades antibióticas y antisépticas. Se trata de una combinación de azúcares producidos a partir del néctar por la enzima invertasa, que se halla en el cuerpo de las abejas. La miel contiene cerca de un 40% de fructosa, un 31% de glucosa, un 18% de agua, un 9% de otros azúcares y un 2% de sacarosa. El sabor varía según la flor de la cual proviene. La miel contiene todas las vitaminas y las enzimas necesarias para el correcto metabolismo y digestión de la glucosa y otras moléculas de azúcar. Es un 50% más dulce que el azúcar de mesa, lo que significa que tres cuartos de taza de miel aportan a una fórmula el mismo dulzor que una taza de azúcar. No se ha de dar jarabes hechos con miel a niños de menos de un año.

**El jarabe de arce** es un endulzante natural resultado de hervir la savia del arce. Contiene sobre todo sacarosa, el mismo tipo de azúcar que el azúcar integral. El jarabe de arce contiene también cantidades significativas de manganeso y moderadas, si bien notables, de cinc. El jarabe puro de arce es caro; sin embargo, constituye una excelente base para jarabes medicinales.

**Azúcar integral:** los jarabes se pueden preparar utilizando azúcares naturales, como el azúcar integral, el azúcar moreno de caña o el jugo de caña secado en frío (Sucanat). Estos azúcares no son tan dulces como la miel y no tienen los mismos beneficios para la salud, pero pueden mejorar el sabor de algunos preparados. El azúcar refinado es carbohidrato puro, privado de todos sus beneficios nutricionales, y se debería evitar si se dispone de azúcar integral, miel o jarabe de arce.

### Cómo elaborar un jarabe

**Método estándar:** se mezcla el endulzante y el agua a partes iguales y se calienta la mezcla ligeramente. Se añade el material vegetal a razón de 1:5, o el 20% del volumen del líquido en peso. Para obtener una pinta de jarabe (16 onzas fluidas), se mezcla una taza de agua (8 onzas fluidas) con una taza de azúcar integral o miel (8 onzas fluidas). Se añaden cerca de 3,2 onzas (20% de 16 onzas) de hierbas. Se hace hervir la mezcla, se baja el fuego y se cuece suavemente, tapado, durante veinte-treinta minutos. Se cuelan las hierbas y se embotella el jarabe.

## JARABE DE BAYAS FRESCAS

Se calientan las bayas frescas (por ejemplo, bayas de saúco, arándanos, bayas de espino blanco o escaramujos) en apenas el agua suficiente para ablandarlas y a continuación, para extraer el jugo, se pasan (agua incluida) a través de un tamiz o un filtro para jalea, tal y como se haría para preparar una jalea. Se mide la cantidad de jugo y se añade la misma cantidad de miel o de azúcar integral. Este jarabe se puede embotellar o poner en tarros.

**Método simplificado:** se prepara una infusión fuerte o una decocción con las hierbas. Se mide el volumen de la infusión o la decocción y se añade la misma cantidad de miel o de azúcar integral.

### Cómo se usan los jarabes

Los jarabes son fantásticos para suavizar una garganta irritada, para la tos y para la mayor parte de los problemas digestivos. Su elevado contenido en azúcar desaconseja su uso para tratar la fatiga crónica, los desequilibrios alimentarios o trastornos crónicos profundos como la diabetes. Se evitarán en casos de disbiosis intestinal grave (un desequilibrio de la flora intestinal que provoca gases, hinchazón y problemas digestivos) y se usarán con cautela en casos de hipoglucemia.

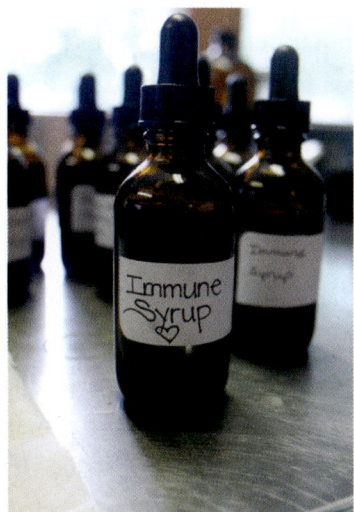

Las dosis de los jarabes son relativamente altas (entre una cucharadita de postre y dos cucharadas soperas). El jarabe aguanta en la nevera hasta un mes. Si desarrolla un sabor raro, o si aparece moho en la superficie, hay que desecharlo. Para conservarlo durante más tiempo, se le añade el 20% de un alcohol de graduación normal, como *brandy* o ron. Los jarabes con alcohol añadido durarán un mes o más si se guardan en la nevera o se envasan al vacío.

En el capítulo doce mostramos varias fórmulas de jarabes.

## LAS EXTRACCIONES CON ALCOHOL (TINTURAS)

Los preparados con agua tienen una vida limitada. Para lograr preparados líquidos que duren más, se necesita un disolvente con propiedades de conservación. Durante miles de años se ha utilizado el alcohol para los extractos de hierbas. El análisis químico de residuos hallados en vasijas de barro en China confirma que entre los años 7000 y 5600 a. C. se elaboraba una bebida fermentada de miel, espino blanco, y uva. Alrededor de la misma época se hacía cerveza de cebada y vino de uva en Oriente Medio. Hay pruebas del consumo de bebidas alcohólicas alrededor del año 3000 a. C. en Egipto y alrededor del 2000 a. C. en el continente americano. La investigación llevada a cabo en la antigua Mesopotamia sugiere que la cerveza precedió al pan como producto calórico principal y como medio de conservar los granos durante el invierno. Hay incluso literatura de los babilonios y los egipcios en la que se advierte de los efectos perjudiciales de consumir demasiado alcohol. Los textos ayurvédicos de la India describen tanto sus efectos medicinales como las enfermedades y la intoxicación que puede producir.

Los efectos medicinales del alcohol están enumerados en muchas de las obras escritas más antiguas. La Biblia habla del uso medicinal del vino. La Iglesia católica y los primeros líderes protestantes enseñaban que el alcohol era un don de Dios que debía emplearse con moderación para el disfrute y la salud.

En la Europa medieval en la mayor parte de los hogares se fabricaba cerveza para consumo propio. El agua era una bebida mucho más segura si la mezclaban con la cebada, la hervían y la fermentaban. Según algunos informes había gente que bebía al día más de un galón de esa cerveza, con aproximadamente un 1% de alcohol en volumen.

En la biografía escrita por Sima Qian sobre Bian Que, un médico chino del siglo v a. C., se menciona el uso del vino como medicina. No se sabe si Bian Que utilizaba hierbas en la fabricación del vino o si atribuía la energía a las distintas variedades de vino de una manera parecida a la teoría tradicional china de los alimentos. Según el *Yellow Emperor's Classic of Medicine* [Clásico de la medicina del Emperador Amarillo], escrito entre el 475 y el 221 a. C., los vinos medicinales se elaboraban fermentando hierbas junto con fruta. A partir de la dinastía Qing, en el año 1600, se generalizó el uso de las tinturas y las infusiones en vino.

## LAS CERVEZAS Y LOS VINOS DE HIERBAS

Históricamente los agentes amargos y los aromas (*gruit*) utilizados en las cervezas eran diferentes en las diversas partes del mundo. Cada hogar y área geográfica tenían combinaciones favoritas de hierbas que proporcionaban sabor y ayudaban a la conservación de la bebida. El *gruit* en general consistía en un popurrí de varias hierbas medicinales, que incluía mirto de turbera (*Myrica gale*), milenrama, artemisa, hiedra terrestre y brotes de abeto.

Las infusiones de hierbas en vino se han usado en el mundo occidental al menos desde los tiempos de Hipócrates. Antes del siglo XVII tuvieron mucha importancia en medicina, hasta que la destilación se fue generalizando. En nuestra opinión, los vinos medicinales deberían tener un papel más importante en la herbología moderna del que tienen en la actualidad. En el capítulo trece hay una fórmula para preparar un vino con cerezo silvestre.

## LA DESTILACIÓN

Se han encontrado vasijas para destilación que se remontan al siglo I de nuestra era, pero la mayoría de los expertos piensan que se utilizaban para experimentos de destilación en alquimia más que para destilar alcohol o aceites volátiles. El descubrimiento de la destilación del alcohol es un tema controvertido. Hay cierta evidencia de que la inventaron los chinos, pero también de que fueron los italianos o los griegos. La mayor parte de los expertos creen que los árabes fueron los inventores. Al alquimista persa Jabir ibn Hayyan se le atribuye la invención del alambique, el precursor de la alquitara, y el gran médico Ibn Sina (Avicena) refinó la destilación añadiendo las serpentinas de enfriamiento. Fue el alemán Alberto Magno (1193-1280) quien por primera vez describió el proceso para la fabricación del alcohol destilado.

La destilación y el alcohol concentrado que se producía se extendieron lentamente a la medicina. Los herbolarios administraban hierbas en forma de decocción e infusión en vino hasta el siglo XIII, cuando los alquimistas españoles Arnau de Vilanova y Ramón Llull introdujeron el *aqua vitae* (agua de vida, conocida también como *brandy*) como disolvente en la medicina europea. En el siglo XVI, Paracelso popularizó la utilización del alcohol destilado como disolvente para preparar tinturas. Por aquel entonces el *brandy* contenía como máximo un 70% de alcohol. A principios del siglo XIX, Aeneas Coffey inventó el alambique continuo de columna, que llevó a la producción de etanol al 94-96%.

## LAS TINTURAS CON HIERBAS SECAS (MACERACIONES)

La manera más común de preparar una tintura es poniendo en remojo una hierba en una solución de alcohol y de agua durante catorce días o más. Este proceso se denomina maceración. La mayor parte de los extractos de maceración se llevan a cabo mediante un proceso en frío.

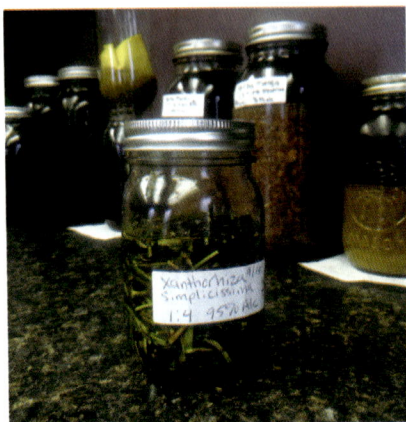

Para las tinturas estándar se utiliza la proporción de peso/volumen de 1:5 con hierbas secas. Un tarro de 1/4 de galón puede contener cerca de 150 g de material vegetal y 750 ml de disolvente. El porcentaje de alcohol utilizado depende de la planta y de los compuestos que se quieran extraer. Para la mayor parte de las plantas secas, es preferible un contenido de alcohol del 40-60%. Para las medicinas caseras, las elecciones más frecuentes son vodka y *brandy* al 40% de alcohol, y vodka al 50% de alcohol. Recuerda que la graduación es el doble del porcentaje de alcohol: así, un alcohol al 40% tiene una graduación de 80. En muchos casos es más económico comprar alcohol de 190 de graduación (96% EtOH), como el de Everclear, y diluirlo con agua hasta lograr el porcentaje apropiado, como se describe en el capítulo cinco.

Algunas hierbas requieren un porcentaje de alcohol más elevado que otras. Las resinas y las gomas se deberían macerar en un alcohol al 90% para extraer sus compuestos, mientras que las hierbas que contienen glucósidos, como la hierba jabonera, el gordolobo o el regaliz, o las que contienen taninos, como el hamamelis, puede tener suficiente con un alcohol al 25%.

La maceración se ha de mantener en un lugar oscuro. Es necesario agitar tarro cada día durante dos semanas o más. Al final se filtra el líquido en una tela de muselina y se escurre el bagazo (las hierbas) hasta recuperar lo máximo posible del extracto. La tintura acabada se guardará en un frasco ámbar u otro recipiente oscuro, para protegerla de la luz, que la podría degradar.

## LAS TINTURAS CON PLANTAS FRESCAS (MACERACIONES)

Las plantas frescas habitualmente tienen un contenido significativo de agua, de manera que la mayor parte de las tinturas que se realizan con ellas requieren un alcohol al 95%. El alcohol de alta graduación rompe la pared de las células vegetales, cuyos compuestos se disuelven en él. Es más fácil hacer una tintura de planta fresca triturando el material vegetal junto con el alcohol en una batidora, o se puede picar la hierba a mano y mezclarla con alcohol en un tarro. Se deja la maceración trabajar un mínimo de catorce días y finalmente se cuela y se envasa. Hemos encontrado tarros de maceraciones de plantas frescas olvidados en el fondo de un armario durante más de cinco años, y seguían siendo efectivos como medicina. Así, catorce días es el tiempo mínimo necesario para una maceración de planta fresca, mientras que el tiempo máximo es el momento en que nos acordemos de filtrar la tintura.

Si se quiere preparar una tintura utilizando un porcentaje inferior de alcohol, habrá que calcular el contenido de agua del material vegetal. Esto no es necesario para los herbolarios caseros, a menos que sus productos estén destinados a la venta comercial.

Para determinar el porcentaje de agua de una planta, habrá que secar 100 g de planta fresca en un deshidratador o en un horno para después volver a pesarla. La diferencia entre el peso seco y el peso fresco es el porcentaje de contenido de agua: si la hierba pesa 70 g una vez seca, el contenido de agua será del 30%.

## USO DEL ALCOHOL CON OTROS DISOLVENTES

Para conseguir un extracto mejor se puede mezclar el alcohol con otros disolventes. Si añadimos el 10% de glicerina a una tintura de alcohol, ayudará a extraer los aceites volátiles y a estabilizar los taninos. Esto le da a la tintura un sabor más agradable, especialmente cuando se utiliza alcohol de alta graduación. En plantas donde los compuestos dominantes son alcaloides o minerales, se añadirá un 5% de vinagre para extraer los compuestos con más efectividad. Añadiremos el 10% de azúcar integral o de miel a un extracto alcohólico para obtener un elixir.

# LAS EXTRACCIONES CON GLICERINA (GLICERITOS)

La glicerina es un disolvente poco utilizado en el mundo de las hierbas. Su sabor dulce ayuda a disimular el amargor y otros sabores desagradables. La glicerina es un alcohol triatómico, no un azúcar. Esto significa que no influye en los niveles de azúcar en sangre en las personas sanas, y tampoco causa problemas con la candidiasis.

La glicerina es un componente natural de los triglicéridos. Las grasas y los aceites están compuestos de tres (*tri-*) ácidos grasos adheridos a una molécula de glicerina (*-glicérido*), que el cuerpo descompone y recompone luego para fabricar sus propias grasas, o bien las metaboliza como combustible. La conversión de la glicerina en glucosa produce solo dióxido de carbono y agua.

La glicerina es hidratante y a menudo se utiliza en jabones, lociones y cremas. Es también conservante e inhibe el crecimiento de bacterias y de hongos. Al ser dulce, nutritiva y no tóxica, es el mejor disolvente para usar en extractos de hierbas para niños, o para adultos que no pueden consumir alcohol.

Se trata de un disolvente polarizado pero no tanto como el agua. No extrae los compuestos muy bien a no ser que se utilice calor durante el proceso de extracción, de manera que no es adecuado para las hierbas sensibles al calor.

La glicerina es pegajosa; por tanto, no se trabaja tan bien como con el alcohol. Cuando se utilice como disolvente, se comprará glicerina vegetal pura para uso alimentario. Puedes encontrarla fácilmente en varios proveedores que venden hierbas a granel y también en Internet.

## CÓMO SE PREPARAN LOS GLICERITOS

Hay varios modos de elaborar un glicerito de hierbas. A continuación exponemos cuatro métodos:

### El método tradicional

Edward Shook, autor de *Advanced Treatise in Herbology* [Tratado avanzado de herbología], era un gran defensor de los gliceritos. Hacía una decocción o una infusión fuerte y añadía una cantidad igual de glicerina como conservante. El resultado era una mezcla de 50% de agua y 50% de glicerina. En nuestra experiencia, el 10% de este tipo de extractos desarrollan mohos en su superficie. Si se aumenta el contenido de glicerina al 60%, esto se evita. También se puede añadir el 20% de un alcohol de graduación 80 a un glicerito terminado para aumentar la duración de un preparado de 50% de agua y 50% de glicerina.

## El método estándar

Otra manera de obtener gliceritos es utilizar el método estándar para preparar jarabes, como se explica en este mismo capítulo. Una parte del agua se evaporará durante el proceso, de manera que habría que empezar con un 55% de glicerina y un 45% de agua. Se añaden las hierbas a la mezcla de glicerina y agua en una proporción de 1:5. Se deja hervir suavemente durante veinte-treinta minutos y finalmente se filtra y se envasa.

## Al baño maría

Al hervir las hierbas en un cazo, muchos de sus aceites volátiles se evaporan (aunque lo tapemos). Para hacer un glicerito al baño maría, se empieza con una mezcla del 60% de glicerina y el 40% de agua. Se añaden las hierbas y el disolvente en tarros para conservas en una proporción estándar de 1:5. Para tarros de 1 pinta pondremos 3,33 onzas de hierbas, y para tarros de 1/4 de galón pondremos 6,66 onzas de hierbas. Si el material vegetal es denso, se redondean las cifras hasta 4 onzas para el tarro de 1 pinta y 8 onzas para el tarro de 1/4 de galón. Si el material vegetal es extremadamente ligero y no se puede introducir la cantidad de hierba necesaria en el tarro, solo se llenarán tres cuartas partes.

Se cubren las hierbas con la mezcla de glicerina y agua, dejando un espacio de unos sesenta centímetros en la parte superior del tarro, se cierra este herméticament y se hierve al baño maría o en un recipiente de conservas al vapor. Cuando el agua empieza a hervir (o cuando el vapor comienza a salir del recipiente de vapor), se calcula el tiempo necesario. Las hierbas se extractan un mínimo de quince minutos para las hojas y las flores, y treinta minutos para el material más denso, como cortezas y raíces. Se dejan enfriar los tarros hasta que se puedan manipular con seguridad, y por último se cuela el contenido y se envasa. Para utilizar un recipiente a presión para hacer los gliceritos, se procesan los tarros a una presión de cinco libras durante diez minutos para las hojas y las flores y durante quince minutos para las cortezas y las raíces.

### Gliceritos de plantas frescas

La glicerina extrae los aceites esenciales de las hierbas aromáticas frescas, como la menta piperita y la melisa. Se llena completamente un tarro para conservas con el material vegetal fresco, dejando en la parte superior cerca de dos centímetros y medio libres. A continuación se añade una mezcla del 70% de glicerina y el 30% de agua. Se tapa de forma que quede bien sellado para evitar que los aceites esenciales se escapen. Se pone el tarro en un recipiente para conservas o al baño maría y que hierva durante unos quince minutos. Se deja enfriar hasta que se pueda manipular sin riesgo de quemaduras. Se abre y se filtran las hierbas. La fragancia de estos extractos es absolutamente increíble.

## NOTAS SOBRE LOS GLICERITOS COMERCIALES

Se puede utilizar el alcohol como disolvente intermedio si los compuestos activos no son hidrosolubles. Algunas marcas comerciales elaboran gliceritos preparando tinturas alcohólicas estándar y eliminando luego el alcohol mediante evaporación al vacío aplicando calor suave. Se añade la glicerina para obtener un glicerito muy fuerte. Sin embargo, durante este proceso se pierden la mayor parte de las cualidades aromáticas del extracto.

## USOS Y APLICACIONES DE LOS GLICERITOS

Los gliceritos son fantásticos para los niños, los alcohólicos, las personas cuyas creencias religiosas prohíben el consumo de alcohol, y aquellos a los que les desagrada el sabor de las tinturas alcohólicas.

No hemos visto nunca un glicerito deteriorarse, siempre que el contenido de glicerina sea muy superior al 50% y que el producto se haya almacenado en un lugar fresco y oscuro. Si se preparan bien, duran al menos tres años. Algunas personas los guardan en la nevera, para ir sobre seguro.

La glicerina no es un disolvente tan fuerte como el alcohol. Mientras que las dosis de las tinturas se miden habitualmente en gotas, los gliceritos se toman a cucharaditas. La glicerina es más cara que el alcohol, y en grandes dosis los gliceritos tienen un precio más elevado que las tinturas alcohólicas.

## LOS VINAGRES DE HIERBAS

Durante cinco mil años el vinagre se ha utilizado como potenciador del sabor y conservante de los alimentos. Ayuda a digerir los alimentos pesados y muy proteínicos y se puede usar en condimentos, sazones o aliños. Los vinagres más nutritivos todavía contienen la madre (una mezcla de bacterias y enzimas beneficiosas) en la botella. Tienen un aspecto ligeramente turbio.

### CÓMO SE PREPARAN LOS VINAGRES

Para elaborar los vinagres de hierbas, se utilizan como base la sidra de manzana o el vinagre de vino. Para preparar los vinagres culinarios, se machacan las hierbas recién recolectadas y se llena un tarro sin apretar. Se cubre con vinagre y se cierra con una tapa que resista el ácido, o se pone papel pergamino entre la boca del tarro y la tapa de metal. Se deja el vinagre en una ventana al sol y se agita a diario durante un par de semanas. Se prueba el sabor; si no es bastante fuerte, se cuela y se repite la operación con hierbas frescas. Se puede almacenar así o colarlo con estopilla y volver a embotellarlo (si se añade una ramita fresca de la hierba en la botella se identificará fácilmente y le aportará atractivo visual). Estos vinagres se utilizan para aliñar ensaladas, escabeches, adobos y salsas.

También se pueden preparar vinagres con bayas o flores frescas. Para un vinagre de frambuesas, se ponen 500 g de frambuesas en 1 l de vinagre de vino durante dos semanas, y luego se cuela. Se puede añadir a los remedios para la tos o utilizar para hacer gárgaras cuando hay dolor de garganta, y el sabor agradable disimula lo amargo de las hierbas expectorantes. Para vinagres de flores, se eliminan los tallos y cualquier parte verde o blanca de los pétalos antes de ponerlos en el vinagre. El clavel, el trébol, las flores de saúco, la lavanda y la violeta (*Viola odorata*) hacen buenos vinagres.

Para los vinagres medicinales se emplean hierbas con alto contenido en minerales, como la cola de caballo, la paja de avena, la alfalfa o la ortiga. Incluso se le añade cáscara de huevo. El vinagre extrae los minerales de las hierbas y de las cáscaras, y puede ser un buen complemento para regenerar los huesos.

La sidra de fuego es un remedio tradicional para resfriados y gripes, y se elabora a base de vinagre. En el capítulo doce encontrarás la fórmula.

## USOS Y APLICACIONES DE LOS VINAGRES

Los vinagres de hierbas son buenos para la regeneración ósea y para utilizar en ensaladas y aplicaciones culinarias. Ayudan a regular la flora intestinal y mejoran la función del aparato digestivo. Los extractos de vinagre en general no son tan fuertes como las preparaciones a base de alcohol o de glicerina, de manera que se necesitan dosis más altas. Pero son baratos y constituyen una buena manera de introducir hierbas en la dieta.

El vinagre se utiliza en algunas tinturas para acidificar la solución, y es especialmente útil si el agua es dura o si se quiere extraer los alcaloides de las hierbas.

Puesto que los aceites de hierbas se utilizan casi siempre para uso tópico, explicamos cómo extractar las hierbas en grasa y en aceite en el capítulo ocho, «Preparaciones de uso tópico».

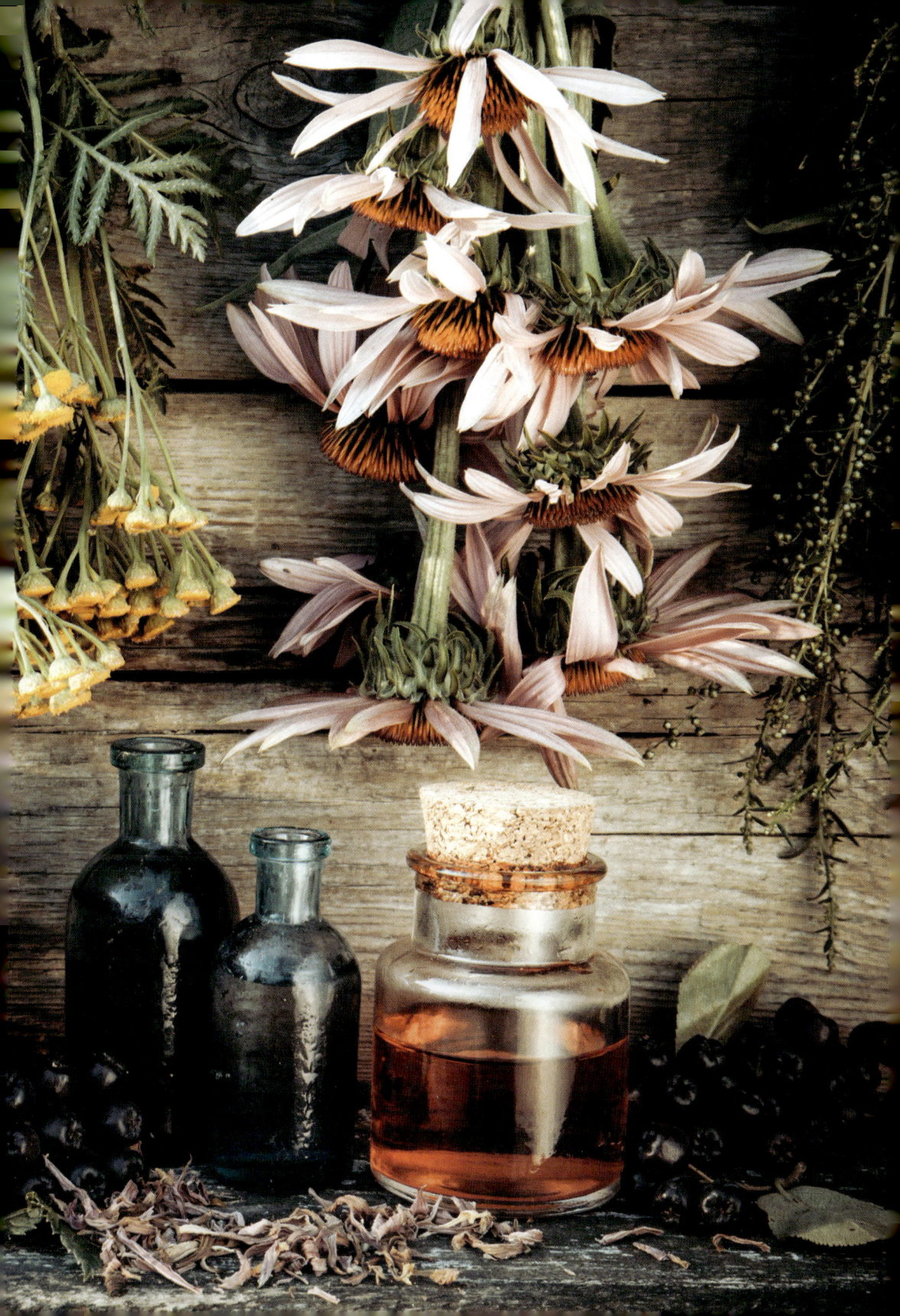

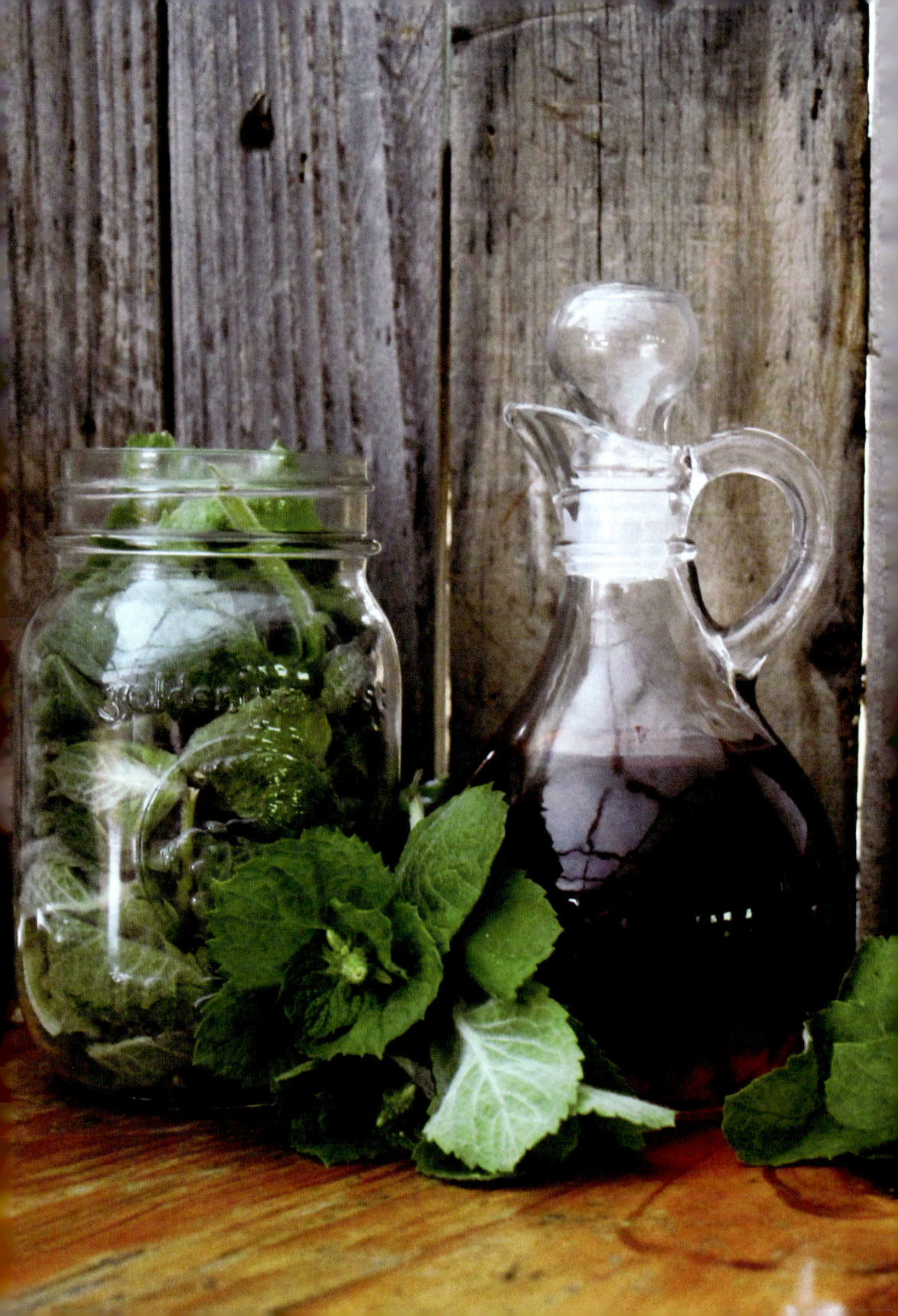

# CAPÍTULO SIETE

# Técnicas avanzadas de extracción

## EXTRACTOS POR FILTRACIÓN, EXTRACTOS FLUIDOS Y EXTRACTOS SOXHLET

Las técnicas descritas en el capítulo seis dan lugar a extractos de hierbas razonablemente buenos. En este capítulo trataremos los más potentes, incluidos los extractos por filtración, los extractos fluidos y los extractos Soxhlet. Todas estas técnicas requieren equipamientos e instalaciones más complejos que las maceraciones y las infusiones, pero no tanto como para que no se puedan hacer en casa.

## EXTRACTOS POR FILTRACIÓN

La filtración es el proceso de pasar un disolvente (como el alcohol) a través de material vegetal. A medida que el disolvente gotea a través de las hierbas trituradas toscamente, los compuestos activos de estas se extraen, separándolos de sus componentes inertes. Las máquinas de café por goteo son un buen ejemplo de extracción por filtración. La máquina hace gotear el agua caliente (el disolvente) lentamente a través del grano molido para producir el café. Los extractos de hierbas pasan por un proceso muy parecido, habitualmente por medio de una combinación de agua y alcohol como disolvente.

Los extractos por filtración se hicieron populares a mediados del siglo XIX, y en los textos farmacológicos antiguos se encuentran instrucciones para prepararlos. Los herbolarios prefieren los extractos por filtración en lugar de las tinturas normales por varias razones:

- La experiencia sugiere que para muchas hierbas la filtración da como resultado un extracto más completo y potente.
- Los extractos por filtración en general están listos en dos días. Las maceraciones necesitan un mínimo de dos semanas.
- La filtración no requiere prensar o colar para extraer el líquido.
- La filtración permite una mayor flexibilidad en el momento de decidir la potencia del extracto. Si se hace una filtración de 1:3 y se decide que se necesita más tintura, se puede añadir disolvente nuevo a la hierba y convertirla en un extracto 1:4 o 1:5.

Hay varios inconvenientes en la extracción por filtración. Esta técnica no se puede usar para extraer gomas, resinas o con hierbas muy mucilaginosas, y tampoco para filtrar plantas frescas. Además, los extractos por filtración exigen más tiempo de intervención que una maceración normal o una tintura.

Es difícil describir con palabras el proceso de filtración. Para complementar las instrucciones que ofrecemos a continuación, puedes ver una demostración en vídeo en nuestra web, modernherbalmedicine.com.

## EQUIPO NECESARIO

Para elaborar un extracto por filtración se necesitará el siguiente equipo:

**Colador chino:** lo puedes comprar en Internet o hacerte uno tú mismo. Para ello usa un cortador de vidrio para cortar el fondo de una botella de cristal grueso, como la de agua Perrier o la de San Pellegrino. Conserva el tapón de rosca para poder controlar el ritmo de goteo de la filtración. También se puede utilizar una botella de vino con tapón de silicona y una aguja de latón como válvula para controlar el ritmo de goteo (en lugar del tapón de la botella).

**Tarro de boca ancha de medio galón:** se utiliza para sostener el colador chino y recibir el extracto terminado.

**Varilla de prensado:** se trata de un instrumento largo con terminación ancha para prensar las hierbas trituradas dentro del colador chino. Pueden usarse varas de madera (mezcladoras) y morteros grandes de granito.

**Filtro:** se utilizará un filtro para café sin blanquear o bolas de algodón. Este se coloca en el fondo del colador chino para que las hierbas se queden dentro de él, y los filtros de café también se ponen encima de las hierbas trituradas. Los filtros de café no deben ser del tipo embudo, porque están encolados en el fondo; el alcohol disolvería una parte de la cola y esta acabaría en el extracto. Las bolas de algodón se colocan en el cuello de la botella y son el filtro más fácil de usar.

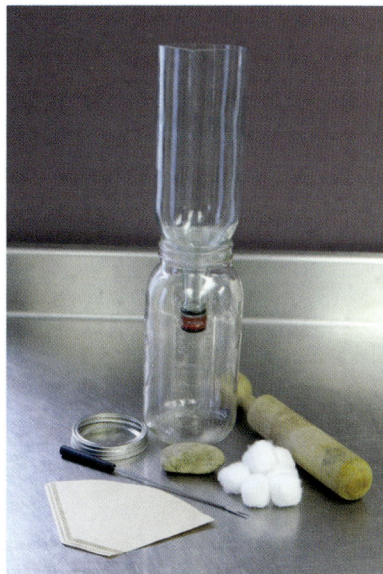

**Peso:** se necesita un pequeño peso para mantener el filtro superior en su sitio. Las canicas son una buena opción. Los primeros textos hablaban de arena lavada, pero no la recomendamos. Lo que se use como peso deberá estar limpio y no ser poroso.

**Tapa:** con ella se cubre la parte alta del colador chino para prevenir la evaporación y la contaminación. Una tapa de un tarro de boca ancha servirá para la mayoría de las botellas de vidrio, o también se puede usar una bolsa de plástico fijada con gomas elásticas.

Una vez reunidos todos estos elementos, se monta el colador chino según puede apreciarse en la imagen. Ahora ha llegado el momento de ponerse a filtrar.

## CÓMO PREPARAR EL MATERIAL VEGETAL

Se necesitará una hierba triturada toscamente (o pulverizada) para la operación de filtrado. Un polvo uniforme permite que el disolvente fluya sin problemas. Si molemos el material vegetal nosotros mismos, lo pasaremos por un tamiz con al menos treinta agujeros por pulgada (tamiz #30) para conseguir un polvo uniforme.

En cualquier tintura o extracto que use hierbas secas, una parte del disolvente quedará en el material vegetal. Si ponemos 1.000 ml de disolvente en un colador chino sin una humidificación previa, finalmente obtendremos menos de 900 ml. Esto desequilibra de manera considerable la proporción peso/volumen, por lo que antes de iniciar el filtrado, habrá que humedecer la hierba triturada con una pequeña cantidad de disolvente.

Hay dos maneras de calcular la cantidad de disolvente necesaria para humedecer el material vegetal. El primer método consiste en pesar la planta y añadir el 75% del peso en disolvente. Por ejemplo, 100 g de planta necesitan 75 ml de disolvente para humedecerla, y 100 onzas de planta necesitan 75 onzas fluidas de disolvente.

El segundo método es más preciso. Se pone el material vegetal en un recipiente para medir líquidos y determinar así su volumen, y se van añadiendo poco a poco pequeñas cantidades de hierba, presionando cada vez para estar seguros de que está prensado de manera uniforme. Por ejemplo, 100 g (u onzas) en peso de material vegetal pueden suponer hasta 120 ml (u onzas fluidas) de volumen. Debe añadirse la cantidad de disolvente que la hierba ocupa en volumen; en este ejemplo, se agregarían 120 ml o 120 onzas fluidas de disolvente.

Se mezcla todo el disolvente de una vez. Esto incluye el volumen final deseado de tintura más la cantidad calculada para humedecer la hierba. Si se está preparando una filtración 1:5 con 100 onzas de hierba, y esta ocupa

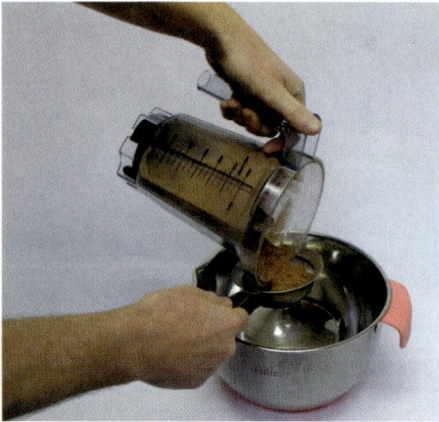

hasta 120 onzas de volumen, se necesitan 500 onzas más 120 onzas de disolvente total.

Lentamente se añade el disolvente a la planta para humedecerla. El polvo debería estar lo suficientemente húmedo para que quede amalgamado al apretarlo con la mano, como la arena húmeda. Siempre se puede añadir más líquido, pero si se añade demasiado habrá que agregar más hierba pulverizada, lo cual acabará desmontando los cálculos hechos con anterioridad. Se puede terminar con el disolvente sobrante sobre la cantidad calculada. Si se calcularon 120 onzas para humedecer la hierba y solo se utilizaron 100, las restantes 20 onzas se añadirán a las 500 onzas de disolvente que hemos usado para la filtración. Una vez la hierba en polvo está convenientemente humedecida, se deja reposar en un recipiente hermético de una a doce horas.

## CÓMO RELLENAR EL COLADOR CHINO

Una vez la hierba pulverizada ha tenido tiempo de absorber bien todo el disolvente, llega el momento de preparar el colador chino.

Se necesita práctica para aprender a rellenarlo. Para las primeras pruebas utilizaremos las hierbas más baratas que podamos encontrar. La raíz de regaliz es una buena hierba para practicar, ya que no solo es económica, sino que se comprime bien y es siempre conveniente tenerla a mano.

**Paso uno:** se pone un filtro en el fondo del colador chino. Mucha gente utiliza un filtro de café cortado a la medida. También se pueden usar dos torundas de algodón orgánico en el cuello de la botella, que funcionarán igual de bien y harán el proceso mucho más fácil. Después de colocar el algodón en su sitio, se pone la tapa sin apretar o el tapón, dejando abierta la válvula.

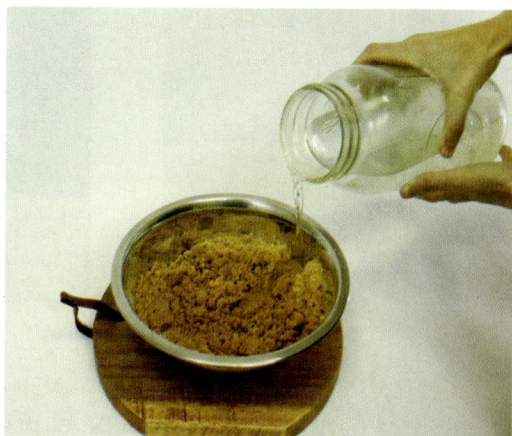

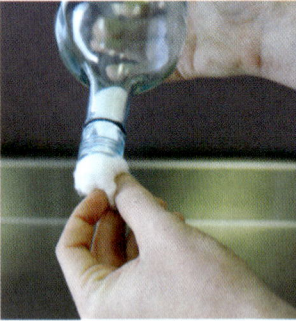

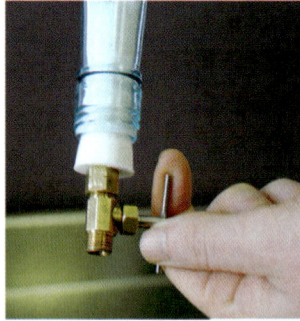

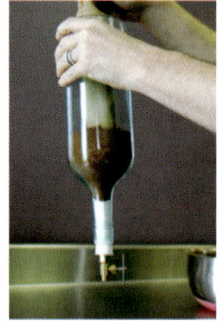

**Paso dos:** se rellena el colador con la hierba en polvo humedecida, dividida en tres partes iguales. Se pone el primer tercio en el colador y se comprime de manera uniforme con la varilla de prensado; a continuación se añade el segundo tercio del material y se comprime, y finalmente se agrega la última parte y se comprime también. Con la práctica y la experiencia mejorará esta habilidad. No hay que comprimir el material demasiado o demasiado poco: si está muy apretado, el disolvente no podrá pasar, y si no lo está lo suficiente, el disolvente no fluirá de manera uniforme a través de la planta pulverizada.

**Paso tres:** se recorta un filtro de café para que quede ligeramente más grande que la apertura del colador chino. Se coloca el filtro recortado encima de la hierba en polvo para impedir que al verter el disolvente esta se mueva. A continuación se pone el peso, lavado, encima del filtro para mantenerlo en su sitio.

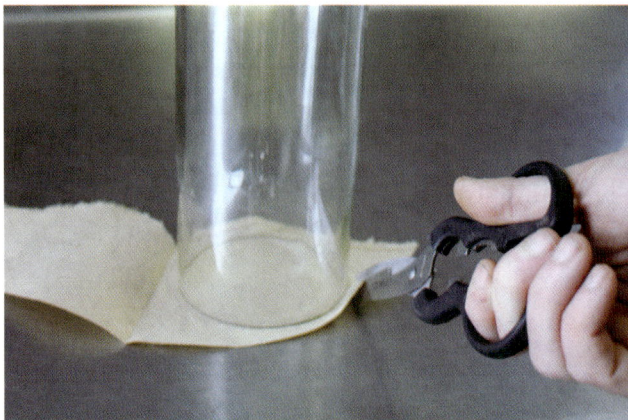

**Paso cuatro:** se coloca el colador chino en el tarro de boca ancha o en un soporte y se añade el disolvente. Se cubre con una tapa y se deja que el disolvente filtre a través del material vegetal y las bolas de algodón. Luego se aprieta la tapa o se cierra la válvula. Si se deja que el disolvente fluya hasta el final, se expulsará el aire gradualmente y se impedirá que expela de golpe una burbuja a través de la hierba prensada. Se deja reposar (macerar/digerir) durante veinticuatro horas.

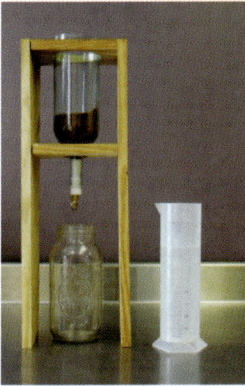

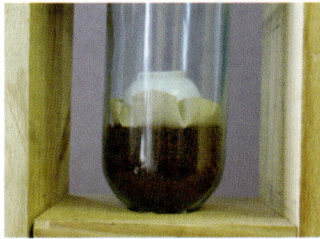

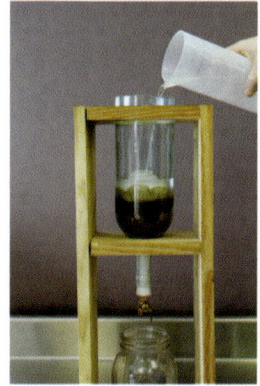

**Paso cinco:** después de veinticuatro horas, se afloja ligeramente la tapa del colador para permitir un goteo lento y constante del disolvente. Lo ideal es una gota cada tres-cinco segundos. Se deja filtrar el disolvente a través del bagazo hasta que deje de fluir del colador.

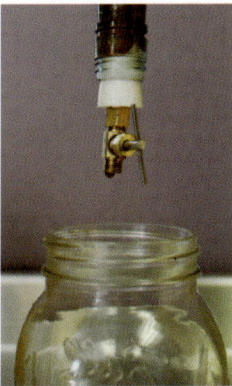

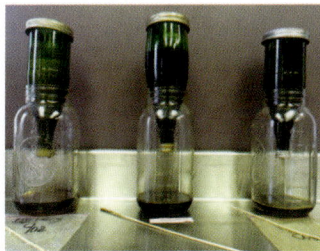

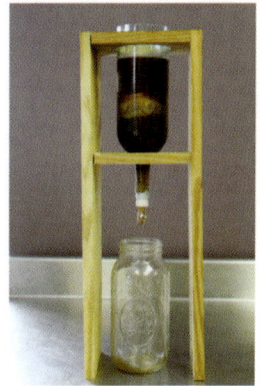

**Paso seis:** se deja reposar el líquido extraído durante otras veinticuatro horas para permitir que los precipitados se depositen en el fondo. Se decanta el líquido sin los precipitados y se envasa la tintura obtenida.

## REFILTRADO Y FILTRACIONES DOBLES

Algunos de los antiguos textos farmacológicos recomiendan que se vuelva a pasar la tintura una segunda vez a través del material vegetal. Esta extracción doble modifica ligeramente la proporción peso/volumen y no hay una buena fórmula para calcular la diferencia. La doble extracción aparentemente aumenta la potencia del extracto para muchas hierbas, pero para otras no hay diferencia. Habrá que experimentar personalmente y comprobar si vale la pena hacerlo.

**Paso siete:** una vez todo el disolvente ha pasado a través del colador chino, se pone el líquido extraído en un recipiente cubierto y se coloca el colador en un tarro nuevo. Se quita el tapón de la base del colador y lentamente se vierte agua hervida a través de él. Cuando el líquido que gotea del colador sale claro y sin sabor, se quita el colador y se aparta a un lado.

**Paso ocho:** se pone el extracto de agua filtrado a través del colador en un cazo de acero inoxidable o esmaltado. Se hace hervir a fuego bajo hasta que el líquido haya visto reducido el 90% de su volumen original (1.000 ml de extracto acuoso se reducirían a 100 ml, o 100 onzas fluidas a 10 onzas fluidas).

**Paso nueve:** se añade el extracto acuoso concentrado al extracto original y se mezclan. Se deja reposar la mezcla veinticuatro horas y finalmente se decanta el líquido sin los precipitados. Se envasa la tintura resultante.

## EXTRACTOS FLUIDOS

Los extractos fluidos son tinturas concentradas en una proporción de 1:1. Se consiguen por filtración, con algunos pasos añadidos.

Para preparar un extracto fluido se utiliza la proporción estándar de 1:5 peso/volumen, pero se aumenta el volumen de alcohol en un 20%. Si la hierba se extracta normalmente utilizando alcohol al 50%, esto implica incrementar el porcentaje de alcohol al 70%. El alcohol añadido compensa el agua que se añadirá más adelante durante el proceso.

Se prepara la filtración y se permite que pase el equivalente del 75% del peso de la hierba. Si se han usado 100 g de hierba, se dejaría pasar 75 ml; si se han usado 10 onzas de hierba, deberían pasar 7,5 onzas fluidas. Se deja aparte este líquido.

Se sigue filtrando el disolvente que queda, luego se afloja la tapa del colador chino y se vierte agua hirviendo en el bagazo. Se pasa el disolvente filtrado y el agua a un cazo poco profundo y se deja evaporar en un deshidratador para alimentos o en un horno a fuego bajo hasta que el líquido se reduzca al 25% del volumen de la hierba. Aplicando los ejemplos de antes, 25 ml o 2,5 onzas fluidas. Se combina esta reducción al 25% con el disolvente filtrado del 75% que hemos apartado antes. Ahora tenemos un extracto fluido de 1:1.

## EXTRACTOS FLUIDOS PASO A PASO

A continuación encontrarás las instrucciones para elaborar un extracto fluido de caléndula en proporción 1:1.

**Paso uno:** la tintura de caléndula se prepara normalmente utilizando un alcohol al 70%. Se añade 20 al 70% y se obtiene 90%. Se prepara un disolvente consistente en un 90% de alcohol y un 10% de agua.

**Paso dos:** se calcula la cantidad de disolvente basándonos en una proporción de 1:5. Por ejemplo, 5 onzas de caléndula necesitarían 25 onzas fluidas de disolvente. (El producto final será 5 onzas fluidas de extracto de caléndula de 1:1).

**Paso tres:** se calcula el 75% (en volumen) del peso de la hierba. Por ejemplo, el 75% de 5 onzas fluidas es 3,75 onzas. Se miden 3,75 onzas de agua y se vierten en el tarro que se utilizará para recibir el disolvente filtrado. Se usa un rotulador permanente para marcar el nivel del agua en la parte externa del tarro y a continuación se vacía el agua. (El tarro marcado lo llamaremos recipiente A).

**Paso cuatro:** se coloca el colador chino y se inicia el proceso de filtrado, utilizando el recipiente A para recibir el líquido filtrado. Cuando el líquido del recipiente A alcance la línea marcada en el paso tres, se aprieta la tapa del colador de filtración para interrumpir el flujo. Se pasan las 3,75 onzas de líquido a otro envase (recipiente B) y se deja aparte.

**Paso cinco:** se vuelve a poner el recipiente A en su sitio bajo el colador de filtración y se continúa filtrando. Cuando el disolvente ha acabado de gotear, se afloja la tapa del colador. Se eliminan los compuestos hidrosolubles del bagazo echando agua hirviendo en el colador de filtración hasta que el agua salga clara.

**Paso seis:** se calcula el 25% del volumen final deseado del extracto fluido. En nuestro ejemplo, el 25% de 5 onzas es 1,25 onzas. Se siguen las instrucciones del paso tres para marcar este volumen en un recipiente poco profundo (recipiente C).

**Paso siete:** se pasa el líquido del recipiente A al recipiente C. Este último se pone en un deshidratador para alimentos o en un horno a la temperatura más baja. Se controla el líquido a menudo hasta que se haya evaporado hasta la marca que has hecho, dejando 1,25 onzas fluidas de extracto.

**Paso ocho:** se combinan los líquidos del recipiente B (3,75 onzas fluidas) y del recipiente C (1,25 onzas fluidas). Ahora hay 5 onzas fluidas de un extracto elaborado con 5 onzas de caléndula, lo cual significa que hay un extracto 1:1. ¡Felicitaciones! Has preparado un extracto fluido.

Solamente algunas hierbas responden bien a la concentración sin modificar la proporción relativa de los componentes, y muchas no se dan en dosis tan grandes que hagan necesaria la concentración. Entre las que funcionan bien como extractos fluidos encontramos el *Corydalis yanhusuo*, la caléndula, la cúrcuma, la raíz de *Echinacea angustifolia*, el eleuterococo, el regaliz, el nogal negro, la pasiflora, la piscidia (*Piscidia piscipula*), la corteza de sauce, el fresno espinoso (*Zanthoxylum americanum*), el *kava kava*, el diente de león y el agracejo (*Berberis vulgaris*).

## LA EXTRACCIÓN SOXHLET

El extractor Soxhlet es un instrumento de laboratorio que fue desarrollado en 1879 para permitir la extracción continua de material vegetal y crear extractos muy concentrados. En él el disolvente se hierve, se evapora y se condensa. A medida que se condensa gotea sobre el material vegetal para extraer los componentes. Este extracto regresa al recipiente caliente, donde se hierve, evapora, y condensa nuevamente para gotear sobre el material vegetal y extraer más componentes.

Un extractor Soxhlet con un matraz de ebullición de 500 ml puede contener 100 g de material vegetal. La primera vez que este pasa por el extractor se produce una tintura estándar de 1:5. Si se sustituye el bagazo agotado por 100 g de planta fresca y se extracta utilizando el disolvente original, se consigue un extracto de 1:2,5. Si se repite el proceso una tercera vez, se obtiene un extracto de 1:1,25.

El extractor Soxhlet necesita un día o dos para hacer un extracto tan concentrado, pero una vez puesto en marcha solo se ha de vigilar de vez en cuando.

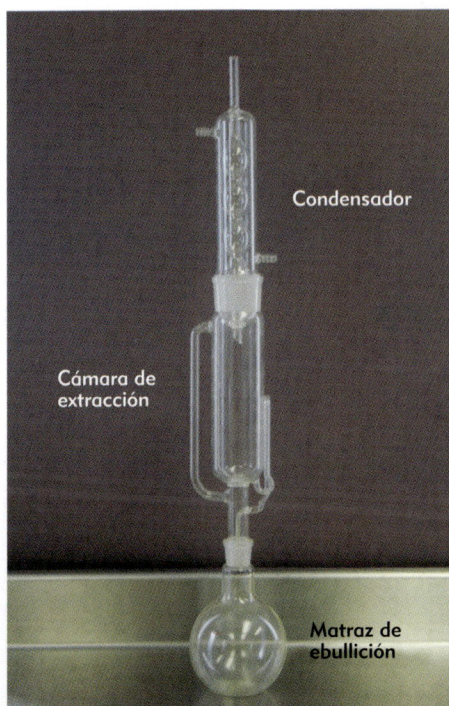

Condensador

Cámara de extracción

Matraz de ebullición

### MATERIALES PARA PREPARAR EXTRACTOS SOXHLET

Un extractor Soxhlet de alta calidad, fabricado en los Estados Unidos, puede costar unos quinientos dólares. A veces se pueden encontrar en eBay otros más asequibles fabricados en China por menos de cien dólares. Un cristal más barato significa un cristal más delgado, es decir, que habrá que ser más cuidadosos en el momento de manipularlo. Con el cristal más económico se puede montar un extractor Soxhlet completo por unos doscientos dólares. Puedes encontrar todos los componentes necesarios en Internet.

Esto es lo que se precisa:

- Un **soporte de laboratorio** para sostener el extractor Soxhlet, con una base pesada para que tenga estabilidad. Busca un soporte con anillo de hierro de fundición.
- **Abrazaderas de laboratorio** para fijar el extractor Soxhlet al soporte. Compra las de tres dientes.
- Una **bomba sumergible de recirculación,** necesaria para bombear agua helada en el condensador que se halla en la parte superior del extractor Soxhlet. Es suficiente una bomba sumergible como las de los acuarios, que pueda bombear 3,8 litros.
- Un **alimentador de DC** para hacer funcionar la bomba (a no ser que se consiga una bomba de 110 V).
- **Tubos de plástico** para conectar la bomba al condensador situado en la parte superior del extractor. Se puede adquirir el tubo en cualquier ferretería. No olvides comprar también **abrazaderas para los tubos.**

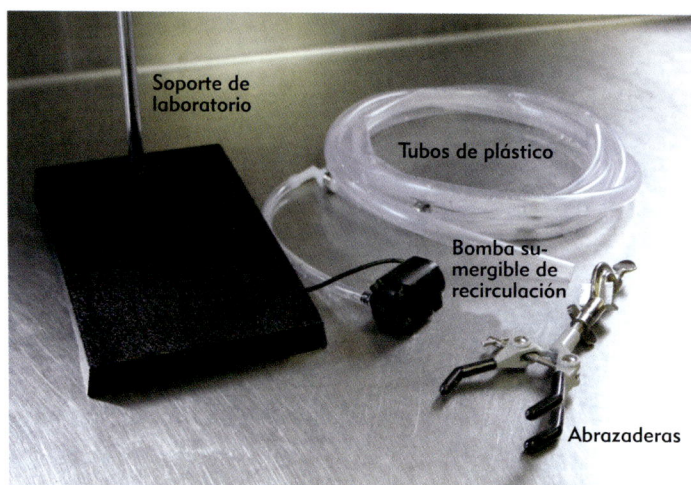

- Un **recipiente aislado** para llenarlo de agua helada y conectarlo a la tubería.

- Una **fuente de calor** debajo del extractor Soxhlet para hervir el disolvente. La opción más segura (y más cara) es un calentador de laboratorio con un removedor magnético. Los precios son a partir de doscientos dólares. Un recipiente para *fondue* lleno de aceite vegetal, que cuesta veinte dólares, también puede mantener la temperatura más o menos como la queremos.

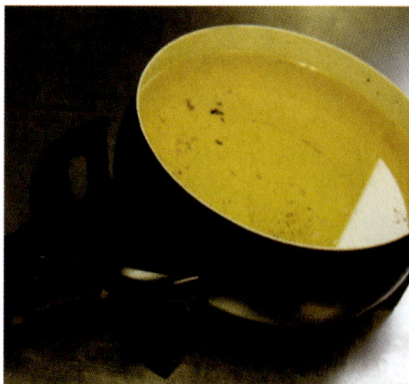

- **Piedras para hervir** de un diámetro de 4-6 mm que aseguren una ebullición uniforme del disolvente. Se ponen en el matraz que contiene el disolvente.

- Un **termómetro** digital o de láser para controlar la temperatura del baño de aceite en el recipiente para *fondue*.

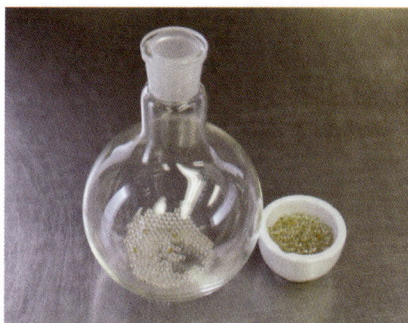

## LA EXTRACCIÓN SOXHLET PASO A PASO

**Paso uno:** se prepara la fuente de calor. Si se va a utilizar el recipiente para *fondue*, se rellena con aceite vegetal (el aceite no se evapora, por lo que hay que controlarlo menos que un baño de agua), que se puede reutilizar varias veces para hacer múltiples extractos (después de unos cuantos usos empezará a oler a rancio, pero se puede añadir una gota de aceite esencial de romero para enmascarar el olor).

**Paso dos:** se humedece el material vegetal utilizando el mismo sistema descrito para las filtraciones al principio de este capítulo. Se dejará reposar el polvo

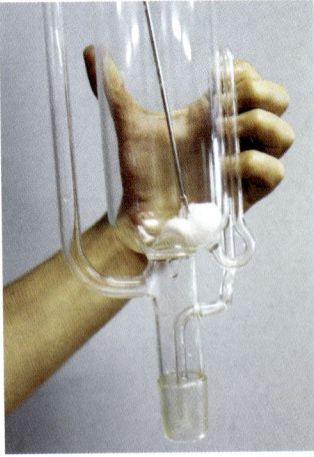

humedecido durante un mínimo de cuatro horas antes de iniciar la extracción.

**Paso tres:** el material vegetal se pone en la sección intermedia del extractor Soxhlet, que llevará un filtro en el fondo. Probaremos distintos tipos de filtro: algunas opciones incluyen papel filtro de laboratorio, torundas de algodón orgánico no blanqueado y discos para limpieza facial orgánicos no blanqueados.

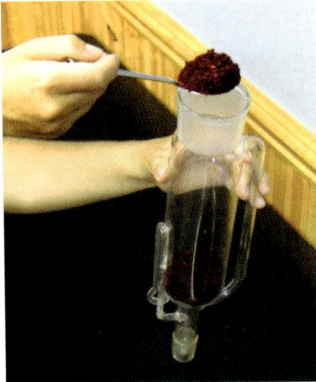

**Paso cuatro:** se coloca el material vegetal encima del filtro en la pieza intermedia del extractor Soxhlet. Se fija esta pieza al soporte de laboratorio con una abrazadera.

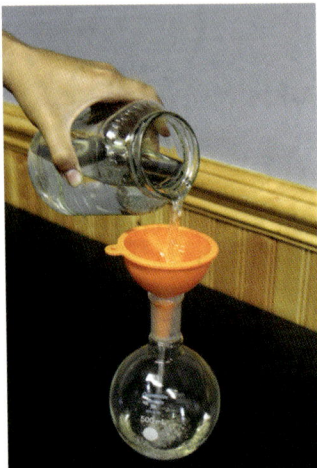

**Paso cinco:** el matraz para ebullición con base plana se llena al 80% con disolvente. Este puede ser alcohol puro o una mezcla de alcohol y agua. Se añade al matraz una cucharada de piedras para ebullición.

**Paso seis:** se engrasan todas las juntas del extractor Soxhlet con una capa fina de manteca de karité, manteca de cacao o aceite natural. Se lubrifican las dos piezas que están en contacto para evitar que se suelden de manera irreversible.

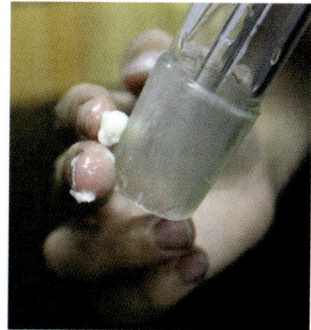

**Paso siete:** se coloca el matraz de ebullición bajo el extractor Soxhlet y se encajan las piezas. Se rebaja el extractor en el baño de aceite o en la fuente de calor. Se fija el condensador en la parte superior de la cámara de extracción (siempre asegurándose de que las juntas estén engrasadas).

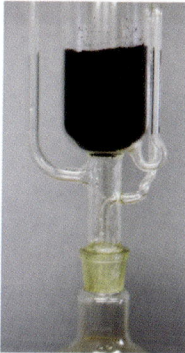

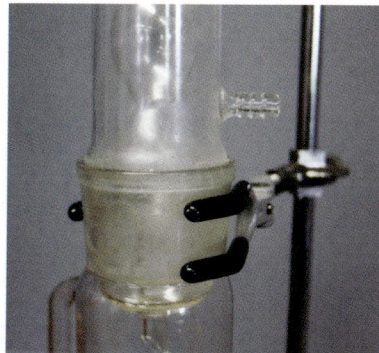

**Paso ocho:** se conectan los tubos de plástico al condensador, la línea de entrada a la base y la línea de salida a la parte superior. Se utilizan las abrazaderas para asegurar las conexiones de los tubos.

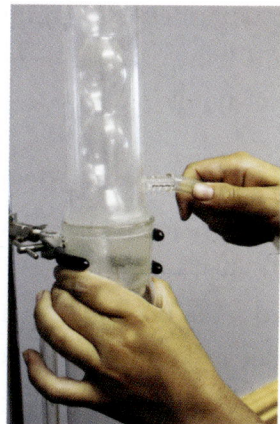

**Paso nueve:** la parte suelta de la línea de salida del condensador se coloca en un recipiente aislado y lleno de agua helada. Se hace pasar una línea del condensador aislado a la línea de entrada de la bomba de agua. Se conecta la línea de entrada del condensador a la línea de salida de la bomba. Se pone en marcha la bomba para iniciar la circulación del agua helada a través del condensador.

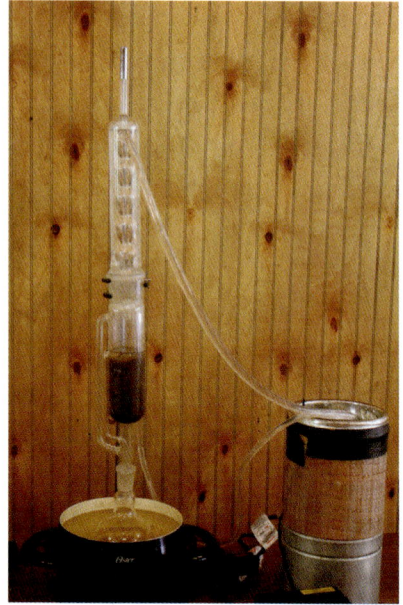

**Paso diez:** se enciende la fuente de calor. Si estamos extrayendo compuestos solubles en alcohol, se pone a 90 °C. Si se van a extraer compuestos solubles en agua y en alcohol, la temperatura será de 105 °C. Se comprueba la temperatura de vez en cuando mientras funcione el extractor Soxhlet y se ajusta si es necesario para mantenerla a 5° por encima o por debajo de la temperatura óptima.

**Paso once:** se comprueba el baño de agua helada cada pocas horas y se añaden trozos de hielo cuando haga falta para mantener la temperatura por debajo de 7 °C.

**Paso doce:** cuando el disolvente fluya claro a través del tubo de reflujo, se apaga la fuente de calor y se deja que todo se enfríe. Se desmonta el extractor Soxhlet y se sustituye el material vegetal agotado con material fresco. El bagazo agotado se guarda en un recipiente y se mantiene tapado en la nevera hasta que la extracción esté completa.

**Paso trece:** se pone el extractor otra vez en su sitio y se vuelve a calentar el baño de aceite. Se repite el proceso. Esto se puede hacer tantas veces como sea necesario hasta conseguir la concentración deseada.

**Paso catorce:** para extraer los compuestos hidrosolubles, se pone todo el bagazo agotado en un cazo y se hierve. Se cuela la decocción y se hace hervir para concentrarla hasta obtener 2 onzas. Se añade esto al extracto alcohólico para producir el extracto Soxhlet acabado.

La extracción Soxhlet en algunos casos no produce tinturas mejores que la filtración o la maceración. Parece que funciona mejor cuando se trata de plantas que contienen compuestos solubles en alcohol difíciles de extraer y lípidos. Para el cálamo, la angélica, la melisa, la hierbabuena y la *Verbena hastata*, el extractor Soxhlet es excepcional.

Elaborar extractos por filtración, extractos fluidos y extractos Soxhlet es más complicado que hacer tinturas alcohólicas estándar, pero estas técnicas producen extractos más potentes, de manera que se consigue más beneficio por la misma cantidad de material vegetal, además de que se necesitan dosis más pequeñas. No temas experimentar.

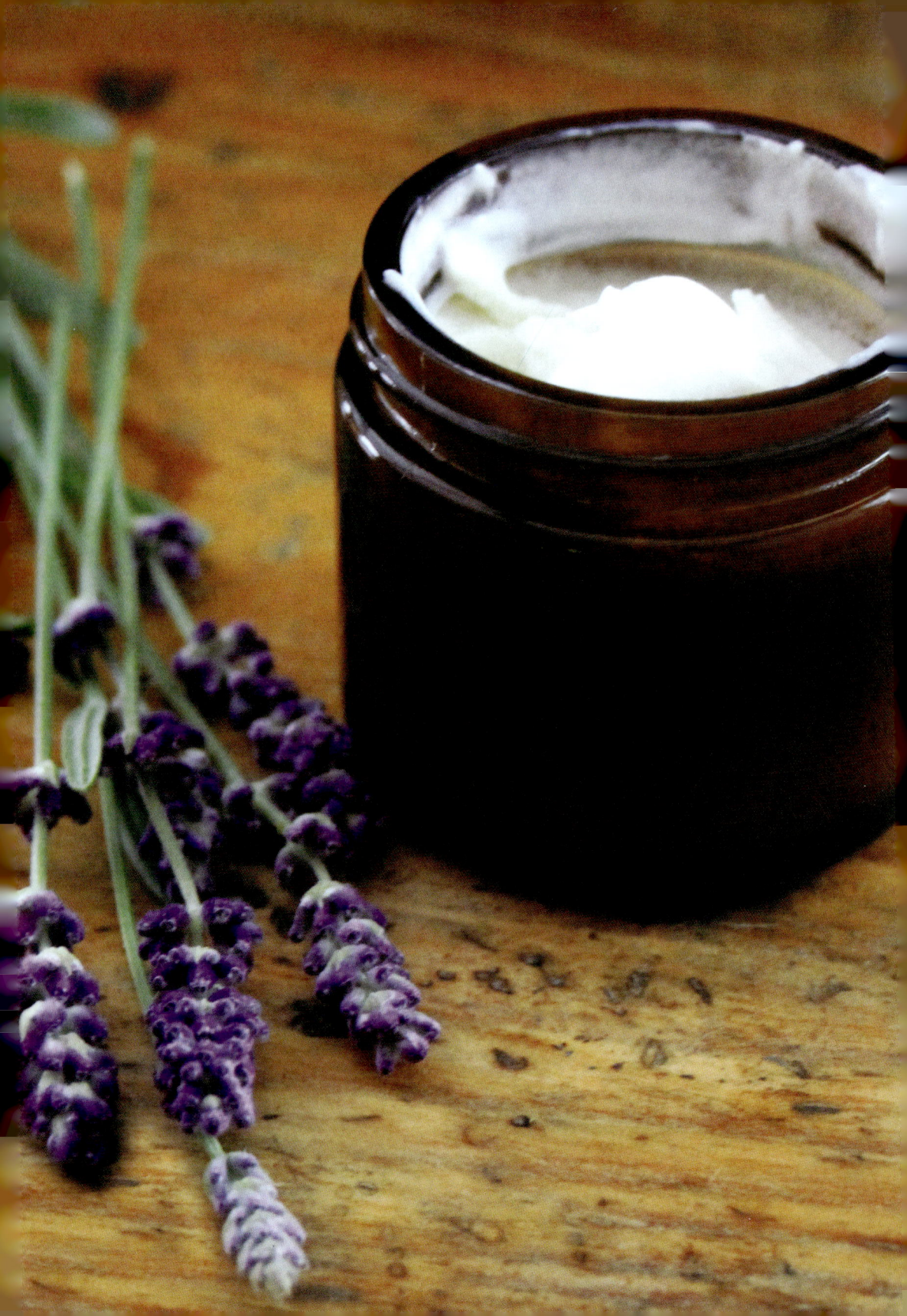

# CAPÍTULO OCHO

# Preparaciones de uso tópico

## EXTRACCIONES A BASE DE ACEITE, APLICACIONES TÓPICAS Y APLICACIONES LOCALES

Hay muchas aplicaciones tópicas (locales) hechas con hierbas. En este capítulo mostramos cómo obtener extracciones a base de aceite o de grasa y convertirlas en pomadas, ungüentos, lociones y otras preparaciones para uso tópico. En la segunda parte del capítulo explicamos técnicas para aplicar tópicamente hierbas a granel y extractos.

## PREPARADOS DE HIERBAS A BASE DE ACEITE

Son apropiados para los problemas menores de la piel, como abrasiones, sarpullidos, quemaduras y sequedad. Hay que ser cuidadosos con cortes o heridas recientes, especialmente si la herida es profunda. El aceite puede ayudar a que las bacterias se extiendan. Para las infecciones activas, funciona mejor la aplicación directa de hierbas, como cataplasmas, o indirecta, como compresas y baños.

Para las compresas, se empapa un paño en una infusión o una decocción y se aplica a la zona afectada. Para los baños se sumerge la parte afectada en una infusión o decocción (de las compresas hablamos más adelante en este capítulo, y los baños los tratamos en el Apéndice I). Después de un par de días de tratamiento, si la herida no muestra señales de infección, las pomadas son más convenientes que las cataplasmas y las compresas. De hecho, funcionan realmente bien para las fases proliferativas y de restauración en la curación del tejido.

## EXTRACCIÓN DE HIERBAS EN ACEITE O GRASA

En un extracto oleoso (*olea medicata* en latín), las hierbas se maceran en un aceite normal para extraer los compuestos que son solubles en grasa. Para los aceites herbarios, los que se utilizan habitualmente son el de oliva, el de almendras, el de cacahuete y el de albaricoque. En el pasado las hierbas se extractaban con frecuencia en grasas saturadas como manteca de cerdo o mantequilla. Por sí solo el aceite no es un gran disolvente, pero si se le aplica un calor suave o se le añade un disolvente intermedio, como el alcohol, mejora. Preparar un aceite herbario es el primer paso para obtener una pomada a base de aceite, como se describe más adelante en este capítulo.

### Los aceites de hierbas (extracciones en aceite)

Hay tres métodos principales para elaborar un aceite de hierbas. El primero es parecido a la preparación de una tintura, el segundo es como hacer una decocción a baja temperatura y el último utiliza disolventes intermedios para producir el aceite.

**Extracción en frío:** se colocan las hierbas sin apretar en un tarro de vidrio. Se añade suficiente aceite apenas para cubrir las plantas. Se deja el tarro en una zona cálida y oscura durante catorce días, agitándolo a diario, y finalmente se cuela y se embotella.

La mayor parte de los aceites hechos con plantas frescas producirán moho debido al contenido en agua de las plantas. Dos ejemplos de hierbas que se pueden utilizar frescas para elaborar aceites son las flores de gordolobo y las de hipérico. Se recogen las flores y se colocan en un tarro sin apretar. Se cubren con aceite y se dejan macerar durante catorce días, como hemos explicado en el párrafo anterior.

Algunas hierbas se pueden poner en infusión en aceite después del secado, entre ellas el ajo, las semillas de lobelia y la raíz de la hierba carmín. En el caso de otras plantas habría que secarlas cuarenta y ocho horas y extractarlas utilizando el método de la extracción en caliente.

**Extracción en caliente:** El *King's American Dispensatory* [Farmacopea americana], de 1898, recomienda mantener el calor entre 50 y 60 °C para producir aceites medicinales. Se puede utilizar la temperatura más baja en una olla de cocción lenta o en el horno (manteniéndola a unos 70 °C); extraer a 70 °C en lugar de a 50-60 no dañará los componentes de las plantas, pero los aceites calentados a temperaturas por encima de 65 °C tienden a enranciarse más deprisa. Para mantener la temperatura dentro de los límites indicados por el *King's American Dispensatory*, se puede utilizar una cuchara de madera para mantener la puerta del horno ligeramente abierta. Si se emplea una olla de cocción lenta, se puede pedir a un electricista que instale un regulador de voltaje en el cable para controlar la temperatura con mayor precisión. Se utilizará un termómetro para medirla.

Para extraer las hierbas en una olla de cocción lenta, se colocan en la olla y se añade suficiente aceite para apenas cubrirlas (cerca de 1 galón de aceite para 1 libra de hierbas). Se pone en marcha la olla a temperatura baja y se dejan las hierbas en remojo toda la noche, o durante ocho-doce horas. Se deja enfriar el aceite, se cuela y se embotella.

Si se utiliza el horno, se ponen las hierbas en una cacerola grande, esmaltada y se cubren con aceite. Se enciende el horno a la temperatura más baja y se mantiene la puerta entreabierta con una cuchara de madera para favorecer la ventilación. Se dejan las hierbas en el horno durante unas ocho-doce horas, se dejan enfriar, se cuelan y se envasan.

Para elaborar un extracto caliente con plantas frescas, se mantienen las plantas en el horno o en la cacerola hasta que todo el líquido se haya evaporado y las hierbas estén crujientes.

**Uso de disolventes intermedios:** para preparar un aceite más potente, se puede utilizar alcohol de alta graduación como disolvente intermedio. Se pesa la cantidad de plantas y se les añade el 75% del peso en alcohol al 95%. Para 200 g de plantas se utiliza 150 ml de alcohol al 95%, y para 16 onzas de hierba se añaden 12 onzas fluidas de alcohol al 95%. Se deja reposar veinticuatro horas, se añade el aceite en una proporción de 1:5 y se calienta suavemente durante ocho-doce horas como se ha descrito más arriba. Todo el alcohol se evaporará. Para una extracción en aceite de 1:5 de 200 g de plantas se necesitan 1.000 g de aceite, o 5 libras de aceite para 1 libra de plantas. Este tipo de medición tan exacta no es necesaria para los productos de hierbas para uso doméstico.

## POMADAS, UNGÜENTOS Y BÁLSAMOS

Las pomadas son preparados medicinales semisólidos con una base de aceite de hierbas que se solidifica con cera de abejas o cera de candelilla (una alternativa vegana). Las pomadas se llaman también ungüentos. Las de hierbas se usan para raspaduras, quemaduras, irritaciones de la piel y otros problemas cutáneos. Se utilizan para aplicar las hierbas directamente a los tejidos que las necesitan o para ciertos compuestos, como los aceites volátiles, a determinadas partes (como masajear una pomada en la parte alta de la espalda y del pecho para llegar a los pulmones). Algunas pomadas actúan como agentes extractores para sacar astillas y vidrio de la piel.

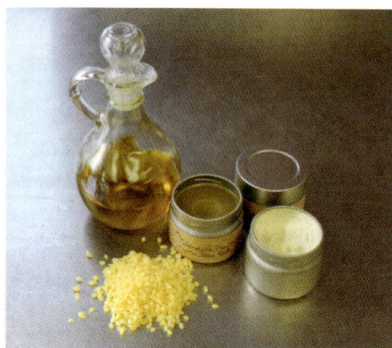

El método de elaboración de una pomada consiste en preparar un aceite de hierbas como hemos indicado anteriormente. Se usa una proporción de 6:1-8:1 de aceite respecto a la cera de abejas, dependiendo de lo sólida que deba ser la pomada. Para pomadas más suaves se pondrá menos cera y para otras más consistentes se pondrá más. Esto supone unos 30 g (1 onza) de cera en peso por cada 170-220 ml (6-8 onzas) en volumen de aceite.

Las bolitas de cera y la cera rallada son más fáciles de fundir que los trozos grandes. Se utilizará una lata o tarro dedicado exclusivamente a este fin, de manera que no hay que preocuparse de recuperar la cera que queda en los lados. Se llena un cazo grande de agua hasta la mitad, se ponen unos aros de goma en el fondo del cazo y sobre ellos el recipiente lleno de cera de abejas para que no toque el fondo. Se deja hervir el agua a fuego medio o alto para fundir la cera. Mientras esta se derrite se calienta el aceite en un cazo de acero inoxidable no reactivo o un cazo esmaltado. Cuando la cera se ha fundido completamente, se vierte en el aceite caliente.

Otra manera de preparar las pomadas consiste en verter las bolitas de cera o la cera rallada directamente en el aceite caliente. Se le da vueltas continuamente durante unos veinte minutos hasta que la cera esté completamente fundida. Hay que vigilarla para evitar que prenda fuego.

Una vez mezclados el aceite y la cera, se sacan del fuego. Mientras se enfría, se remueve la pomada líquida para estar seguros de que la cera y el aceite no se separan. A medida que la mezcla se enfría se vuelve translúcida, momento en el que está lista para ser vertida en tarros. Si se desea, los ingredientes sensibles al calor, como los aceites esenciales, la vitamina E y la lanolina, se añadirán en este momento.

Limpiar los enseres que se han utilizado en la elaboración de la pomada es tedioso. Lo haremos con toallas de papel mientras la pomada todavía está líquida, y habrá que lavar cada utensilio en agua jabonosa muy caliente varias veces para que queden completamente limpios.

En el capítulo doce encontrarás una fórmula básica de pomada para poder empezar.

Para los bálsamos se precisa una proporción mayor de cera de abejas que para las pomadas: 30 g (1 onza) de peso para 80-110 ml (3-4 onzas) de volumen de aceite. La cera de abejas crea una barrera protectora sobre la piel.

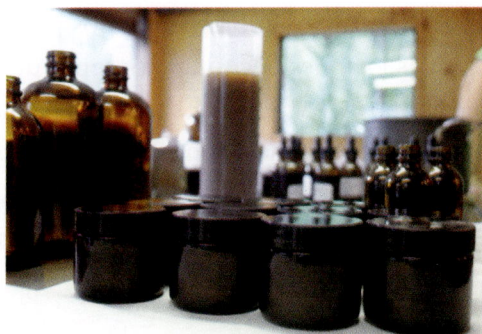

# UN EMULSOR HECHO EN CASA

80% de cera de abejas
10% de bórax
10% de lecitina líquida

Este emulsor no dura mucho y se ha de preparar de nuevo cada vez que se necesite para una loción.

## LOCIONES

Las lociones son mezclas de aceite y agua que se usan para hidratar la piel seca. El agua y el aceite no se mezclan de manera natural y se han de emulsionar (los emulsionantes se conocen también como agentes activos surfactantes, que hacen que el aceite y el agua permanezcan mezclados). Por ejemplo, cuando se mezcla con el aceite, la lecitina de la yema de huevo crea una emulsión estable llamada mayonesa.

Las lociones comerciales habitualmente contienen emulsionantes químicos altamente procesados. La cera es un emulsionante químico razonablemente seguro. También podemos preparar uno nosotros mismos.

Las lociones necesitan contener un conservante para evitar el crecimiento de mohos y bacterias. El aceite esencial de romero y el aceite de vitamina E son ambos antibacterianos, y se pueden añadir para alargar la vida de nuestras lociones mucho más allá de seis meses.

Para elaborar una loción se fundirán los siguientes ingredientes juntos en un cazo:

- Dos partes de un aceite líquido normal (aceite de semillas de uva, de oliva o de almendras).
- Una parte de un aceite sólido normal (manteca de cacao, aceite de coco, manteca de mango o manteca de karité).
- Una parte de emulsionante.

Se añaden de cuatro o seis partes de uno de los siguientes productos: una infusión de hierbas, jugo de áloe vera o un hidrolato (agua floral), como agua de rosas. Se agrega una gota de aceite esencial de romero por cada 110 ml (4 onzas) de líquido, más 1 ml de aceite de vitamina E por 240 ml (8 onzas) de líquido. Se pueden mezclar los componentes a mano con un batidor, si resulta que somos atletas de categoría olímpica. Para los mortales normales una batidora de mano o una batidora de sobremesa lo harán mucho mejor.

## MANTECAS O CREMAS

Las mantecas corporales son una mezcla batida de aceites saturados (sólidos a temperatura ambiente) y monoinsaturados o poliinsaturados (líquidos a temperatura ambiente). Habitualmente no se elaboran con agua (aunque pueden hacerse), de manera que duran más que las lociones y tienen un tacto cremoso y suave sin la necesidad de añadir un emulsionante (si se utiliza un hidrolato o un gel de áloe vera para preparar la manteca corporal, sí será necesario añadir un emulsionante).

Para hacer la manteca se necesita:

- Siete partes en peso de un aceite sólido normal.
- Tres partes en peso de un aceite líquido normal.

Lentamente se derriten los dos aceites juntos en un hervidor doble. Se aparta el aceite del fuego, se añaden los aceites esenciales y se deja enfriar a temperatura ambiente. Con un mezclador de mano o una batidora se bate la mezcla hasta conseguir una consistencia cremosa. Se guarda en la nevera durante treinta minutos y se vuelve a batir. Tienes una fórmula de muestra en el capítulo doce.

## ACEITES DE MASAJE

Los aceites de masaje se elaboran con aceites portadores a los que se les añaden aceites esenciales para aportarles fragancia y acción terapéutica. Según la persona y los aceites utilizados, se puede obtener un efecto relajante o estimulante sobre la mente y el espíritu. Los aceites de masaje ayudan a aliviar el estrés y la tensión por su efecto en las terminaciones nerviosas, en la mente y en los músculos. Estos aceites y los masajes que se dan con ellos pueden mejorar el crecimiento de las células de la piel y acelerar la eliminación de los desechos a través del sistema linfático del cuerpo. En el capítulo diez te mostramos más información sobre el uso de los aceites esenciales.

## OTRAS APLICACIONES TÓPICAS

Las tinturas alcohólicas, los gliceritos, las infusiones y las decocciones se pueden utilizar en aplicación tópica.

### LINIMENTOS

Los linimentos se preparan de la misma manera que las tinturas maceradas, pero con alcohol de desinfección en lugar de alcohol etílico apto para consumo humano («uso de boca»). Esto reduce los costes. También provoca que el linimento sea tóxico para uso interno. Muchos utilizan las tinturas elaboradas con alcohol de beber como linimentos tópicos para evitar el riesgo de envenenamiento. Hay que marcar los linimentos con alcohol de desinfección para evitar su ingesta accidental. Los cristales de mentol o de gaulteria añaden un olor agradable, aumentan las propiedades antiinflamatorias del linimento y ayudan a prevenir su ingesta accidental. La tintura antiespasmódica del capítulo doce es un buen linimento.

### COMPRESAS Y FOMENTOS

Una compresa es una almohadilla de tela empapada en un extracto de hierbas y aplicada sobre la piel. La mayor parte de ellas se aplican calientes, pero las frías también tienen su utilidad. Las compresas se utilizan para aliviar el dolor o acelerar la curación de heridas o daños musculares. Las frías son estupendas para los dolores de cabeza, las quemaduras, las mordeduras y las picaduras. Se pueden empapar con infusiones, decocciones y tinturas o gliceritos disueltos en agua. Puede ser una compresa de algodón o de lino, una torunda de algodón o una gasa.

Para preparar una compresa deben seguirse los siguientes pasos:

- Se sumerge un trozo limpio de un tejido suave en una infusión tibia u otro extracto de hierbas.
- Se exprime el exceso de líquido.
- Se aplica la compresa sobre la parte afectada.
- Cuando la compresa se enfría o se seca, se repite el proceso.

Los fomentos son compresas que cubren una zona mayor del cuerpo. Se sumerge un trozo de tela en una infusión caliente y se aplica sobre la zona afectada. Las hierbas más adecuadas para las compresas y los fomentos son la manzanilla, las flores y hojas de saúco, la milenrama y la caléndula.

## CATAPLASMAS Y EMPLASTOS

Las cataplasmas y los emplastos son una mezcla de hierbas secas o frescas humedecidas con agua o aceite y aplicadas externamente. Son parecidos a una compresa, pero se utilizan partes vegetales en lugar de extractos líquidos. Generalmente una cataplasma implica un tratamiento en caliente, mientras que un emplasto se aplica a temperatura ambiente. Se aplastan o se pican hierbas frescas y se aplican directamente sobre la zona afectada. Si se están utilizando hierbas secas, se hierven cinco minutos o se mezclan con una pequeña cantidad de agua hirviendo. Se aplica la cataplasma o el emplasto entre capas de gasa para evitar ensuciar la piel.

Las cataplasmas deberían aplicarse tan calientes como se puedan tolerar. Se cubrirán con un vendaje de gasa y sobre él un paño caliente.

Son hierbas apropiadas para hacer cataplasmas el olmo rojo, las hojas y las raíces de consuelda, el malvavisco, las semillas de lino, la corteza de roble blanco, las semillas de *psyllium*, el llantén, el muguete, el pino (la resina), la lobelia, la caléndula, la milenrama, el sello de oro y el áloe vera. Además de las hierbas se puede usar arcilla fina y carbón activado en emplastos y cataplasmas. En el capítulo doce encontrarás una fórmula para una cataplasma básica.

La chumbera o nopal (*Opuntia ficus-indica*) es una planta fantástica para usar como cataplasma. Su acción es parecida a la del gel de áloe vera. La mayor parte de los comercios étnicos venden las palas de nopal ya sin espinas. Si las recolectamos nosotros mismos, tendremos que eliminar las espinas. Las chumberas tienen dos tipos de espinas: grandes espinas fijas y unos pequeños gloquidios, que parecen pelos, que penetran en la piel, causando una irritación general y dolor. Se eliminan los gloquidios de la pala raspándolos con un cuchillo, pero si antes se pasan las palas sobre una llama, la operación será mucho más fácil. El modo de aplicación es el siguiente: se cortan las palas verticalmente para exponer el interior pegajoso, se calientan y se aplican directamente sobre las heridas y quemaduras. La sustancia pegajosa se puede raspar, deshidratar en una bandeja para fruta, pulverizar y rehidratar cuando se necesite.

## APLICACIONES LOCALES

Estas son aplicaciones sobre partes específicas del cuerpo, como por ejemplo el recto, la vagina, la boca, la nariz, los ojos y las orejas.

### SUPOSITORIOS, PESARIOS O BOLOS

Un supositorio sirve para introducir hierbas por el recto o por la vagina. Un pesario es un óvulo o dispositivo vaginal. El bolo se administra por vía oral.

Para preparar un supositorio o un pesario se funde la manteca de cacao a baja temperatura, preferiblemente al baño maría, y se mezcla con las hierbas finamente pulverizadas. Lo último que queremos hacer es introducir material vegetal basto y que arañe en una zona sensible, así que hay que asegurarse de pulverizar muy finamente las hierbas.

Si se desea, se pueden añadir aceites esenciales. La mezcla de manteca de cacao y hierbas se vierte en un molde para supositorios y se deja enfriar. Se envuelve cada supositorio con papel encerado y se guarda en la nevera. Se introduce por el recto o por la vagina, dependiendo de las necesidades. Los supositorios se han de utilizar en un plazo máximo de siete-diez días, aunque también se pueden guardar en el congelador hasta seis meses.

Para preparar un bolo, se mezcla una hierba aglomerante como el malvavisco o la raíz de consuelda junto con otras hierbas para formar una pasta dura. Se forman piezas del tamaño de una píldora grande y se envuelven en papel encerado. Los bolos se han de utilizar inmediatamente.

Algunas de las hierbas que se suelen usar para los supositorios y los bolos son la raíz de consuelda, el malvavisco, la mahonia y el geranio.

### Cómo se prepara un molde para supositorios

Para hacer un molde para supositorios se envuelve con varias capas de papel de aluminio un lápiz, un marcador delgado o el mango de una cuchara de madera. Se retira el aluminio sin que pierda la forma de tubo que ha adoptado y se sella una extremidad del molde. Se preparan varios y se ponen todos de pie en una lata o un tarro. Cuando la mezcla del supositorio está lista, se llena cada tubo y se congela durante tres minutos. Se quita la hoja de aluminio y se corta en piezas de 2 cm (¾ de pulgada) para obtener los supositorios.

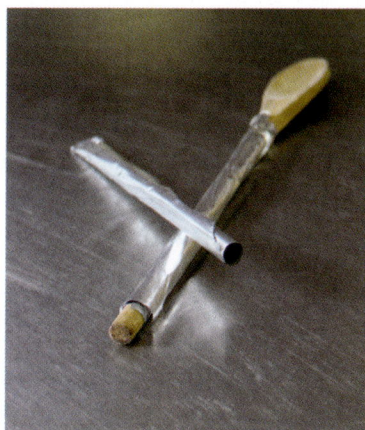

## GARGARISMOS Y ENJUAGUES BUCALES

Los gargarismos y enjuagues bucales a base de hierbas se usan para el dolor de garganta, la laringitis, la tonsilitis, la garganta irritada, la tos seca y el mal aliento. Para elaborarlos se emplean decocciones o se mezclan tinturas o gliceritos con agua.

### Ingredientes sugeridos para enjuagues bucales y gargarismos a base de hierbas

**Antisépticos y desinfectantes:** mirra, agracejo, tomillo, clavo.
**Astringentes:** arraclán, corteza de roble blanco, salvia, caléndula.

**Emulgentes (para gargantas secas e irritadas):** regaliz, olmo rojo, malvavisco.

**Aromatizantes:** hierbabuena, menta piperita, anís, hinojo, regaliz, clavo, canela.

**Estimulantes:** guindilla (en cantidades muy pequeñas), jengibre, tomillo.

## RAPÉ DE HIERBAS

El rapé se utiliza para secar el exceso de mucosidad en los senos o para reducir los pólipos nasales. Se pone un pellizco de hierba pulverizada en la palma de la mano. Se usa la otra mano para cerrar una fosa de la nariz mientras se inhala el polvo por la otra. Se repite por el otro lado. Hay que estar preparados para unos cuantos estornudos y un drenaje abundante.

Algunas de las hierbas que se utilizan para hacer el rapé son la corteza de arraclán, el sello de oro y la milenrama.

## POLVOS DENTALES

Los polvos dentales pueden tonificar las encías que sangran y fortalecer el esmalte dental. Se usan con un cepillo de dientes o con palitos hechos con ramas de romero.

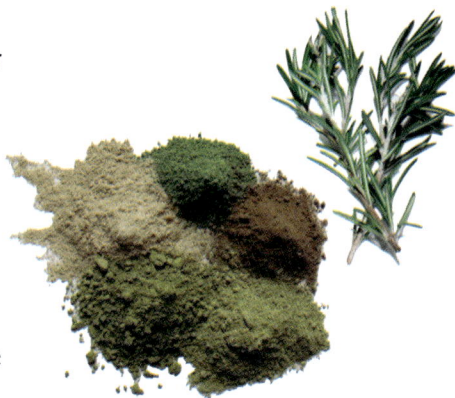

### Hierbas para los polvos dentales

**Cola de caballo** (refuerza el esmalte dental).

**Corteza de roble blanco** (tonifica las encías sangrantes).

**Nogal negro** (tonifica las encías sangrantes).

**Caléndula** (tonifica las encías sangrantes).

**Goma de mirra** (antiséptico).

**Ínula** (antiséptico).

## COLIRIOS

Las infusiones de hierbas se pueden utilizar en gotas, como colirios, en lavaojos o en compresas para ojos con problemas de irritación, cansancio o infecciones. Se usan únicamente infusiones recién hechas para evitar el riesgo de infecciones. Algunos ejemplos de hierbas para colirios son la agrimonia, la manzanilla, la eufrasia y la frambuesa roja.

## GOTAS PARA LOS OÍDOS

Las infecciones de oído pueden ser muy dolorosas. Las gotas a base de hierbas reducen la inflamación y el dolor y combaten la infección. Asegúrate de que el tímpano no esté dañado antes de poner nada en el oído.

Se calienta una botella de aceite o de tintura en un cazo de agua hasta que el aceite o la tintura se sientan tibios pero no calientes en el interior de la muñeca. Se ponen entre cinco y diez gotas en el oído y luego se aplica una torunda de algodón para impedir que el aceite o la tintura se salgan. Las hierbas utilizadas para los oídos suelen ser el ajo, el gordolobo y el hipérico. Los aceites esenciales de árbol del té, de la lavanda o del limón se han de diluir en aceite de oliva a razón de 1:20 y se aplican como hemos indicado.

# CAPÍTULO NUEVE

# Otros preparados

## CONCENTRADOS, PASTILLAS Y MÉTODOS TRADICIONALES CHINOS

En este capítulo estudiamos algunas técnicas interesantes para la preparación de concentrados en polvo, pastillas y extracción en alcohol caliente. También analizamos algunas de las técnicas asiáticas utilizadas para preparar las hierbas. A medida que nos volvamos más experimentados en la preparación de nuestros propios remedios, podremos utilizar estas técnicas para ampliar nuestras habilidades.

## CONCENTRADOS EN POLVO

Estas técnicas están especialmente indicadas para tomar las hierbas que han sido extractadas con agua o alcohol y luego nuevamente convertidas en polvo. Estos polvos son muy potentes y requieren dosis mucho más bajas que los polvos de hierbas a granel o las cápsulas normales.

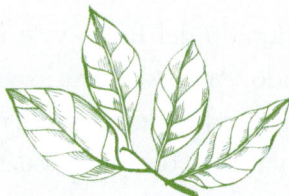

## CONCENTRADOS DE INFUSIONES EN POLVO

Los concentrados de infusiones en polvo son una buena manera de concentrar los compuestos hidrosolubles de un extracto de plantas. En pocas palabras, la idea consiste en hacer una decocción fuerte, reducirla (concentrándola) y luego secarla para convertirla en polvo que se pueda administrar fácilmente en una bebida, como cápsula o directamente como polvo.

Los polvos concentrados son muy buenos para los niños o adultos que difícilmente se tomarán una taza de infusión amarga, y para aquellos que no pueden tomar tinturas. Cualquier hierba que se pueda preparar en decocción es adecuada para los concentrados en polvo.

**Paso uno:** se humedece ligeramente el polvo molido de hierba (si está seco) o la hierba fresca recién picada con alcohol al 95%. Si se quieren extraer los alcaloides como compuesto principal, se utilizará una mezcla a partes iguales de alcohol y vinagre de sidra de manzana para humedecer el material vegetal. Se dejará en remojo durante una hora.

**Paso dos:** se usa una parte de hierba por treinta y dos partes de agua. Así, para una onza de hierba se añadirán 32 onzas (1/4 de galón) de agua. Se hierven las hierbas con el agua a fuego muy bajo durante dos-cuatro horas.

**Paso tres:** se cuela la decocción para eliminar el material vegetal. Se devuelve el líquido al cazo.

**Paso cuatro:** se hace hervir suavemente el líquido restante hasta que quede en el 20% de su volumen original. Así, 20 onzas quedarían reducidas a 4.

**Paso cinco:** se retira el líquido del fuego y se mide la cantidad de líquido concentrado que ha quedado. Antes de secarlo se añadirá un polvo a la mezcla. Hay dos posibilidades, almidón de arrurruz o algo de la hierba en polvo. Por ejemplo, si se ha hecho una decocción de raíz de regaliz, se utilizaría polvo fresco de raíz de regaliz.

Si utilizamos almidón de arrurruz, añadiremos 5 g (1/6 de onza) por cada 30 ml (1 onza) de líquido. Si usamos polvos de hierbas, añadiremos 10 g (⅓ de onza) de hierba pulverizada por cada 30 ml (1 onza) de líquido. Se mezclan bien el polvo y el líquido.

**Paso seis:** se extiende una capa fina de la mezcla de la decocción con el polvo en una bandeja para fruta y se coloca en un deshidratador. Se deshidrata a 50 °C, hasta que esté seca y quebradiza.

**Paso siete:** se retira todo el concentrado seco de la bandeja. Se reduce a polvo utilizando un molinillo de café o un mortero. Se guarda el polvo en un envase hermético lejos del calor y de la luz.

Ahora tenemos un extracto concentrado de hierbas en forma de polvo. Para tomarlo puedes mezclarlo con agua, zumo o miel, o encapsularlo.

## CONCENTRADOS DE TINTURAS EN POLVO

Los concentrados de tinturas en polvo son parecidos a los concentrados de infusiones, pero son más apropiados para hierbas con compuestos solubles en alcohol. No funcionan bien para plantas cuyos componentes principales son los aceites aromáticos. Estos son los pasos para elaborar concentrados de tintura en polvo:

**Paso uno:** se añaden 5 g (1/6 de onza) de almidón de arrurruz o 10 g (1/3 de onza) de hierba seca pulverizada por cada 30 ml (1 onza) de tintura y se mezcla bien.

**Paso dos:** se extiende una capa fina de la mezcla en una bandeja especial para fruta. Se coloca en un deshidratador a 60 °C. Se deja secar bien hasta que se vuelva quebradiza.

**Paso tres:** se retira el concentrado seco de la bandeja y se muele en un molinillo de café o en un mortero. Se guarda en un envase hermético lejos del calor y de la luz.

A causa del contenido en alcohol, los concentrados de tinturas en polvo se deshidratarán en un ambiente bien ventilado, lejos de llamas o chispas.

## PASTILLAS PARA LA TOS

Con los extractos herbarios se pueden preparar pastillas para la tos para aliviar la garganta irritada y los problemas respiratorios. En realidad es una forma de hacer caramelos y sigue los mismos pasos que para elaborar caramelos duros. Aunque no sean indispensables, los moldes para caramelos ayudan a lograr unas pastillas uniformes. También sirve tener un buen termómetro para controlar la temperatura. A continuación damos los pasos que deben seguirse:

**Paso uno:** se hace una decocción de la hierba o hierbas que se quieren utilizar para las pastillas para la tos. Son aconsejables el marrubio, el cerezo silvestre, el pino blanco, el tusilago, las bayas de saúco o la canela.

**Paso dos:** se mide una taza de la decocción y se añade o bien dos tazas de azúcar integral orgánico o zumo de caña secado en frío, o bien una taza y media de miel y un octavo de cucharadita de cremor tártaro. El cremor tártaro ayuda a compensar el exceso de humedad de la miel para que la pastilla se endurezca.

**Paso tres:** se calienta la mezcla a fuego bajo en un cazo hasta que el jarabe alcance el punto de caramelo duro (cerca de 145-150 °C). Se puede comprobar dejando caer una pequeña cantidad del jarabe en agua helada. Si se endurece correctamente, está listo.

**Paso cuatro** (optativo): cuando la mezcla alcanza la temperatura adecuada, se puede añadir algún aceite esencial (de diez a veinte gotas) para que las pastillas resulten más potentes. Son adecuados los aceites de eucaliptus, de tomillo, de romero y de menta piperita.

**Paso cinco:** con mucho cuidado para que no caiga ninguna gota del jarabe sobre la piel (nos quemaría gravemente), se vierte la mezcla caliente en los moldes engrasados para caramelos. Si no se tienen moldes, se puede verter en una fuente engrasada. Si se utiliza el método de la fuente, se espera hasta que la masa esté medio endurecida y después se marca la mezcla con un cuchillo para hacer trozos del tamaño de una pastilla. Cuando se haya endurecido por completo, se podrá romper fácilmente siguiendo las marcas.

Otra posibilidad, si no se tienen moldes para caramelos, consiste en llenar un cazo con azúcar en polvo. Si no se quiere utilizar azúcar refinado, se pulveriza jugo de caña de azúcar liofilizado. Rocía con cuidado la mezcla en el azúcar y se formarán pequeñas gotas. Cuando estén frías, se pueden pasar por el azúcar para recubrirlas.

**Paso seis:** cuando las pastillas estén frías, se guardan en un recipiente hermético. Ahora dispones de tus propias pastillas hechas en casa.

## EXTRACTOS ALCOHÓLICOS CALIENTES

Algunas hierbas, como el musgo español (o usnea), se pueden extractar con alcohol y calor. Este es un método de extracción potencialmente peligroso porque el alcohol tiene un punto de ebullición (78,37 °C) inferior al del agua (100 °C). Además, es muy inflamable, de manera que habrá que mantener el extracto lejos de cualquier llama y la temperatura bastante por debajo del punto de ebullición del alcohol durante el proceso de extracción.

El modo más seguro de hacerlo es usando un tarro de conserva y un cazo de barro. Se ponen las hierbas junto con la mezcla apropiada de agua y alcohol en el tarro. Se tapa sin apretar a fondo; se deja un pequeño espacio para ventilación de manera que no se produzca presión dentro del tarro que lo pueda romper o hacer estallar.

Se llena el cazo de barro con agua, se coloca el tarro en su interior y se pone a fuego bajo durante ocho horas. Se espera a que el tarro se haya enfriado antes de abrirlo para colar el extracto.

## MÉTODOS TRADICIONALES CHINOS

Tanto la medicina ayurvédica como la china desarrollaron métodos para procesar las hierbas que reducen la toxicidad, aumentan su efectividad, modifican sus propiedades o eliminan los olores ofensivos. La herbología occidental no es tan sofisticada en sus métodos de procesamiento. A continuación mostramos algunos de los métodos utilizados en la medicina tradicional china:

**Vaporizar y secar:** los chinos cuecen al vapor repetidamente con vino y secan al sol una raíz glutinosa y emoliente como la *Rehmannia glutinosa* (que tiene una energía refrescante). El *ginseng* rojo coreano se obtiene cociendo al vapor sus raíces y luego secándolas. Tras estos procesos las hierbas tienen una energía más caliente. Las hierbas occidentales, como el malvavisco y la consuelda, se pueden preparar de esta manera.

**Tostar y freír:** si se tuestan ciertas hierbas hasta secarlas, se intensifica su fuego o características yang. Las hierbas como el *Bupleurum* se preparan de esta manera. Las hierbas occidentales que se tuestan hasta secar para incrementar su sabor incluyen el diente de león, la achicoria y la raíz de consuelda. En estado crudo estas hierbas tienen una energía refrescante, pero cuando se tuestan desarrollan una energía ligeramente más caliente. Si añades un poco de miel a la hierba mientras la remueves en el *wok* para tostarla, le aportarás un efecto tónico por su dulzor. En la medicina tradicional china, el regaliz y el astrágalo a menudo se secan con miel.

**Remojar en alcohol o vino:** las hierbas remojadas en alcohol de grano o de vino penetran en la sangre con una efectividad óptima e intensifican la energía. El alcohol en estas dosis actúa como un regulador y estimulador de la circulación. Estas preparaciones se usan en la medicina tradicional china como tónicos para tratar trastornos circulatorios y enfermedades artríticas y reumáticas.

**Procesar con sal:** en la medicina tradicional china se añade una pizca de sal a las hierbas que se usan para tonificar el aparato urinario. La sal actúa como portadora para las otras hierbas de la fórmula, llevando su acción a los riñones. También ayuda a retener la humedad. La sal mejora la energía descendente de una fórmula.

**Procesar con vinagre:** la energía del sabor agrio en general, y el vinagre en particular, es descendente y astringente y actúa sobre el hígado.

**Lixiviación con agua:** la lixiviación consiste en tratar una sustancia compleja con un disolvente adecuado para separar sus partes solubles de las insolubles, y se practica sobre todo para eliminar el ácido tánico y ciertas sustancias tóxicas. Los nativos americanos preparaban las bellotas de esta manera.

**Calentar en arena:** ciertas hierbas se tuestan mezclándolas con arena y calentándolas en un *wok* mientras se van removiendo frecuentemente. Esto permite una temperatura mucho más elevada que si se tuestan sin remover y sin arena, y las raíces se calentarán de manera más uniforme.

**Hornear:** las hierbas se pueden hornear con miel, jengibre u otros portadores para mejorar ciertos efectos. La miel hace que las hierbas sean más tónicas e hidratantes; el jengibre, más caloríficas y dispersadoras, promoviendo la circulación y la digestión.

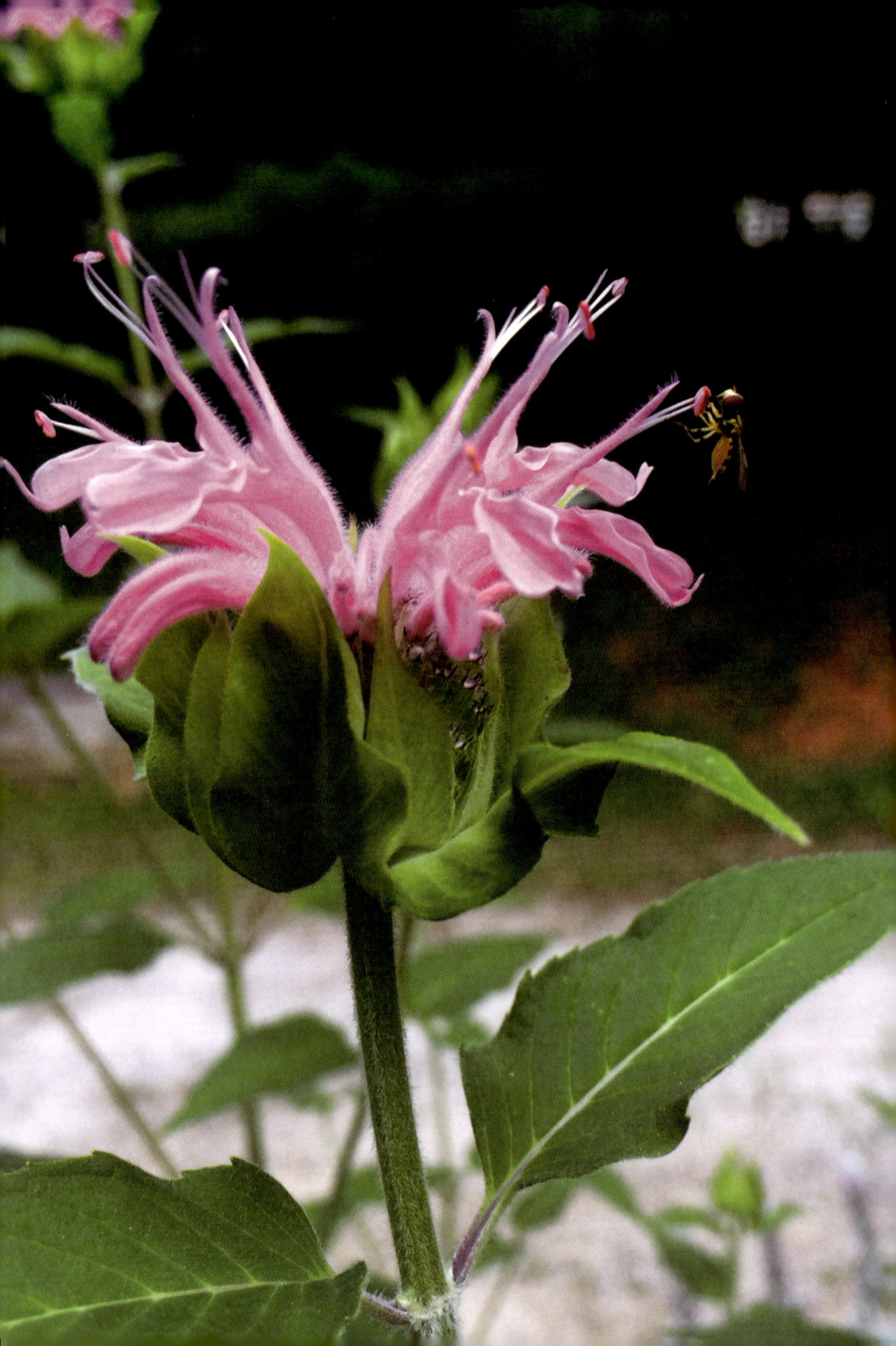

# CAPÍTULO DIEZ

# La aromaterapia y las esencias florales

## DOS MANERAS ÚNICAS DE EXTRACTAR Y UTILIZAR LAS HIERBAS

En este capítulo tratamos el uso de preparaciones especializadas a base de plantas —aceites esenciales, remedios homeopáticos y esencias florales—. Estas preparaciones requieren un estudio más profundo para poder utilizarlas de manera efectiva, pero aquí puedes empezar a conocerlas.

## LA AROMATERAPIA

La aromaterapia es una aplicación especializada de la fitoterapia que utiliza los compuestos volátiles de las plantas, llamados aceites esenciales. Los aceites esenciales son los que les dan a las flores y las hierbas su fragancia distintiva. Son líquidos que se evaporan rápidamente a temperatura ambiente. Cuando olemos algo, estos compuestos volátiles ponen en funcionamiento nuestros receptores olfativos.

Los aceites esenciales se derivan de las flores, las hojas, los tallos, las semillas o la corteza de diversas plantas. Aunque se denominan aceites, realmente no están compuestos por los ácidos grasos que se hallan en las grasas y los aceites vegetales. Son mezclas complejas de alcoholes, terpenos, terpenoides, fenoles, cetonas y óxidos, y son solubles en grasas, aceites y alcohol de alta graduación, pero no en agua.

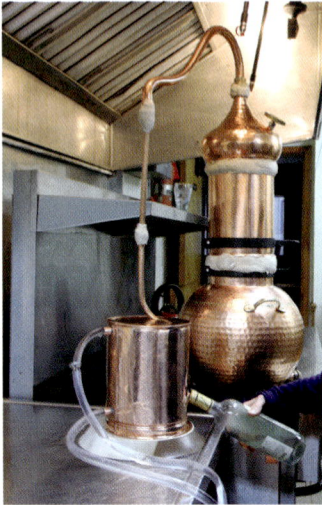

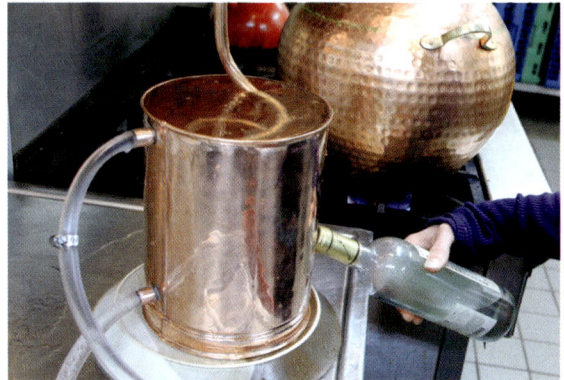

El químico francés que acuñó la palabra *aromaterapia*, el profesor René Maurice Gattefossé, experimentó con aceites esenciales con soldados heridos durante la Primera Guerra Mundial. En aquel tiempo, el antiséptico más utilizado era el fenol, que era muy adecuado para limpiar los suelos de los hospitales, pero no muy efectivo para curar heridas. Los soldados tratados por Gattefossé tenían heridas gravemente infectadas que a menudo resultaban en serios envenenamientos cuando el cuerpo reabsorbía las sustancias dañinas producidas por los tejidos en descomposición. Su trabajo demostró que los aceites esenciales, en particular la lavanda, eran superiores a los antisépticos químicos en cuanto a su capacidad de desintoxicar y acelerar la eliminación de esas sustancias.

La aromaterapia está ampliamente aceptada en Europa por la profesión médica. En Inglaterra, por ejemplo, se dispersa el aroma relajante de la lavanda por los pabellones de los hospitales para ayudar a levantar la moral de los pacientes, y esto ayuda a que sanen más rápidamente. Antes de la hora de dormir estos mismos pacientes pueden escoger entre un tranquilizante o un masaje con aceites de aromaterapia. El uso de los aceites esenciales también está ganando popularidad en los Estados Unidos, a medida que cada vez más empresas los venden y promueven su uso.

## LAS PROPIEDADES CURATIVAS DE LOS ACEITES ESENCIALES

Son muchos los beneficios de los aceites esenciales, y uno de ellos es que aparentemente no pierden su efectividad por las aplicaciones repetidas. En general, la mayor parte de los aceites esenciales tienen efectos sobre los sistemas nervioso y glandular y ayudan a destruir los microorganismos perjudiciales. Estos efectos los hacen eficaces para modificar el estado anímico, lo que tiene lugar sobre todo a través del sentido del olfato.

El sentido del olfato es único porque está directamente conectado con el cerebro. Las conexiones nerviosas unen la cavidad de los senos nasales con el bulbo olfativo, que forma parte del sistema límbico de nuestro cerebro. Este es un mecanismo de supervivencia, ya que los olores pueden avisarnos de un peligro o indicarnos si algo es comestible o no.

## LOS ACEITES ESENCIALES Y EL ESTADO ANÍMICO

Los olores afectan directamente a la amígdala y el hipocampo, así como el hipotálamo, la parte del cerebro que regula la glándula pituitaria. Esto significa que los olores pueden alterar directamente la producción de hormonas e influir en el sistema nervioso autónomo, que regula la digestión, el ritmo cardíaco, la presión sanguínea y la respiración. Por eso tienen la capacidad de modificar el estado de ánimo.

Los comerciantes fueron los primeros en aprovechar esta capacidad de las fragancias. Por ejemplo, la *Smell and Taste Treatment and Research Foundation* (Fundación para el tratamiento y la investigación de los desórdenes del olfato y el gusto) testó los efectos de distintos aromas sobre los compradores en tiendas que vendían calzado Nike®. Los resultados fueron sorprendentes: el 84% de los clientes prefirió los zapatos que estaban en la sala de exposición perfumada e incluso estuvieron dispuestos a pagar más por ellos. Poco tiempo después compañías japonesas empezaron a aplicar este tipo de investigación: utilizaron aromas de limón y de otros cítricos en sus edificios de oficinas para estimular la atención y la concentración, reduciendo así los errores y aumentando la productividad.

A causa de sus efectos sobre el estado de ánimo, los aceites esenciales pueden también ayudar a crear el ambiente adecuado para la intimidad, la meditación y la conciencia espiritual. Asimismo, se pueden usar en la terapia de sanación emocional y para ayudar en el tratamiento de problemas anímicos, como la ansiedad, la tristeza y la depresión. Pueden además mejorar la atención, la concentración, la memoria y la percepción.

## PROPIEDADES PARA LA SANACIÓN FÍSICA

Además de producir un impacto directo sobre la mente y el estado de ánimo, los aceites esenciales tienen propiedades beneficiosas para la sanación física. Como ya hemos mencionado, tienden a combatir la infecciones, ya que poseen varios grados de propiedades antibacterianas, antivirales, antifúngicas y, en algunos casos, antiparasitarias. Pueden estimular varios procesos metabólicos que den como resultado una sanación más rápida de las heridas, un aumento del recuento de los leucocitos, una mejor digestión, una producción de energía mayor y una mejora de la circulación.

No es necesario ingerir los aceites esenciales para conseguir estos beneficios. La investigación ha demostrado que se absorben a través de los senos nasales y de la piel, y a través del sistema circulatorio alcanzan todos los órganos. Luego son eliminados del cuerpo por medio de los distintos órganos de eliminación, como los pulmones o el sistema urinario.

El proceso dura entre unos minutos y varias horas. Se puede comprobar esto si nos frotamos la planta del pie con un trozo de ajo crudo. Varias horas más tarde se sentirá en nuestro aliento. Los compuestos volátiles del ajo se absorben a través de la piel, viajan por la sangre y se eliminan a través de los pulmones. Los órganos que utilizamos para eliminar un aceite recibirán la acción antimicrobiana y estimulante de la hierba. Puesto que el ajo se elimina por los pulmones pero no por los riñones, ayudará en las infecciones respiratorias pero no en las del sistema urinario.

## USOS FUNCIONALES

Los aceites esenciales tienen también usos funcionales. A menudo se añaden a los productos para el cuidado de la piel y del cabello, como lociones y champús, tanto por sus beneficios terapéuticos como por su atractivo emocional. Sus propiedades desinfectantes los hacen útiles como enjuagues bucales, desodorantes naturales y limpiadores desinfectantes para el hogar. Se pueden también utilizar como perfumes y como ambientadores. Muchos servirán además para repeler insectos y roedores.

La aromaterapia trata del uso de los aceites esenciales de muchos modos diferentes. Por ejemplo, se pueden añadir a un aceite, a una loción para masaje para su aplicación sobre la piel o al agua del baño; utilizar en remojos, compresas, fomentos, gárgaras y enjuagues bucales, o emplear en inhalaciones, por medio de un vaporizador o difusor. Para problemas de salud normalmente se inhalan y se aplican localmente, aunque algunos se pueden ingerir, siempre bajo la supervisión de un profesional, si se diluyen mucho.

El caos de la vida moderna y el continuo aumento de los costes médicos han llevado a muchas personas a redescubrir la aromaterapia como una técnica natural de autoayuda.

## LA SEGURIDAD DE LOS ACEITES ESENCIALES

Puesto que los aceites utilizados para aromaterapia son de venta libre al público, algunos piensan que son completamente seguros. Son seguros si se usan correctamente, pero pueden causar problemas que van desde la irritación de la piel y de las membranas mucosas hasta reacciones más graves, como daños hepáticos, hemorragias uterinas y abortos. Hay que consultar a un aromaterapeuta experto antes de utilizar los aceites sin diluir y hablar con un profesional de la salud antes de optar por la aromaterapia si la persona está embarazada, tiene presión alta o baja o sufre alergias. La *National Association for Holistic Aromatherapy* es un buen sitio para encontrar información sobre practicantes y formación.

Hay abundantes informes sobre reacciones graves provocadas por el uso de aceites esenciales sin la debida precaución. Thomas ha visto varios casos de enzimas hepáticas elevadas y uno de colitis por el uso interno de aceites esenciales prescrito por personas sin preparación. Con el tiempo, si estas reacciones adversas siguen teniendo lugar, la FDA podría intervenir e imponer regulaciones estrictas sobre la venta de los aceites esenciales. Para continuar disfrutando de estos maravillosos remedios durante mucho tiempo, tenemos que ser más cautos en su uso y dejar de lado la tendencia actual de utilizarlos sin diluir y por vía interna para problemas que se pueden tratar fácilmente con remedios más suaves. Sigamos cuidadosamente las instrucciones que se dan a continuación para diluir y utilizar con seguridad los aceites esenciales.

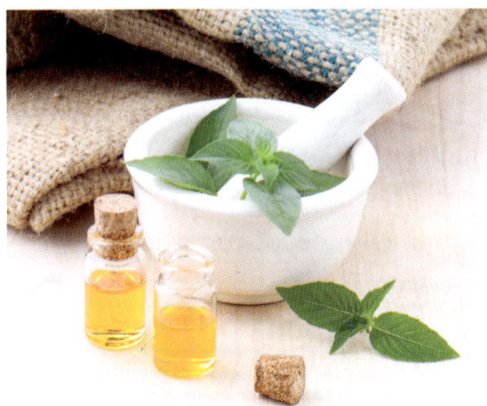

## EL USO DE LOS ACEITES ESENCIALES

Para empezar, es necesario familiarizarse con algunos términos y técnicas básicos para el uso de los aceites esenciales (AEs). Aunque se trata de sustancias naturales, son muy concentrados, lo cual aumenta las probabilidades de un uso incorrecto. Así que debemos estar seguros de comprender los siguientes términos y directrices para el uso de estas poderosas sustancias naturales.

### Dilución de los aceites

Los AEs se pueden diluir con un aceite vegetal normal (aceites esenciales de almendras o de oliva) o un jabón o loción natural. Se pueden también añadir a productos de jabón líquido no perfumados. En general, el producto acabado debería tener un 2-3% de aceites esenciales. Para una referencia rápida se puede utilizar la tabla 9 para calcular cuánto se puede añadir a un líquido para una dilución del 2,5 y del 5%.

| Cantidad de aceite u otro líquido | Onzas fluidas | Cantidad de aceites esenciales para una dilución del 2,5% | Cantidad de aceites esenciales para una dilución del 5% |
|---|---|---|---|
| 1 cucharadita de té (⅓ de cuch. sopera) | 1/6 onza fl | 2-3 gotas | 4-6 gotas |
| 1 cucharada sopera (3 cucharaditas de té) | ½ onza fl | 7-8 gotas | 14-16 gotas |
| 2 cucharadas sopera (6 cucharaditas de té) | 1 onza fl | 15 gotas | 30 gotas |
| 1 taza (16 cuch. soperas) | 8 onzas fl | 1/5 de onza fl (cerca de 1,25 cuch. té) | 2/5 de onza fl (cerca de 2,5 cuch. té) |
| 1 pinta (2 tazas) | 16 onzas fl | 2/5 de onza fl (cerca de 2,5 cuch. té) | 4/5 de onza fl (cerca de 5 cuch. té) |
| 1/4 de galón (4 tazas o 2 pintas) | 32 onzas fl | 4/5 de onza fl (cerca de 5 cuch. té) | 1,3/5 de onza fl (cerca de 10 cuch. té) |

TABLA 9  Diluciones de los aceites esenciales

## Uso tópico

Usamos la palabra *puro* para los aceites que se pueden aplicar tópicamente sin diluir. Los aceites que son demasiado irritantes para usarlos puros deberían diluirse como se explica en el párrafo anterior. Ciertos aceites esenciales, como el de árbol del té o el de lavanda, se pueden aplicar puros a las heridas para combatir la infección y estimular la sanación y reparación del tejido.

Otros aceites esenciales se pueden diluir (ver la tabla 9) con un aceite o loción y aplicar tópicamente para el tratamiento de problemas de piel. Las personas con la piel delicada quizá necesiten diluir incluso los aceites puros en una proporción 1:1, es decir, a partes iguales.

También se pueden mezclar de esta manera para uso local, por ejemplo los aceites esenciales para masaje diluidos en un aceite portador que se aplicarán en el cuello para una garganta irritada, en el pecho para la tos y la congestión, en el abdomen para los gases, la hinchazón y la infección, etc. Los aceites esenciales son buenos complementos para muchos de los preparados tópicos mencionados en el capítulo ocho, como pomadas, bálsamos, lociones, mantecas, linimentos y otros.

## Difusión

La difusión de los aceites esenciales puede ayudar a refrescar el aire, mejorar el estado de ánimo y eliminar los microorganismos transportados por el aire para estimular la curación y prevenir la propagación de las infecciones. Es un modo muy seguro y efectivo de utilizarlos. En el mercado se pueden comprar muchos tipos de difusores. También se pueden dispersar poniendo a hervir un cazo con agua, bajando luego el fuego para que hierva suavemente, añadiendo de cinco a quince gotas de uno o más aceites esenciales y dejándolo hervir con el cazo descubierto durante veinte o treinta minutos.

La inhalación del vapor es un método excelente de aplicación para tratar complicaciones del sistema respiratorio, como resfriados, tos y problemas de los senos nasales, y para aliviar la tensión y los dolores de cabeza. El aroma va directo al cerebro mientras el aceite pasa de los pulmones al torrente sanguíneo.

Para difundir los aceites de esta manera, se ponen entre cinco y diez gotas de aceite en un cuenco con dos tazas de agua hirviendo. Se inhala el vapor durante cinco o diez minutos con la nariz a unas ocho pulgadas por encima del agua. Los ojos deben mantenerse cerrados. Se puede tapar la cabeza con una toalla para concentrar el vapor. Se repite hasta tres veces diarias.

También se puede impregnar un pañuelo o tejido con unas gotas de aceites esenciales y respirar a fondo a través de él.

Para prepara nuestro propio ambientador, llenaremos una botella pulverizadora hasta la mitad de agua destilada. Se mezclan treinta gotas de glicerina vegetal y unas veinte de aceites esenciales por cada 30 ml (1 onza fluida) de agua, y luego se añade la mezcla a la botella pulverizadora. Se agita bien y luego se pulveriza al aire.

## Los perfumes

Se pueden aprovechar los beneficios de los aceites esenciales utilizándolos como perfumes. Solo hay que añadir de diez a quince gotas de un aceite esencial a un ¼ de onza de aceite para masaje y ponerlo en una botella con un aplicador *roll-on* para aplicarlo localmente.

## Los baños y remojos

Para dispersar los aceites esenciales en un baño, primero se añaden entre ocho y quince gotas a una cucharada sopera de jabón natural no perfumado, por ejemplo el jabón para bebés supersuave del Dr. Bronner o el concentrado de luz solar de Nature's Sunshine. Se mantiene la mezcla bajo el grifo mientras se llena la bañera. Esto dispersará los aceites esenciales en el agua del baño. Para un remojo de pies o de manos, se utilizarán cuatro gotas en una cucharadita de jabón líquido y se añadirá al recipiente del agua. Los baños aromáticos alivian los dolores musculares, los problemas cutáneos y de circulación, la tensión, la fatiga y el insomnio.

## Uso interno

Hay un gran movimiento, popularizado por las empresas de aceites esenciales, para utilizarlos internamente. Aunque algunos se pueden ingerir, es conveniente dejar esto en manos de aromaterapeutas bien entrenados. De hecho, el uso interno de los aceites viene de la escuela francesa, donde son principalmente los médicos entrenados en la aromaterapia los que los utilizan. Sin embargo, no hay muchos ejemplos de que este uso dé mejores resultados que una taza de infusión, de manera que no los recomendamos. Si a pesar de esto decides ingerirlos, deberás optar por los que están generalmente reconocidos como seguros, y aun así habrás de tener presente que deberán estar bien diluidos para evitar la irritación de las mucosas. No utilices el resto internamente, ya que pueden tener efectos perjudiciales cuando se ingieren. Cuando se emplean aceites esenciales por vía interna, se han de diluir siempre. Pero no se disuelven fácilmente en agua y por consiguiente no es una buena idea tomarlos con agua, porque los aceites flotarán en ella.

También se pueden añadir a extractos vegetales para incrementar su potencia, disimular sabores desagradables o mejorar el sabor. En general, se añadirán no más de una o dos gotas por cada dos onzas de extracto.

## LAS ESENCIAS FLORALES

Las esencias florales son remedios parecidos a la homeopatía elaborados con flores. Ayudan a nivel emocional, antes que físico o mental. Como la homeopatía, las esencias florales son una forma de medicina energética, pero no están sujetas a los estándares exigentes de la homeopatía. Además, están pensadas para influir en el estado emocional de la persona, más que en sus síntomas físicos.

El doctor Edward Bach, médico y homeópata inglés, descubrió el modo de utilizar las flores para la sanación emocional y creó los primeros treinta y ocho remedios con esencias florales. Se sentía frustrado por el enfoque sintomático de la medicina moderna, pensaba que los médicos se centraban demasiado en la patología (los síntomas de la enfermedad) y no lo suficiente en el paciente.

Fue pionero en comprender la microflora intestinal. Desarrolló «vacunas» homeopáticas llamadas los nosodes de Bach para normalizar la flora intestinal beneficiosa y mejorar la salud. También era un defensor de una dieta saludable y de la depuración del sistema gastrointestinal como un camino para alcanzar una buena salud.

Sin embargo, al observar a sus pacientes se dio cuenta de que determinadas infecciones y enfermedades tendían a ir aparejadas con ciertos rasgos de la personalidad. También descubrió que el estado emocional de un paciente tenía mucho que ver con su capacidad de curarse. Sentía que los conflictos emocionales no resueltos desarmonizaban el alma y la mente, lo cual con el tiempo conducía a alguna enfermedad física. En el pensamiento de Bach, la salud se llegaba a alcanzar restableciendo la armonía interior; para él, la salud era «la verdadera realización de lo que somos. Somos perfectos. Somos hijos de Dios».

Quería crear un sistema de sanación que no perjudicara a otros seres vivos y que fuera amable con la naturaleza y efectivo. En su búsqueda descubrió que las preparaciones homeopáticas de flores podían conducir a un mayor equilibrio emocional. A estos preparados los llamó esencias florales, y desde entonces millones de personas se han beneficiado de estos remedios naturales. Además, desde los tiempos del doctor Bach se han descubierto muchas más esencias, de manera que hoy en día hay diversos sistemas florales de docenas de proveedores que pueden ayudarnos con cualquier problema emocional que nos vemos obligados a afrontar en nuestras vidas.

## CÓMO FUNCIONAN LAS ESENCIAS FLORALES

Para comprender cómo funcionan las esencias florales, debemos saber que las plantas han de superar desafíos al igual que nosotros. Pueden tener que enfrentarse a temperaturas y humedades extremas, duras condiciones ambientales (por ejemplo el viento o un terreno rocoso) y ataques por parte de insectos y otros animales. Las plantas, como los seres humanos, tienen una «personalidad», unas características que las ayudan a superar los desafíos. La personalidad de las plantas se encuentra en su patrón energético, que puede hacerse evidente cuando estudiamos cómo crecen y el modo en que se enfrentan a los desafíos.

Del mismo modo que la compañía de una persona positiva puede ayudarnos a aprender cómo hacer frente a los desafíos de la vida de una manera constructiva, asociarnos con las energías vegetales apropiadas también puede ayudarnos. Como afirma Matthew Wood en su libro *Seven Herbs: Plants as Teachers* [Siete hierbas: las plantas como maestras], cada planta sanadora es la personificación de un conflicto ambiental que la planta ha superado con éxito. Al capturar la «vibración» de la personalidad de la planta a través de la flor, podemos recibir esa vibración en nuestro propio ser y «aprender» a experimentar la misma energía emocional. La planta nos «enseña» a nivel vibracional cómo enfrentarnos a la vida de una manera feliz, pacífica y amorosa.

Las esencias florales se preparan poniendo en remojo las flores en agua pura de manantial, habitualmente al sol. Una vez que se ha colado el agua, se conserva con *brandy*. La tintura madre que se consigue se diluye luego de una manera homeopática para fijar la vibración de la planta en el remedio floral.

Cuando tomamos una esencia floral, esta inunda nuestro cuerpo con una vibración positiva que puede atravesar los bloqueos emocionales y ayudarnos a ser más conscientes. Gracias a esta conciencia acrecentada, seremos capaces de introducir cambios constructivos en nuestras vidas, que nos ayuden a encontrar el camino de retorno a un estado emocional equilibrado de paz interior y felicidad.

## CÓMO SE ELABORAN LAS ESENCIAS FLORALES

Podemos hacer nuestras propias esencias florales con el siguiente proceso:

**Paso uno:** se recogen las flores de la planta en el apogeo de su floración (si florecen de noche, se recolectarán preferiblemente en luna llena). Se ponen en un cuenco de vidrio lleno de agua limpia de manantial y se dejan reposar a la luz del sol de tres a cinco horas.

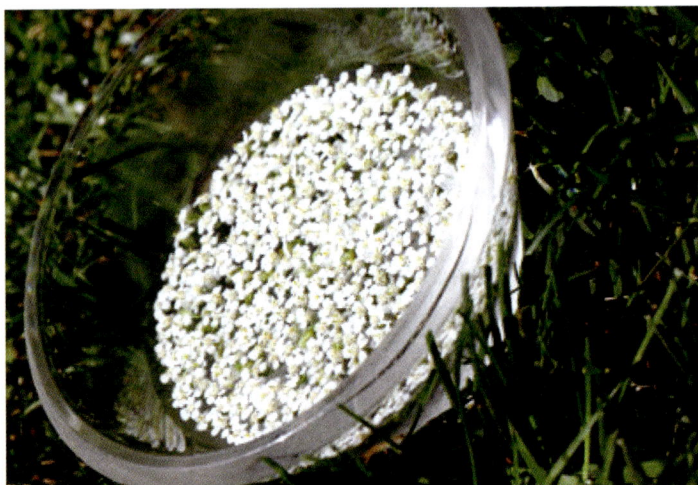

**Paso dos:** se vierte el agua en un envase de almacenamiento, colando las flores. Se conserva el agua floral con una cantidad igual de *brandy*. Esto producirá la tintura madre de la esencia floral.

**Paso tres:** se prepara una segunda botella llena con una mezcla de agua y *brandy*. Esta botella solo tendrá que contener un 20-25% de licor. Se añaden cinco o seis gotas de la tintura madre por cada onza de agua en la botella nueva. Se tapa y se sacude vigorosamente, como si estuvieras agitando una coctelera; hazlo unas diez veces. Esto crea un frasco de reserva.

**Paso cuatro:** diluimos la tintura del frasco de reserva de la manera descrita en el paso tres, para tener un frasco dosificador, que se le entregará al cliente. Se pueden añadir de una a cinco esencias florales distintas al frasco dosificador.

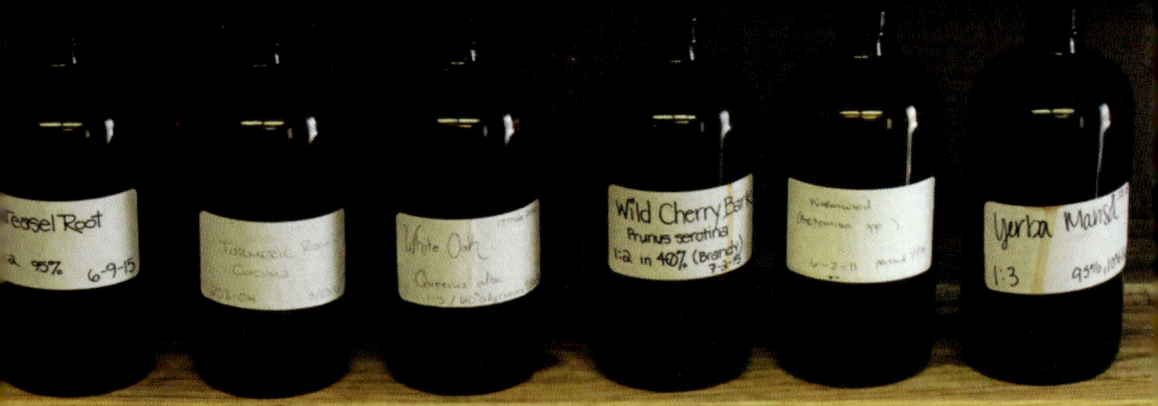

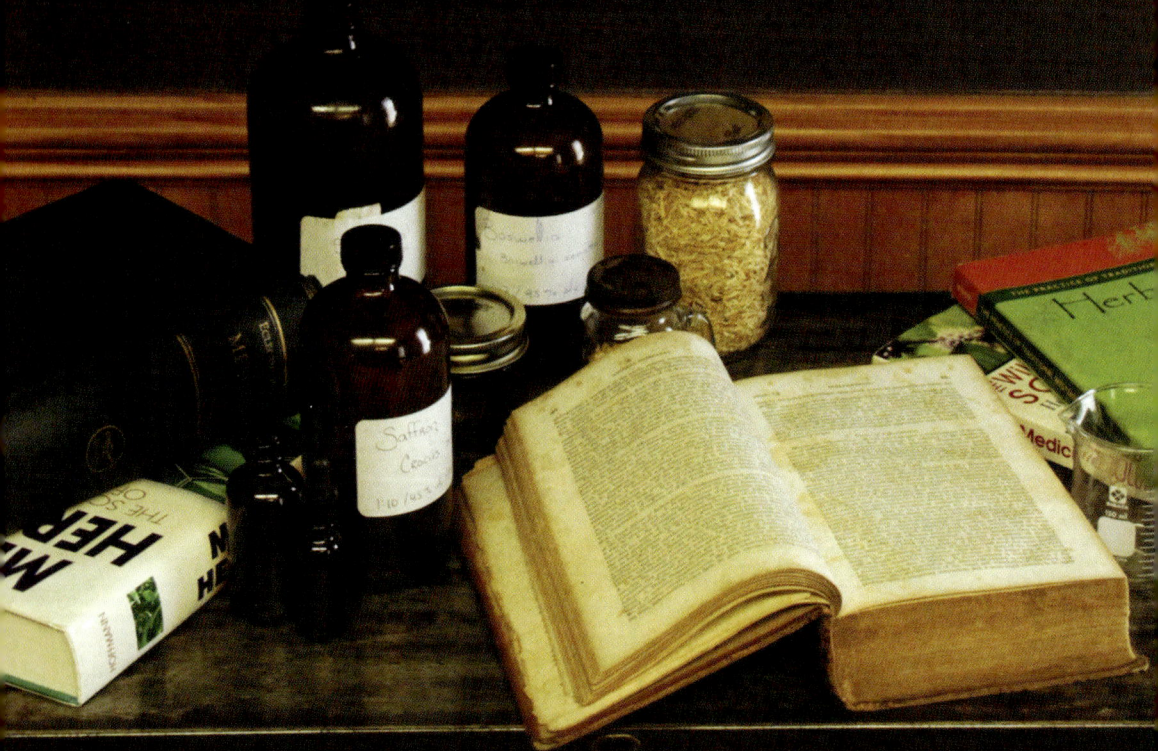

# CAPÍTULO ONCE

# Fórmulas y dosificaciones

## CÓMO ESTABLECER LAS FÓRMULAS HERBOLARIAS Y UTILIZAR LAS HIERBAS CON EFICACIA

Este capítulo estudia dos consideraciones de importancia crítica en la herbología: cómo combinar distintas hierbas de manera conveniente y cómo determinar una dosis que sea efectiva. Esto es importante porque ayuda a conseguir los resultados que esperamos de los remedios naturales. En primer lugar trataremos los principios de la formulación y en segundo lugar cómo establecer la dosificación.

## PRINCIPIOS PARA LA FORMULACIÓN DE LAS HIERBAS

Para un fitoterapeuta experimentado es frustrante ver libros que describen las acciones de las combinaciones de hierbas dando una lista de todas las propiedades de cada hierba individualmente. Esta información da la falsa impresión de que tomando esa fórmula en concreto, se conseguirán los beneficios de cada hierba contenida en el producto, como si cada una se tomara por separado. Sencillamente esto no es así.

Así como la acción de una única hierba es distinta de la acción de cada uno de sus componentes, o los así llamados ingredientes activos, la acción total de una fórmula es distinta de la acción de las hierbas tomadas individualmente. Es lo mismo que sucede cuando cocinamos alimentos. Un plato completo es diferente de sus ingredientes individuales, ya que estos ingredientes se combinan para formar una creación nueva.

Aunque no sea nuestra intención crear fórmulas nuevas, al utilizar más de una hierba simultáneamente estamos creando una fórmula, porque las hierbas interactúan las unas con las otras. Básicamente, algunas hierbas mejorarán o aumentarán la actividad de las demás, mientras que otras contrarrestarán o disminuirán sus efectos.

Esto está basado en el simple sentido común. Por ejemplo, si mezclamos una hierba que estimula la peristalsis del colon con una que limita esa misma peristalsis, no se puede argüir que la mezcla curará tanto la diarrea como el estreñimiento. Todo lo contrario: esas acciones contrarias pueden dar como resultado que la fórmula no cause el efecto deseado.

## FÓRMULAS FRENTE A HIERBAS INDIVIDUALES

Las hierbas se pueden utilizar como remedios solos de la misma manera que se usan los remedios homeopáticos. Cada hierba tiene una combinación única de acciones y propiedades, y cuando el cuadro general de los síntomas de una persona se corresponde muy certeramente con el de una hierba, se pueden crear efectos muy poderosos con remedios únicos.

Sin embargo, emplear las hierbas de esta manera exige mucho conocimiento y habilidad. La mayoría de los fitoterapeutas dan a sus clientes más de un remedio; esto significa que están creando una fórmula a su medida. Así, la mayoría de las veces las hierbas se usan en combinaciones.

Muchos libros se centran en las hierbas individuales, pero irónicamente es más difícil para un principiante ver resultados con una sola hierba que con fórmulas bien estudiadas. Se puede comparar con utilizar un rifle o una escopeta para darle a una diana. Utilizar hierbas solas es como disparar con un rifle: tiene mucha potencia, pero hay que saber cómo apuntar correctamente para acertar en la diana.

Por otra parte, una fórmula es como una escopeta. Quizá no se dé en la diana con tanta fuerza concentrada, pero no se necesita tener tan buena puntería. Esto es porque una fórmula combina muchas hierbas que combaten las múltiples causas subyacentes a un problema. Si utilizamos hipérico, una hierba que se usa a menudo para la depresión, pongamos por ejemplo, veremos que ayudará con la depresión de esa persona en concreto solo si se trata del tipo de depresión que el hipérico puede tratar (nos referimos a una depresión relacionada con la ansiedad y los problemas intestinales). Sin embargo, si mezclamos varias hierbas que luchen contra varias de las causas subyacentes de la depresión, es más probable que la persona consiga al menos algún beneficio. Esto se debe en parte a que la fórmula está compuesta de hierbas adecuadas para muchas posibles causas raíz de un problema y en parte a que la sinergia de los ingredientes a menudo aumenta la acción básica y los múltiples componentes tienden a contrarrestar algunos de los otros efectos de cada hierba, lo cual también reduce la posibilidad de que el remedio desequilibre el organismo de otras maneras.

Parafraseando a Michael Moore, un célebre herbolario, cada hierba tiene una acción sutil y profunda. Las combinaciones atenúan esas sutilezas hasta reducirlas a un sonido gris de fondo y dejan intactos los efectos predominantes de la hierba. La literatura de los eclécticos, un grupo de médicos que utilizaban las hierbas en el siglo XIX, hacía hincapié en aprovechar sus efectos sutiles y en asociar todos los problemas de una persona con una hierba. Sin embargo, en la práctica de la consulta, frecuentemente recurrían a fórmulas testadas y de efecto asegurado.

La medicina tradicional china se basa completamente en fórmulas. Las fórmulas básicas se utilizan para ciertas situaciones, y se modifican los ingredientes para acomodarlos a las necesidades individuales.

## CÓMO SE CREAN LAS FÓRMULAS HERBARIAS

Las personas sin experiencia en herbología a menudo crean fórmulas caseras, en las que simplemente mezclan todo lo que se ha utilizado históricamente para un problema de salud particular, pensando que esto será muy efectivo. Sin embargo, este método no toma en cuenta la idea de la energética de las plantas. El principio de la energética nos dice que algunas hierbas mejorarán los efectos recíprocos, mientras que otras los limitarán. Así, mezclar las hierbas al azar no siempre da los mejores resultados.

## Las fórmulas herbarias y la energética

La energética de las hierbas se refiere a la capacidad de estas de mover las energías del cuerpo en direcciones específicas. Utilizamos un modelo basado en seis estados de los tejidos y seis direcciones básicas de acción. No entraremos en grandes detalles, solo te ofrecemos los principios básicos.

En primer lugar, las hierbas pueden afectar al metabolismo en dos direcciones generales. Las refrescantes reducen la irritación y el exceso de calor (la inflamación y la fiebre). Las caloríficas alivian la depresión y el frío (hipoactividad de órganos y tejidos). Las hierbas caloríficas y las refrescantes tienen acciones contrarias, y esto significa que cada una tiende a limitar los efectos de la otra. Utilizamos el término *neutras* para describir las hierbas que no son ni caloríficas ni refrescantes.

En segundo lugar, las hierbas influyen en el equilibrio corporal de minerales y fluidos. Las secantes tratan el estancamiento y la retención de agua: secan el exceso de fluidos, reducen la hinchazón, desinflaman los nódulos linfáticos y deshinchan los tejidos por medio de eliminar el exceso de humedad. Las hidratantes restablecen la flexibilidad y la función de los tejidos atrofiados, lo cual significa que se utilizan cuando están secos, duros, quebradizos o carecen de flexibilidad. De nuevo, estas dos acciones mueven los tejidos en direcciones opuestas, de manera que tienden a contrarrestarse y frenarse recíprocamente. Utilizamos el término *equilibrador* para describir las hierbas que devuelven los tejidos a la normalidad de una situación de estancamiento o atrofia.

En tercer lugar, las hierbas pueden afectar al tono muscular, relajando el cuerpo y promoviendo el flujo y la secreción, o tensando los tejidos para reducir el flujo y la secreción. Las relajantes alivian los espasmos musculares y mejoran el flujo de energía y de los fluidos, mitigando la constricción. Las tonificantes impiden las fugas, permitiendo la relajación de los tejidos.

Finalmente, usamos el término *nutritivo* para describir las hierbas cuya función principal es aportar nutrientes que ayuden al cuerpo a sanar y restablecer su funcionamiento normal. Estas hierbas tienen la tendencia a no movilizar las energías de manera notable en ninguna dirección, aunque puedan ser ligeramente caloríficas o refrescantes, o ligeramente hidratantes o secantes.

De manera que el primer paso para crear una fórmula es decidir cuál es su energética principal: calorífica o secante, refrescante o humectante, relajante o nutritiva, etc. Para conseguirlo se combinarán en una fórmula hierbas que tengan una energética similar.

## Sistemas y propiedades corporales

Además de considerar la energética, se pueden también diseñar fórmulas para alcanzar órganos y sistemas corporales específicos. Puesto que cada hierba posee propiedades especialmente favorables para diferentes órganos y tejidos, es posible mezclar varias para dar apoyo a la estructura y función de sistemas corporales específicos. Por ejemplo, se pueden crear fórmulas digestivas, respiratorias, para el sistema nervioso o destinadas específicamente al hígado, al corazón o al cerebro.

Las hierbas tienen también ciertas propiedades, es decir, influyen en la estructura y el funcionamiento del cuerpo de maneras específicas. Mezclando hierbas con propiedades similares, se puede crear un efecto sinérgico y lograr que la fórmula tenga una acción sanadora muy específica. Por ejemplo, se podrían crear fórmulas para los nervios, diuréticas, reparadoras, purificadoras de la sangre o hepatoprotectoras.

Por el contrario, las fórmulas serán menos terapéuticas y nutritivas si se combinan las hierbas de tal manera que se anulen sus propiedades y efectos energéticos. Esto hace que la fórmula no tenga una acción específica y no pueda mover de manera notable las energías del cuerpo en cualquier dirección.

## Un plan para diseñar fórmulas

Nosotros utilizamos un sistema basado en cuatro componentes principales. No es necesario emplear los cuatro en todas las fórmulas, pero nosotros habitualmente usamos al menos dos o tres de ellos. Estos componentes son hierbas clave, de apoyo, equilibradoras o armonizadoras y catalizadoras.

**Hierbas clave:** una hierba clave lleva a cabo la acción principal de la fórmula. Así, si queremos que la fórmula tenga en primer lugar una acción energética, escogemos una sola hierba con una energética muy fuerte. Por ejemplo, si buscamos una fórmula calorífica, podríamos escoger una hierba como la guindilla o el jengibre.

También puedes elegir una hierba clave basándote en la afinidad con el órgano. Así, si queremos que la fórmula esté enfocada en el corazón, podríamos optar por el espino blanco como hierba clave. Si queremos una fórmula para el hígado, podríamos decantarnos por el cardo mariano.

También se puede escoger una hierba clave que tenga una propiedad específica que necesitemos. Por ejemplo, si deseamos crear una fórmula diurética estimulante, podemos escoger como hierba clave las bayas de enebro. Si la fórmula es para ayudar a alguien a dormir, una buena opción sería el lúpulo o la tercianaria.

La hierba clave puede tener una combinación de algunos o todos los principios mencionados. Por ejemplo, el espino blanco es bien conocido como hierba para el corazón y tiene efectos refrescantes y tonificantes. Así, se podría utilizar como hierba clave para reducir la inflamación cardíaca y tonificar o fortalecer el corazón.

Pensemos en la hierba clave como la reina de la fórmula, que dirige la acción de los demás ingredientes. En general, una fórmula tendrá solamente una hierba clave, o quizá dos.

**Hierbas de apoyo:** las hierbas de apoyo son como los consejeros del rey o del emperador. Pueden tener una acción parecida a la de las hierbas clave o tal vez mejorar la acción de estas. Una hierba de apoyo se puede también utilizar para «completar» los efectos deseados de la fórmula, algo que la hierba clave no proporciona. Así, si utilizamos el espino blanco en una fórmula para el corazón, se podría añadir agripalma para calmar el latido cardíaco.

**Hierbas para equilibrar o armonizar:** estos ingredientes son optativos. Ayudan a armonizar la acción de la fórmula completa. Equilibrar o armonizar las hierbas puede disminuir un efecto secundario indeseable de la hierba clave. Por ejemplo, la cáscara sagrada tiende a causar retortijones intestinales. Para contrarrestar esto se podría añadir a la fórmula un antiespasmódico como la lobelia.

También se podría agregar una hierba equilibradora para ayudar a contrarrestar el sabor desagradable de una hierba clave o de las hierbas de apoyo. Por ejemplo, con frecuencia se añade raíz de regaliz como hierba equilibradora en las fórmulas amargas, puesto que aporta un sabor dulce que reduce el amargor.

Los herbolarios tradicionales chinos casi siempre utilizan hierbas equilibradoras en sus fórmulas. Añaden apenas una pequeña cantidad de aquellas que tienen exactamente el efecto contrario al de la hierba clave para que la fórmula sea más equilibrada. En otras palabras, si están creando una fórmula calorífica, añaden una pequeña cantidad de hierbas refrescantes para equilibrar la naturaleza caliente de las hierbas clave y de apoyo.

**Hierbas catalizadoras:** estas hierbas ayudan a activar la fórmula o hacerla trabajar con más rapidez. En las fórmulas occidentales, el catalizador habitualmente consiste en pequeñas cantidades de una hierba aromática o fuerte como la guindilla o el jengibre. John Christopher utilizaba la lobelia y la guindilla en pequeñas cantidades en casi todas sus fórmulas. Los herbolarios chinos tradicionales a menudo emplean raíz de regaliz o jengibre como catalizadores. Nosotros en nuestras fórmulas solemos recurrir a las hierbas aromáticas.

**Cantidades determinantes:** después de seleccionar todas las hierbas para la fórmula, las utilizaremos en las siguientes proporciones:

- 1-2 hierbas clave (8-16 partes por hierba).
- 2-4 hierbas de apoyo (4-8 partes por hierba).
- 0-3 hierbas equilibradoras (2-4 partes por hierba).
- 0-2 catalizadores (1-2 partes por hierba).

Las partes se miden por peso; así, una parte podría ser 1 mg o 1 onza para un lote pequeño, o 1 kilo o 1 libra para un lote grande. Podríamos hacer una fórmula con las proporciones siguientes, por ejemplo:

- 8 onzas de hierba clave.
- 4 onzas de hierba de apoyo 1.
- 4 onzas de hierba de apoyo 2.
- 2 onzas de hierba de apoyo 3.
- 2 onzas de hierba equilibradora 1.
- 1 onza de hierba equilibradora 2.
- 1 onza de hierba catalizadora.

Si examinamos muchas de las fórmulas que ponemos como ejemplo en el capítulo doce, intuiremos mejor cómo utilizar este sistema para crear fórmulas efectivas. Recomendamos que se ajusten los ingredientes de una fórmula probándola, de la misma manera que un buen cocinero prueba el plato que está preparando. Se pueden ajustar las proporciones para obtener exactamente los efectos requeridos, además de para mejorar el sabor y el atractivo.

## CÓMO SE ESTABLECEN LAS DOSIS

Una parte del aprendizaje para utilizar las hierbas correctamente consiste en saber dosificarlas de manera apropiada. Los fitoterapeutas utilizan una vasta gama de dosificaciones, desde las dosis de una sola gota de las tinturas hasta las dosis a granel de hierbas en cantidades casi alimentarias.

A causa de esto, la dosificación, especialmente de las tinturas, a veces se convierte en un punto de controversia en la naturopatía occidental. Algunos herbolarios profesionales prefieren unas dosis mayores (5 ml), mientras que otros solo usan de una a cinco gotas de las tinturas más comunes. Creemos que ambos puntos de vista tienen su lugar en la fitoterapia, y en el capítulo trece indicamos los dos tipos de dosificaciones para hierbas específicas.

La teoría es que las dosis pequeñas de las tinturas de plantas contienen la esencia, o la signatura energética, de la planta. Cuando se acoplan correctamente a una persona, actúan de una manera sutil pero poderosa a través de un mecanismo de acción desconocido. Por otra parte, dosis importantes de hierbas actúan a través de sus componentes químicos para influir en la fisiología y en la patología.

## LAS GOTAS

Aunque para la dosificación de muchas tinturas se usen gotas, este no ha sido nunca un buen método para medir el volumen de un fluido. La medida de la gota varía según el gotero, la técnica utilizada para producir la gota y la densidad y la tensión superficial del líquido. En el agua pura hay cerca de veinte gotas por mililitro, en el alcohol puro cerca de sesenta y en la glicerina vegetal pura cerca de doce. La mayor parte de las tinturas son una mezcla de alcohol y agua (extracto hidroalcohólico). Para una tintura estándar de baja graduación (25-40% EtOH) se pueden calcular entre veintidós y veintiocho gotas en un mililitro. En una tintura de alta graduación (80-90% EtOH) hay cerca de treinta y cinco gotas por mililitro. Estas diferencias en la medida de las gotas impulsaron a los farmacéuticos ingleses en 1809 a adoptar el *minim* como alternativa a la gota. El *minim* se mide con una pipeta graduada llamada minímómetro. Un *minim* equivale exactamente a 61,611519921875 microlitros ($\mu$l).[*]

En la herbología moderna no es realmente necesario saber el número exacto de gotas contenidas en un mililitro, y ni siquiera en un *minim*. La única ocasión en que es importante la dosificación por gotas es cuando se está tomando un remedio vegetal (tóxico) de baja dosificación. Los remedios vegetales de baja dosificación deberían elaborarse y utilizarse de acuerdo con un recetario oficial. Nosotros preferimos *The Dispensatory of the United States of America* [La farmacopea de los Estados Unidos de América], de Remington, Wood y colegas (1918), o el *King's American Dispensatory* de 1898. La mayor parte de las veces, las dosis en gotas de remedios vegetales de baja dosificación se añaden a una gran cantidad de agua y se dan a cucharaditas, un sistema más seguro que administrados directamente en gotas.

## ESTRATEGIAS DE DOSIFICACIÓN PARA ADULTOS

En este libro incluimos las dosificaciones estándar para adultos en todas las fórmulas y para las hierbas tomadas de modo independiente. Cuando se compran fórmulas comerciales o hierbas, hay que tener en cuenta que la dosis recomendada en la botella es para una persona con un peso medio de 150 libras (68 kg).

---

[*] Se refiere al *minim* estadounidense, distinto del inglés, que es más pequeño (N. de la T.).

Las dosificaciones inferiores se utilizan para individuos con un peso menor que la media o que reaccionan con sensibilidad a las hierbas y suplementos. Se utilizarán dosis más altas para aquellos con mayor peso o con menos sensibilidad a las hierbas y suplementos. También se puede elevar la dosis si los resultados obtenidos no son lo suficientemente importantes o si el problema es más grave.

Para dosificar hierbas hay que desarrollar la intuición y prestar atención al propio cuerpo, especialmente si se utilizan líquidos. En términos generales, una fórmula será tolerable (o incluso tendrá buen sabor) mientras se necesite. En cuanto se haya tomado suficiente, el sabor cambiará y ya no querremos más. (Una excepción a esto son los tónicos digestivos: aunque pueda no gustar el sabor amargo al principio, la mayor parte de las veces a los pocos días empieza a ser tolerable y finalmente acaba incluso gustando).

## ESTRATEGIAS DE DOSIFICACIÓN PARA NIÑOS

Muchos fitoterapeutas calculan las dosis para niños basándose en la edad, pero calcular según el peso es igual de fácil y probablemente más preciso.

### La regla de Clark para niños de dos a diecisiete años

Se divide el peso del niño en libras por 150 o en kg por 68 (el peso que se supone para adultos cuando se calculan sus dosis) y se multiplica el resultado por la dosis de adulto para encontrar la dosificación equivalente para el niño.

(peso en libras : 150) x dosis de adulto = dosis infantil

Si la dosis de adulto de una tintura es de 5 ml y el niño pesa 30 libras, se divide el peso (30) por 150: 30/150 = 0,2. Se multiplica por 0,2 la dosis para adultos (5 ml), lo que da como resultado 1 ml.

### La regla de Fried para niños de menos de dos años

Se divide la edad del niño en meses por 150. Se multiplica el resultado por la dosis de adulto.

(edad del niño en meses : 150) x dosis media de adulto = dosis infantil

Si la dosis de adulto de una tintura es de 2 ml y el niño tiene un año (12 meses), se divide la edad del niño (12 meses) por 150, lo cual da un resultado de 0,08. Se multiplica esto por la dosis de adulto (2 ml) y se obtiene 0,16 ml para la dosis infantil.

En un extracto hidroalcohólico (agua y alcohol) normal hay alrededor de veinticinco gotas por mililitro. Se multiplica 0,16 por 25 y se obtienen 4 gotas por dosis.

## RESULTADOS PREVISTOS

No hace falta esperar toda la vida para ver los resultados. Las siguientes son pautas generales de cuándo habría que empezar a notar mejoría si se está en el buen camino.

En las enfermedades agudas funcionan mejor las dosis pequeñas y frecuentes, de entre cada quince minutos y dos horas. Se debería ver la mejoría al cabo de entre una y tres horas.

La enfermedad subaguda se da cuando no se trata una enfermedad aguda y esta se alarga. En este caso se debe dosificar cada dos o cuatro horas, o entre cuatro y ocho veces al día. Se debería ver la mejoría en veinticuatro o cuarenta y ocho horas.

La enfermedad es crónica cuando dura más de una semana o dos. Cuando se tratan condiciones crónicas, la dosificación es habitualmente entre dos y cuatro veces al día. Al cabo de entre siete y diez días debería empezar a apreciarse alguna mejoría.

La enfermedad degenerativa se presenta cuando el cuerpo está extremadamente agotado. La estrategia de dosificación es parecida a la de la enfermedad crónica, pero se tarda entre una y tres semanas en empezar a apreciar alguna mejoría significativa.

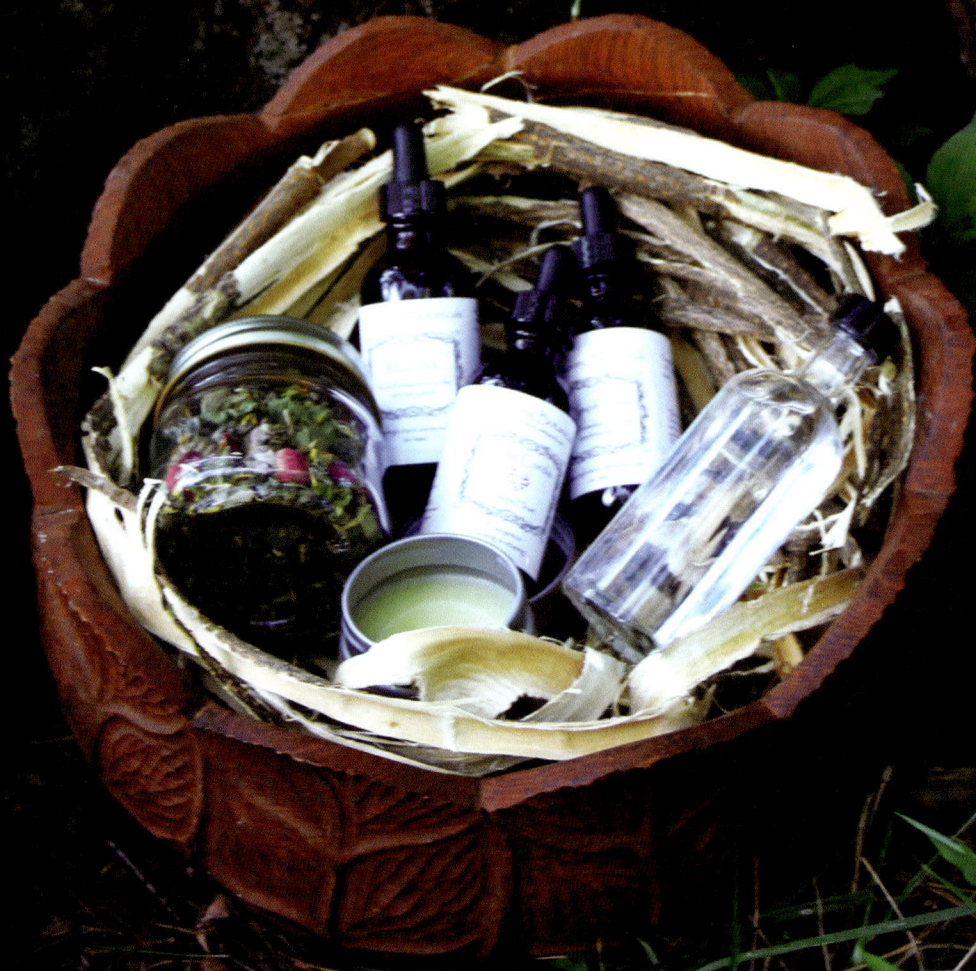

# CAPÍTULO DOCE

# Muestrario de fórmulas

## ALGUNAS DE NUESTRAS FÓRMULAS FAVORITAS

Lo que sigue es el muestrario de algunas de las fórmulas creadas siguiendo los principios trazados en el capítulo anterior. Cuando leemos una fórmula, hay que tener en mente que «una parte» puede ser cualquier cosa desde una onza líquida hasta una libra, dependiendo del tamaño del lote que pensamos preparar. En la mayor parte de las fórmulas, empezaremos con un lote pequeño, en el que una onza será igual a una parte.

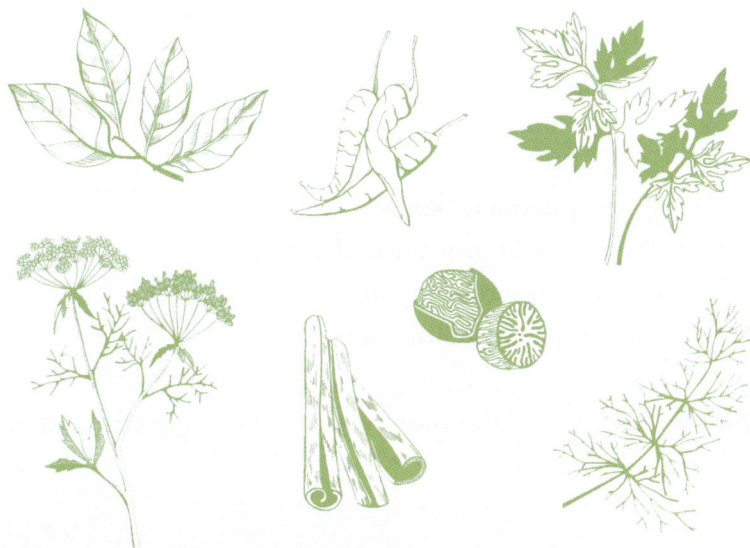

## FÓRMULAS LÍQUIDAS

Estas fórmulas son para preparar infusiones, decocciones, tinturas, gliceritos u otras preparaciones líquidas.

### FÓRMULA CONTRA LAS ALERGIAS

Esta fórmula reduce las reacciones alérgicas en casos de fiebre del heno, ojos rojos y que pican, abundante mucosidad en los senos nasales y frecuentes otitis. Se mezclarán:

4 partes de eufrasia (hierba clave)
4 partes de hojas de ortiga (hierba clave)
2 partes de vara de oro (hierba de apoyo)
2 partes de raíz de bardana (hierba de apoyo)
1 parte de cardo bendito (hierba de apoyo)
1 parte de piel de naranja amarga (catalizador)

Se prepara a partir de tinturas individuales existentes o se macera en una proporción de 1:5 en alcohol al 50%, o como glicerito en una proporción de 1:6.

### FÓRMULA ANTIFÚNGICA

Esta es una fórmula antifúngica para las aftas bucales y para las infecciones de cándida gástricas o vaginales.

4 partes de *pau d'arco* (hierba clave)
2 partes de orégano (hierba de apoyo)
1 parte de musgo español o usnea (hierba de apoyo)
1 parte de hongo *reishi* (hierba equilibradora)
½ parte de tomillo (hierba catalizadora)

Se prepara a partir de tinturas individuales o como glicerito, en una proporción de 1:6.

## GÁRGARA ANTISÉPTICA

Esta es una fórmula básica para una gárgara antiséptica. Mezclaremos:

1 parte de goma (resina) de mirra (hierba clave)
1 parte de corteza de raíz de agracejo (hierba de apoyo)
¼ parte de clavo de olor (hierba catalizadora)

Se prepara un glicerito en una proporción de 1:6. Se mezcla el glicerito final con una cantidad igual (en volumen) de tintura de raíz de *Echinacea angustifolia*.

## ENJUAGUE BUCAL ANTISÉPTICO

Esta es una fórmula para preparar nuestro propio enjuague bucal antiséptico:

2 partes de menta piperita (hierba equilibradora)
1 parte de mirra (hierba clave)
1 parte de raíz de *Echinacea angustifolia* (hierba de apoyo)
½ parte de tomillo (hierba de apoyo opcional)

Se prepara a partir de tinturas individuales o se macera en una proporción de 1:5 en alcohol al 50%. A la combinación de tinturas se le añade un volumen igual de glicerina junto con una gota de aceite esencial de menta piperita por cada 4 onzas de enjuague.

## TINTURA ANTIESPASMÓDICA

Esta tintura se puede aplicar localmente para relajar los espasmos musculares y aliviar el dolor. También se puede tomar internamente al primer aviso de resfriado o de gripe.

1 parte de lobelia (hierba clave)
1 parte de guindilla (hierba de apoyo)
½ parte de cimicífuga (hierba de apoyo)
½ parte de *cohosh* azul (hierba de apoyo)

½ parte de fresno espinoso (*Zanthoxylum americanum*) (hierba de apoyo)
½ parte de clavo (hierba catalizadora)

Se prepara la tintura en alcohol de graduación 100 en una proporción de 1:5 y se deja macerar catorce días. Se puede hacer también como glicerito al baño maría.

## FÓRMULA ANTIVÍRICA

Las hierbas antivíricas normalmente atacan a una sola familia de virus. Esta fórmula es específica para el virus de la gripe.

4 partes de tercianaria china (*Scutellaria laterifolia*) (hierba clave)
3 partes de eupatorio (*Eupatorium perfoliatum*) (hierba de apoyo)
2 partes de regaliz (hierba equilibradora)
2 partes de ceanoto (hierba de apoyo)
1 parte de *lomatium* (hierba de apoyo)
1 parte de hierba pastel (*Isatis tinctoria*) (hierba de apoyo)

Se puede preparar a partir de tinturas ya elaboradas o macerar en una proporción de 1:5 en alcohol al 50%. Se toman sesenta gotas (2 ml) cada hora con una infusión de jugo de jengibre fresco.

## AMARGOS EQUILIBRADOS

Esta fórmula sirve para estimular las secreciones gástricas en los casos de poco apetito o mala digestión. Se mezclan juntas:

2 partes de raíz de diente de león (hierba clave)
2 partes de cáscara de naranja (hierba clave)
1 parte de angélica (hierba de apoyo)
½ parte de cardamomo (hierba equilibradora)
½ parte de anís (hierba equilibradora y catalizadora)

Si se desea se puede añadir a esta fórmula ½ parte de genciana como hierba de apoyo (lo cual aumentará el amargor pero mejorará su efectividad), además de 1 parte de menta piperita como hierba de apoyo y equilibradora para mejorar el sabor.

Se puede preparar con tinturas ya existentes o macerar en una proporción de 1:5 en alcohol al 50%.

## PURIFICADOR DE LA SANGRE BÁSICO (RESTAURADOR)

Esta es una fórmula básica para un purificador o restaurador de la sangre. Se utiliza para trastornos de la piel con erupciones, problemas hepáticos y desintoxicación general. Se mezclan los siguientes ingredientes:

4 partes de raíz de bardana (hierba clave)
4 partes de trébol rojo (hierba clave)
2 partes de raíz de diente de león (hierba de apoyo)
2 partes de acedera (hierba de apoyo)
1 parte de gordolobo (hierba de apoyo)
1 parte de perejil (hierba de apoyo)
½ parte de lobelia (hierba catalizadora)
½ parte de jengibre (hierba catalizadora)

Se puede preparar a partir de tinturas ya existentes o macerar en una proporción de 1:5 en alcohol al 50%, o como glicerito en una proporción de 1:6.

## FÓRMULA PARA INFLAMACIÓN Y CONSTRICCIÓN DE BRONQUIOS

2 partes de regaliz (hierba clave)
2 partes de cerezo silvestre (hierba clave)
1 parte de *ammi*, ameos o ami (hierba de apoyo)
1 parte de lobelia (hierba de apoyo)

Esta es una fórmula útil para el asma o para relajar los bronquios cuando hay tos espástica. Se prepara como tintura en una proporción de 1:5 en alcohol al 50%.

## FÓRMULA PARA NIÑOS

Esta fórmula tiene los mismos efectos sobre los niños que la composición y el remedio para crisis en los adultos. Se utiliza para resfriados, gripes, fiebre, dolor de garganta, estómago revuelto y otras enfermedades agudas. Es antivírico, reduce la fiebre y estimula la digestión y la circulación. No es tan descongestionante como la composición o el remedio para crisis. Para una congestión seria, se puede tomar también el jarabe para la tos (secante), que se explica más adelante.

1 parte de milenrama (hierba clave)
1 parte de flores de saúco (hierba clave)
1 parte de menta piperita (hierba equilibradora y catalizadora)

La fórmula funciona mejor cuando se prepara como glicerito al baño maría. Se puede también preparar en jarabe o en tintura, o hacer una infusión. Es posible modificar la fórmula añadiendo cualquiera de los siguientes ingredientes:

½ parte de manzanilla (hierba de apoyo para la digestión, los nervios y reducción de la inflamación)
½ parte de melisa (hierba de apoyo por su efecto antivírico y hierba equilibradora para el sabor)
½ parte de bayas de saúco (hierba de apoyo por su efecto antivírico y hierba equilibradora para el sabor)
½ parte de nébeda (hierba de apoyo para la digestión y para rebajar la fiebre)

La fórmula se puede utilizar internamente a la primera señal de resfriado o de gripe. Los niños pueden tomar tanta como quieran en pequeñas dosis con mucha agua cada quince o veinte minutos.

## VINO COMPUESTO DE SELLO DE SALOMÓN

Fórmula tonificante indicada para la digestión y la inflamación estructural:

2 partes de raíz de sello de Salomón (hierba clave)
2 partes de hojas de llantén (hierba de apoyo)
1 parte de corteza de cerezo silvestre (hierba de apoyo)
1 parte de flores de manzanilla (hierba de apoyo)
½ parte de raíz de genciana (hierba de apoyo)
½ parte de raíz de jengibre (hierba catalizadora)

A este compuesto se añade vino de Jerez (vino fortificado al 20%) en una proporción de 1:8, se calienta hasta el punto de ebullición, se aparta del fuego y se deja reposar tapado hasta que esté frío. Una vez frío se pasa a un tarro y se deja macerar durante tres semanas. Se cuela y se bebe entre 1 y 2 onzas antes de las comidas, tres veces al día. Es preferible mantenerlo refrigerado.

## FÓRMULA DE DAVID WINSTON CONTRA LA ANSIEDAD

Esta fórmula creada por David Winston funciona muy bien para el trastorno de ansiedad. Se puede modificar para otros trastornos nerviosos, como se explica más adelante.

2 partes de bacopa (hierba clave)
2 partes de agripalma (hierba clave)
2 partes de semillas verdes de avena (hierba equilibradora)
1 parte de verbena (hierba de apoyo)
1 parte de polígala china (hierba de apoyo)

Si la persona tiene la mente acelerada y no puede descansar por la noche, se añadirán 2 partes de pasiflora. Si tiene tensión muscular o espasmos, o tiende a la irascibilidad, se añadirá 1 parte de tercianaria.

## LOS AMARGOS DE DAVID WINSTON

Esta fórmula de David Winston es un amargo agradable y digestivo de amplio espectro. Mejora la digestión, la absorción y la eliminación, y es apropiado para todo tipo de trastornos digestivos funcionales.

> 2 partes de raíz de diente de león (hierba clave)
> 1 parte de piel de naranja (hierba de apoyo)
> 1 parte de raíz de angélica (hierba catalizadora)
> 1 parte de hojas de alcachofa (hierba de apoyo)

Se puede preparar a partir de tinturas individuales o macerar en una proporción de 1:5 en alcohol al 50%.

## FÓRMULA DE DAVID WINSTON PARA EL TRASTORNO AFECTIVO ESTACIONAL (TAE)

Esta sencilla fórmula de David Winston es fantástica para los trastornos afectivos estacionales, y pone en evidencia la sinergia de las hierbas.

> 1 parte de melisa (hierba clave)
> 1 parte de hipérico (hierba clave)

Se prepara a partir de tinturas individuales o se macera en una proporción de 1:5 en alcohol al 50%.

## JARABE DE BAYAS DE SAÚCO

Se recogen las bayas de saúco y se eliminan los rabitos tanto como se pueda. Se ponen en un cazo y se añade justo el agua suficiente para cubrir la base del cazo. Se calientan las bayas a fuego medio-bajo. Cuando empiecen a humear, se aplastan para que suelten el jugo. Para aumentar el jugo extraído, se baten con una batidora de mano. Se cuela el jugo con una estopilla o con un colador para jalea. Se mide la cantidad y se le añade el mismo peso en miel. Se vierte en tarros de 1 pinta, que se procesan en un baño de agua hirviendo durante quince o veinte minutos (se ha de ajustar la altura de los tarros respecto al agua). Se retira el cazo del fuego, se colocan tapas nuevas, esterilizadas, sobre los tarros para sellarlos y se deja enfriar. Se mantendrán durante un año en la despensa, o más, si se guardan en la nevera. Se utiliza para untar sobre tortas para el desayuno o como tónico para resfriados, tos e infecciones virales.

## SIDRA DE FUEGO

Este es un gran remedio para resfriados y gripes, preparado como un vinagre de hierbas. La fórmula fue creación de Rosemary Gladstar. Se utilizan los siguientes ingredientes:

½ taza de raíz fresca de rábano picante rallado (hierba clave)
1 cebolla mediana, picada (hierba de apoyo)
½ taza de raíz de jengibre fresca rallada (hierba clave)
¼ de taza de ajo, aplastado (hierba clave)
2 pimientos jalapeños, picados (hierba catalizadora)
1 limón (cáscara y zumo) (hierba equilibradora)
2 cucharadas soperas de hojas de romero secas (hierba equilibradora opcional)

Se agregan todos los ingredientes a un tarro y se cubren con vinagre de sidra de manzanas crudas. Se protege la tapa de metal con papel encerado o papel pergamino antes de ponérsela al tarro. Se coloca el tarro en un lugar oscuro y se sacude cada día durante cuatro semanas. Se cuela, se añade miel al gusto y se envasa. Como remedio para el resfriado y la gripe se toman dos cucharadas soperas hasta ocho veces al día, según se necesite.

## FÓRMULA DE AJO Y LIMÓN

Esta fórmula sencilla es fantástica para combatir los resfriados y las infecciones respiratorias. Sabe mejor de lo que parece. Se pela un limón quitando solo la parte amarilla y dejando la parte blanca de la piel intacta. Se corta en cuartos y se pone en una batidora, se añaden uno o dos dientes de ajo, entre ⅛ y ¼ de taza de miel o de jarabe de arce auténtico y ¼ de galón de agua.

Se bate hasta obtener una mezcla suave, se cuela y se bebe entre ½ y 1 taza varias veces a lo largo del día.

## MEZCLA SUAVE DE FIBRA

Esta fórmula se prepara con hierbas a granel. Es un laxante suave que tonifica y mejora la función del colon.

1 parte de vaina de *psyllium* (hierba clave)
1 parte de semillas de lino recién molidas (hierba clave)
1 parte de *triphala* en polvo (grosellero de la India) (hierba equilibradora)

Se toman entre una y tres cucharaditas de postre como fibra según se necesite. Después de preparada la mezcla, se guarda en el congelador o en la nevera para evitar que los aceites de las semillas de lino se vuelvan rancios.

## FÓRMULA PARA INFECCIONES GASTROINTESTINALES Y PARÁSITOS

Esta fórmula es adecuada para las disbiosis graves y las infecciones por amebas.

4 partes de agracejo (hierba clave)
2 partes de nogal negro (hierba clave)
1 parte de *neem* (hierba de apoyo)
1 parte de chaparro (hierba de apoyo y catalizadora)
1 parte de semillas de papaya (hierba de apoyo)
1 parte de hinojo (hierba equilibradora)

Se puede preparar a partir de tinturas individuales preexistentes o macerar en una proporción de 1:5 en alcohol al 50%, 10% de glicerina y 40% de agua. Se toman 5-10 ml tres veces al día.

## MAGIA DE JENGIBRE

Con un extractor se prepara el jugo de jengibre. Se mide lo obtenido y se añade una cantidad igual de glicerina (o miel). Luego se incorpora ¼ de esa cantidad de *brandy* o de ron especiado. Así, si se ha añadido 1 taza de glicerina, se agregará ¼ de taza de licor. Esta fórmula es fantástica para entonar un estómago revuelto o para combatir resfriados y gripes.

**Nota:** las resinas se depositarán en el fondo del tarro. Esta fórmula es útil porque el jengibre fresco tiene propiedades antiinflamatorias de las que carece el jengibre seco.

## LA FÓRMULA FELIZ

Esta fórmula funciona bien para el estrés y para la depresión inducida por el estrés.

4 partes de corteza de albizia, árbol de la seda o acacia de Constantinopla (hierba clave)
2 partes de tercianaria (tintura fresca) (hierba clave)
1 parte de albahaca sagrada (hierba de apoyo)
1 parte de hojas y flores de espino blanco (hierba equilibradora)
1 parte de pétalos de rosa (hierba equilibradora)

Se prepara con tinturas ya existentes. Se toma de 1 a 4 ml tres veces al día.

## COMPOSICIÓN HERBARIA

La composición herbaria es una de las fórmulas de Samuel Thomson. Está diseñada para «limpiar los intestinos y eliminar las úlceras (mucosidad)». Es un descongestionante, expectorante y estimulante de la circulación y se puede utilizar para la mayor parte de las enfermedades agudas. Para prepararla se mezclan las siguientes hierbas en polvo:

4 partes de polvo de corteza de la raíz del agracejo (hierba clave)
2 partes de polvo de corteza del pino blanco (hierba de apoyo)
1 parte de polvo de raíz de jengibre (hierba de apoyo)
½ parte de polvo de clavo (hierba catalizadora)
½ parte de polvo de guindilla (hierba catalizadora)

Se prepara una infusión con 1-2 g (¼-½ cucharadita) por 1 taza de agua. Se toma contra los resfriados, la gripe, para baños de vapor, para descongestionar, etc.

## JARABE CONTRA LA TOS A BASE DE HIERBAS (SECANTE)

Esta es una fórmula expectorante y descongestionante para toses productivas, en las que se da mucha mucosidad en los senos nasales. Funciona bien en combinación con la fórmula para niños. Se mezclan las siguientes hierbas:

2 partes de corteza de cerezo silvestre (hierba clave)
2 partes de corteza de pino blanco (hierba clave)
1 parte de nardo (hierba de apoyo)
1 parte de ínula (hierba de apoyo)
1 parte de hierba santa (hierba de apoyo)
1 parte de raíz de regaliz (hierba equilibradora)
½ parte de tomillo (hierba catalizadora)
½ parte de canela (hierba catalizadora)

Esta mezcla se puede preparar también como un glicerito o un jarabe en una proporción de 1:6, o una tintura en una proporción de 1:5 en alcohol al 40%.

## JARABE DE HIERBAS PARA LA TOS (HUMIDIFICANTE)

Cuando la tos es seca y no productiva, la siguiente fórmula puede humidificar los pulmones y ayudar a expulsar la mucosidad retenida.

2 partes de gordolobo (hierba clave)
2 partes de malvavisco (hierba clave)
2 partes de llantén (hierba clave)
1 parte de regaliz (hierba de apoyo)
½ parte de raíz de asclepias (hierba de apoyo opcional)
½ parte de lobelia (hierba equilibradora y catalizadora)

Esta fórmula funciona mejor cuando se prepara como decocción. También se puede preparar como un jarabe o un glicerito en una proporción de 1:6.

## COMPOSICIÓN HERBARIA DE EMERGENCIA (COMPOSICIÓN MODIFICADA)

Se trata de una fórmula de composición modificada diseñada por Edward Milo Millet (su nombre original es *herbal crisis*). Corta la mucosidad, estimula la circulación, actúa como descongestionante y combate la infección.

Mezclaremos los siguientes ingredientes:

4 partes de corteza de la raíz del árbol de la cera (hierba clave)
2 partes de corteza de pino blanco (hierba de apoyo)
1 parte de sello de oro o resina de mirra (hierba equilibradora)
1 parte de lobelia, de verbena o de eupatorio (hierba equilibradora)
1 parte de jengibre (hierba de apoyo)
½ parte de clavo (hierba catalizadora)
½ parte de guindilla (hierba catalizadora)

Esta fórmula funciona mejor cuando se prepara como glicerito al baño maría, aunque también se puede utilizar como infusión, del mismo modo que la composición herbaria. Se usa internamente para resfriados, gripe, dolor de garganta, congestión respiratoria, primeras fases de una infección u otras enfermedades agudas. La fórmula también se puede emplear en compresas para las picaduras de insectos y para lesiones menores. Se utilizan 2 g (1/2 cucharadita) por 1/4 de galón de agua como solución para enemas.

## TÓNICO MINERAL DE HIERBAS

Esta es una fórmula con hierbas ricas en minerales para reconstruir los tejidos corporales. Se mezclan las siguientes hierbas:

8 partes de hojas de ortiga (hierba clave)
4 partes de alfalfa (hierba de apoyo)
2 partes de frambuesa roja (hierba de apoyo)

2 partes de paja de avena (hierba de apoyo)

1 parte de altea (hierba de apoyo opcional)

1 parte de cola de caballo (hierba de apoyo)

1 parte de corteza de roble (hierba de apoyo)

Se humedecen las hierbas con vinagre de sidra de manzana y se dejan en remojo durante dos horas. Se añade la mezcla al agua (1:4) y se deja hervir suavemente a fuego bajo hasta que el agua se reduzca a la mitad. A continuación se añade:

½ parte de menta piperita (hierba catalizadora)

½ parte de manzanilla (hierba catalizadora)

Se aparta del fuego y se deja reposar treinta minutos. Se cuela y se bebe de una a cuatro tazas cada día.

Esta fórmula se puede preparar como glicerito, dejándola hervir a fuego suave un mínimo de treinta minutos, para extraer los minerales de las hierbas. También se puede preparar como un extracto de vinagre. Como tintura no es un tónico mineral efectivo.

### JARABE PARA LA TOS A BASE DE MARRUBIO

Se hace una decocción con 1 onza de marrubio seco, o con un puñado pequeño de hojas de marrubio fresco en 1 pinta de agua. Se deja hervir a fuego suave durante veinte minutos, se cuela y se reduce a una taza. Se añaden dos tazas de miel, o una taza de miel y una taza de azúcar moreno integral. Se añade el zumo de una lima y media taza de *brandy*. Se guarda en un lugar fresco y oscuro. Se toma una o dos cucharaditas, según se necesite.

### FÓRMULA PARA MEJORAR EL SISTEMA INMUNITARIO

Esta fórmula es un estimulante inmunitario de acción rápida.

4 partes de equinácea (hierba clave)

2 partes de eupatorio (hierba de apoyo)

1 parte de astrágalo (hierba equilibradora)

1 parte de osha (hierba catalizadora)

Se prepara a partir de tinturas individuales, o por maceración en una proporción de 1:5 en alcohol al 50%. Se toman treinta gotas (1 ml) cada hora durante una infección aguda, luego 3 ml tres veces al día durante una semana una vez que desaparezcan los síntomas.

## JARABE INMUNIZADOR

Este es un jarabe de sabor agradable que pueden tomar tanto adultos como niños para fortalecer el sistema inmunitario. Se deben mezclar las siguientes hierbas:

1 parte de astrágalo (hierba clave)

1 parte de bayas de saúco (hierba clave)

½ parte de corteza de cerezo silvestre (opcional, refrescante para calmar la tos en caso de alergia)

½ parte de corteza de pino blanco (opcional, descongestionante y expectorante calorífico)

½ parte de regaliz (hierba de apoyo, calmante para las membranas mucosas, antivírico)

Se prepara como jarabe en una proporción de 1:5 con un 50% de miel (u otro edulcorante) y un 50% de agua. También se puede preparar como glicerito en una proporción de 1:6, o glicerito al baño maría (60% de glicerina, 40% de agua). Como jarabe, habrá que guardarlo en la nevera una vez preparado.

## FÓRMULA PARA LA INFLAMACIÓN

La mayor parte de los dolores estructurales están causados por la inflamación. Esta fórmula la combate.

4 partes de sello de Salomón (hierba clave)

2 partes de *boswellia* (hierba de apoyo)

2 partes de jengibre (preferiblemente jugo fresco) (hierba catalizadora)

1 parte de cardencha (hierba de apoyo)

1 parte de pimienta negra (hierba equilibradora)

1 parte de árnica (hierba catalizadora y hierba clave) (omitir si hay presión alta)

Se prepara partiendo de tinturas ya existentes y se toman 3-5 ml tres veces al día.

## FÓRMULA PARA EL HÍGADO

Esta es una fórmula básica para el hígado. Estimula el flujo de la bilis y es hepatoprotectora (protege el hígado).

8 partes de cardo mariano (hierba clave)

4 partes de raíz de diente de león (hierba clave)

2 partes de hoja de alcachofa (hierba de apoyo)

1 parte de corteza de cionanto (hierba de apoyo)

1 parte de ceanoto (hierba equilibradora)

1 parte de raíz de ñame silvestre (hierba equilibradora)

1 parte de raíz de cúrcuma (hierba catalizadora)

Se prepara a partir de tinturas individuales o se deja macerar en una proporción de 1:5 en alcohol al 50%, o como glicerito en una proporción de 1:6.

## FÓRMULA LIMPIADORA PARA LOS GANGLIOS LINFÁTICOS

Esta fórmula está especialmente indicada para ganglios linfáticos y garganta inflamados, otitis frecuentes y congestión crónica. Desinflama los ganglios, combate la infección y facilita el drenaje linfático.

2 partes de ceanoto (hierba clave)

2 partes de equinácea (hierba clave)

1 parte de gordolobo (hierba de apoyo)

1 parte de lobelia (hierba de apoyo)

½ parte de milenrama (hierba de apoyo)
½ parte de caléndula (hierba de apoyo)

Se prepara a partir de tinturas individuales, o se deja macerar en una proporción de 1:5 en alcohol al 50%, o como un glicerito en una proporción de 1:6.

## FÓRMULA PARA LOS NERVIOS

Esta es una fórmula fiable para el estrés, así como para la tensión y el pánico inducidos por el estrés.

4 partes de tercianaria (tintura fresca) (hierba clave)
2 partes de verbena (hierba de apoyo)
2 partes de agripalma (hierba de apoyo)
1 parte de pulsatila (hierba catalizadora)

Se prepara a partir de tinturas. Se toma 1 ml cada diez minutos para un ataque de ansiedad o 1-3 ml tres o cuatro veces al día para estrés agudo o para inducir el sueño.

## FÓRMULA PARA EL DOLOR

Esta fórmula combina un analgésico de acción central con un antiespasmódico y analgésico hipnótico. No ataca directamente la causa del dolor, pero ayuda a sobrellevarlo.

4 partes de *Corydalis yanhusuo* (hierba clave)
1 parte de piscidia (hierba de apoyo)

Se prepara a partir de tinturas y se toma 1-5 ml, según se necesite.

## INFUSIÓN PARA EL EMBARAZO

Esta fórmula ayuda a tener una gestación saludable y un parto más fácil. Se toma diariamente durante el embarazo. Tonifica el útero y reduce las náuseas matinales.

2 partes de frambuesa roja (hierba clave)

2 partes de ortiga (hierba de apoyo)

2 partes de alfalfa (hierba equilibradora)

1 parte de menta piperita (opcional) (hierba catalizadora)

Se prepara como una decocción estándar y se bebe ¼ de galón al día.

## DIURÉTICO CALMANTE

Esta fórmula no tiene el gran efecto estimulante sobre los riñones que tiene la fórmula del diurético estimulante. Al ser más suave, es muy apropiada para los niños. Resulta útil para riñones y conductos urinarios inflamados e irritados y ayuda a efectuar el drenaje linfático. Se mezclan:

4 partes de amor de hortelano (hierba clave)

4 partes de hojas de ortiga (hierba clave)

2 partes de hojas de diente de león (hierba de apoyo)

2 partes de trébol rojo (hierba de apoyo)

2 partes de vara de oro (hierba de apoyo)

1 parte de barbas de maíz (hierba de apoyo)

Esta fórmula es mejor elaborarla como una infusión fuerte, pero también se puede preparar un glicerito o un jarabe.

## DIURÉTICO ESTIMULANTE

Esta fórmula estimula los riñones a producir más orina para aliviar la retención de líquidos. Ayuda también a tratar las infecciones del sistema urinario. No se ha de usar durante mucho tiempo.

2 partes de bayas de enebro (hierba clave)

2 partes de gayuba (hierba clave)

1 parte de perejil (hierba de apoyo)

1 parte de hojas de diente de león (hierba de apoyo)

1 parte de agracejo (hierba de apoyo)

Se prepara a partir de tinturas o se hace un glicerito en una proporción de 1:8.

## UN SALVAGARGANTA

Se mezclan los siguientes ingredientes:

2 partes de regaliz (hierba clave)
1 parte de raíz de malvavisco (hierba de apoyo)
½ parte de hierbabuena o menta piperita (hierba equilibradora opcional)

Se usa como infusión o como glicerito para el dolor o la irritación de garganta. Puede servir también en los casos de tos seca.

## FÓRMULA PARA LAS INFECCIONES DEL SISTEMA URINARIO

Esta fórmula funciona bien para las cistitis sin complicaciones. No se ha de usar durante mucho tiempo.

3 partes de bayas de enebro (hierba clave)
1 parte de agracejo (hierba de apoyo)
1 parte de regaliz (hierba equilibradora)

Se prepara a partir de tinturas. Si no hay, se hace una maceración en una proporción de 1:5 con alcohol al 50% más un 10% de glicerina y un 40% de agua, o un glicerito en una proporción de 1:6. Se toman 5 ml tres veces al día.

## OTRAS FÓRMULAS

Estas fórmulas están diseñadas como preparaciones de uso tópico, pomadas, gotas para los oídos y otras preparaciones originales.

## POMADA BÁSICA SANADORA

Esta es una pomada básica para calmar las irritaciones y las lesiones y lograr una regeneración del tejido más rápida.

2 partes de hojas de consuelda (hierba clave)

1 parte de flores de caléndula y/o milenrama florida (hierba de apoyo)

1 parte de llantén (hierba de apoyo)

1 parte de mirra (hierba de apoyo opcional para un efecto antiséptico más fuerte)

Se extractan las hierbas entre doce y veinticuatro horas en aceite de oliva, de almendras u otro aceite de calidad. Se cuela. Se añade 1 onza de cera de abejas por cada 8 onzas de aceite (ver las instrucciones para preparar pomadas en la sección «Pomadas, ungüentos y bálsamos», del capítulo ocho).

## FÓRMULA PARA UNA CATAPLASMA BÁSICA

Damos a continuación una fórmula básica para cataplasmas. Se mezclan las siguientes hierbas:

1 parte de llantén en polvo (hierba clave)

1 parte de caléndula en polvo (hierba clave)

Este polvo se puede humedecer con agua, o bien con jugo de áloe vera, y se aplica en la zona afectada.

Si se desea un efecto astringente para reducir la hinchazón de mordeduras y picaduras, se añadirá:

1 parte de corteza de roble blanco (hierba clave)

Para combatir las infecciones, se agregará:

½ parte de equinácea (hierba de apoyo)

½ parte de agracejo (hierba de apoyo)

½ parte de lobelia (hierba catalizadora)

Para aumentar la acción purgante (pus, infección o astillas), se añade una de las siguientes hierbas de apoyo:

2 partes de carbón activado o de arcilla fina (arcilla de bentonita); también se puede usar bentonita hidratada como líquido

2 partes de hojas recién machacadas de muguete

2 partes de raíz de consuelda pulverizada

Tintura de resina de pino como líquido

Para una mayor acción astringente (para reducir el sangrado o el exudado), se añade lo siguiente a la fórmula básica:

1 parte de milenrama (hierba de apoyo)

## ACEITE PARA EL OÍDO A BASE DE AJO Y GORDOLOBO

Este aceite es un remedio muy efectivo para el dolor de oído. Las flores de gordolobo son calmantes y anodinas, mientras que el ajo combate la infección.

Se recogen las flores de gordolobo y se ponen en un tarro, sin lavarlas. Se llena el tarro con aceite de oliva. Se machacan unos dientes de ajo, se ponen en un tarro separado y se cubren también con aceite de oliva. Se dejan los dos tarros en infusión durante dos semanas y a continuación se cuelan. Se mezclan los dos aceites a partes iguales y se envasan.

A este aceite se le pueden añadir flores de hipérico. Ayudan a incrementar la acción analgésica de las gotas para el oído.

## SUPOSITORIOS PARA LAS HEMORROIDES

Se mezclan los siguientes ingredientes con suficiente manteca de cacao para formar bolitas del tamaño de la última falange del dedo meñique (hay que refrigerarlas para que se endurezcan antes de usarlas).

1 parte de corteza de roble blanco en polvo (hierba clave)

1 parte de raíz de consuelda en polvo (hierba de apoyo)

½ parte de sello de oro en polvo (hierba de apoyo)

½ parte de bálsamo de caballo (hierba de apoyo opcional)

½ parte de flores de lavanda en polvo (hiereba catalizadora opcional)

## LOCIÓN PARA LOS OJOS A BASE DE HIERBAS

Esta mezcla se puede utilizar para combatir la conjuntivitis u otras infecciones oculares. Se mezclará:

> 4 partes de eufrasia (hierba clave)
> 2 partes de corteza de raíz del árbol de la cera (hierba de apoyo)
> 2 partes de sello de oro (hierba de apoyo)
> 2 partes de frambueso rojo (hierba de apoyo)
> 1 parte de guindilla (hierba catalizadora opcional)

Se prepara como infusión y se aplica por medio de un lavaojos o se utiliza como colirio. Se puede mezclar con Nature's Sunshine Silver Shield o Aqua Sol Silver, como conservante. También se puede aplicar en compresas.

## RAPÉ DE HIERBAS PARA LOS SENOS NASALES

Esta fórmula se usa como rapé para eliminar la congestión y la infección de los senos nasales. Se mezclan las siguientes hierbas:

> 1 parte de raíz de sello de oro en polvo (hierba clave)
> 1 parte de corteza del árbol de la cera en polvo (hierba clave)

## POLVO HERBARIO PARA LOS DIENTES

Se mezclarán las siguientes hierbas pulverizadas:

> 1 parte de corteza de roble blanco (hierba clave)
> 1 parte de ínula (hierba de apoyo)
> ½ parte de tomillo (hierba catalizadora opcional)
> ½ parte de mirra (hierba catalizadora opcional)

Se pone algo de polvo en la palma de la mano, se unta con él un cepillo humedecido y se cepillan los dientes.

## ACEITE MEDICINAL

Esta combinación de aceite con hierbas en infusión es un poderoso antiinflamatorio para la piel. Es apropiado para piel seca y agrietada, eczemas, psoriasis y sarpullidos.

2 partes de raíz de regaliz (hierba clave)
1 parte de caléndula (hierba de apoyo)

Se prepara un extracto en una proporción de 1:4 calentando a fuego suave partes iguales de aceite de semillas de uva y aceite de aguacate. Se cuela y se añade suficiente aceite de jojoba para llegar al 25% del volumen final.

## LINIMENTO CONTRA EL DOLOR

Este linimento es muy efectivo para espasmos, inflamación y la consiguiente congestión linfática asociada con la inflamación crónica estructural.

4 partes de lobelia (hierba clave)
2 partes de guindilla (hierba clave)
1 parte de árnica (hierba de apoyo)
1 parte de hierba carmín (hierba de apoyo)
1 parte de semillas de datura (hierba catalizadora opcional): solo para uso tópico; es venenoso si se ingiere.

Se macera durante dos semanas, o se filtra en alcohol de desinfección al 91%. Se añaden cinco gotas por onza de aceite esencial de alcanforero y de aceite esencial de gaulteria.

**Advertencia:** La datura es un añadido muy potente a esta fórmula y la convierte en un excelente linimento para aliviar el dolor. Sin embargo, es muy venenosa si se ingiere. MANTENER FUERA DEL ALCANCE DE LOS NIÑOS. No tratar más de un pie cuadrado de piel en cada aplicación. En algunos lugares es ilegal cultivar y usar la datura. Por favor, comprueba las leyes locales antes de utilizarla.

## ACEITE PARA LA CONGESTIÓN RESPIRATORIA

Para elaborar este aceite descongestionante, se mezclan estos ingredientes:

1 cucharada de aceite vegetal
7-8 gotas de cualquiera de los aceites esenciales siguientes: eucalipto, romero, tomillo, pino, mirra y/o *cajeput* (árbol del té).

Se masajea en la espalda y en el pecho. Se empieza por la espalda y se trabaja entre las costillas hasta el esternón. Ayuda a aliviar la tos y la congestión. Se puede utilizar también para la garganta inflamada; para ello, se frota suavemente en el cuello.

## LOCIÓN DE AGUA DE ROSAS

Se funden los siguientes ingredientes en un cazo:

4 partes de aceite de semillas de uva
1 parte de manteca de mango
1 parte emulsionante (ver la sección «Lociones», en el capítulo ocho)

Se deja enfriar a temperatura ambiente. Lentamente, utilizando una varilla o un mezclador de inmersión, se añaden cuatro partes de hidrolato de rosas, una gota de aceite esencial de romero por cada 110 ml (4 onzas) de líquido y 1 ml de aceite de vitamina E para 240 ml (8 onzas) de líquido.

## ÓVULOS PARA INFECCIONES VAGINALES

Esta mezcla ayudará en las infecciones vaginales. Se mezclan los siguientes ingredientes con suficiente manteca de cacao para formar bolitas del tamaño de la última falange del dedo meñique. Se refrigera para endurecer antes del uso.

2 partes de polvo de sello de oro (hierba clave)
1 parte de polvo de llantén (hierba de apoyo)
1 parte de polvo de flores de lavanda (hierba de apoyo)
1 parte de polvo de flores de caléndula (hierba de apoyo opcional)

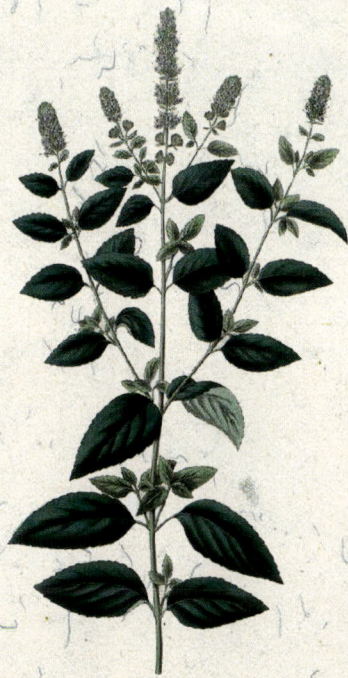

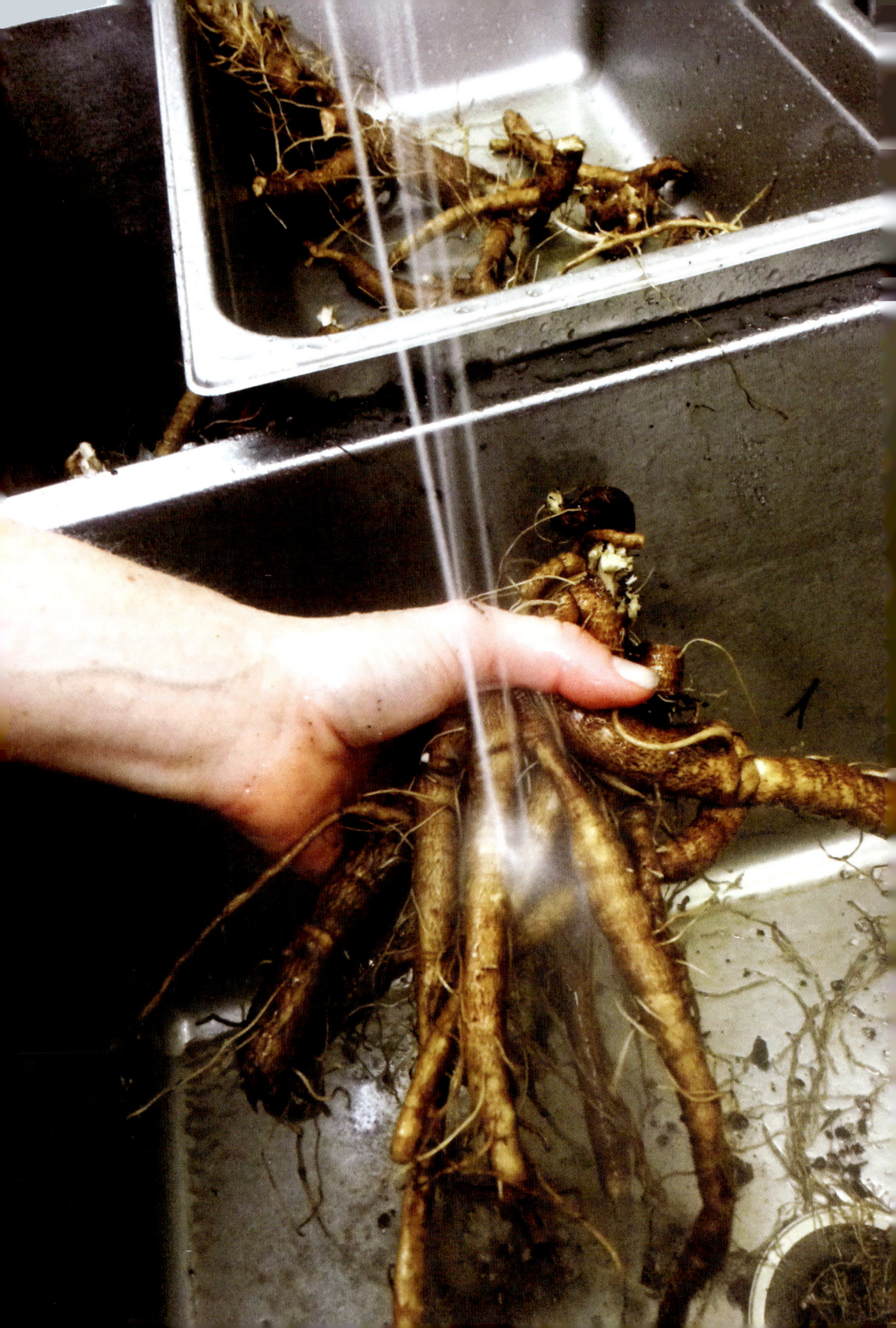

# CAPÍTULO TRECE

# Las hierbas de una en una

## INSTRUCCIONES PARA PREPARAR Y UTILIZAR LAS HIERBAS INDIVIDUALMENTE

Este capítulo contiene instrucciones para preparar y usar doscientas treinta y cinco plantas medicinales de manera individual. Hemos incluido información sobre la energética de cada planta y sus propiedades además de advertencias. Las instrucciones para los preparados son solo sugerencias para empezar; cada uno podrá experimentar libremente.

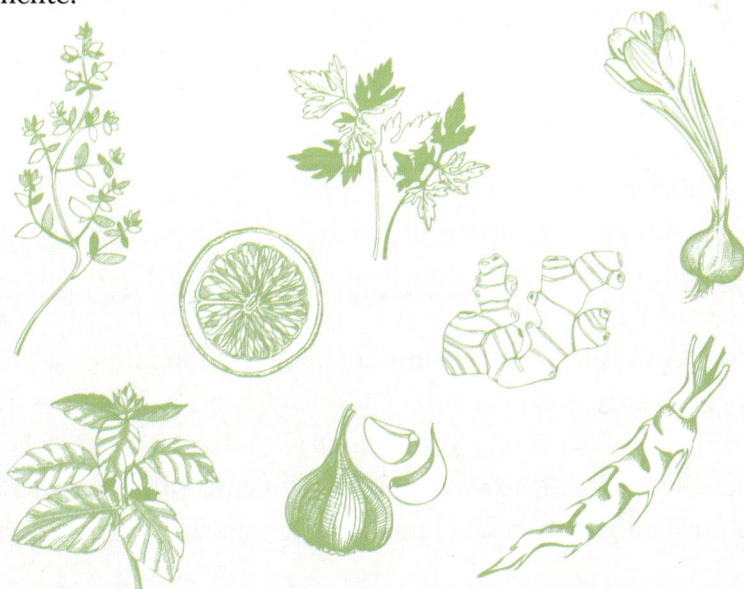

## AÇAÍ

**Nombre científico:** *Euterpe oleracea.*

Como otras bayas, las bayas de *açaí* están cargadas de antioxidantes que ayudan a proteger las células de daños que pueden provocar diabetes, cáncer y afecciones crónicas, como las enfermedades del corazón. Contienen vitamina A, fibra, calcio, hierro, ácidos grasos esenciales (omega 9), antocianinas (antioxidantes) y polisteroles. El *Journal of Agricultural and Food Chemistry* publicó en el 2008 un estudio que demostraba que las bayas de *açaí* tenían más antioxidantes que las zarzamoras, los arándanos americanos, las fresas y las frambuesas, pero menos que el vino tinto y el zumo de granada.

ADVERTENCIAS Y CONTRAINDICACIONES: no hay advertencias conocidas.

ENERGÉTICA: refrescante y nutritiva.

PROPIEDADES: antiinflamatoria, antioxidante y nutritiva.

### FORMAS DE DOSIFICACIÓN

BAYAS FRESCAS O SECAS: un puñado de bayas dos o tres veces al día.

CÁPSULAS: cápsulas de 1.500 mg una o dos veces al día con las comidas.

POLVO: 1-5 g una o dos veces al día con las comidas.

JUGO: 1-4 onzas una o dos veces al día con las comidas.

## ACEDERA

**Nombre científico:** *Rumex crispus.*

La acedera es rica en compuestos orgánicos de hierro y según parece libera el hierro que pueda estar almacenado en el hígado. Esto hace que sea indicada para la anemia, especialmente si se combina con la alfalfa, la remolacha y otras hierbas ricas en hierro. Se utiliza también como un purificador de la sangre para problemas cutáneos (acné, furúnculos, etc.) y hepáticos. Estimula el flujo de la bilis y actúa como un laxante suave, mientras reduce el calor y la irritación en el sistema digestivo. Está especialmente indicada para la lengua geográfica (una lengua con placas engrosadas y manchas blanquecinas y otras muy rojas que hacen que tenga la apariencia de un mapa) y la inflamación intestinal con estreñimiento.

**ADVERTENCIAS Y CONTRAINDICACIONES:** no se conocen.

**ENERGÉTICA:** refrescante y ligeramente secante.

**PROPIEDADES:** reparadora (purifica la sangre), laxante, colagoga, y hepática.

**INDICACIONES ESPECÍFICAS:** según Felter,[*] «sangre contaminada con problemas de piel; depósitos glandulares y celulares bajos, con tendencia a la ulceración. Disnea, con pesadez epigástrica y angustia en el pecho. Anorexia, trastornos en la nutrición».

## FORMAS DE DOSIFICACIÓN

**DECOCCIÓN ESTÁNDAR:** 2-4 onzas dos veces al día.

**TINTURA:** raíz fresca (1:2 en alcohol al 95%); raíz seca (1:5 en alcohol al 60%), 10 gotas tres veces al día.

**POLVO O CÁPSULAS:** 100 mg tres veces al día; reducir la dosis según se vayan ablandando las heces.

## ACEDERILLA

**Nombre científico:** *Rumex acetosella.*

La acederilla es un ingrediente de la famosa fórmula anticancerígena Essiac.[**] Se trata de una hierba depurativa, rica en hierro como las otras hierbas del género *Rumex*. Tiene un efecto tonificante sobre el intestino, ligeramente laxante, al igual que la acedera. Se come también como ingrediente de la ensalada.

---

[*] Harvey Wickes Felter, autor del *King's American Dispensatory*, junto con John Uri Lloyd (N. de la T.).

[**] En 1922, una paciente le habló a la enfermera René M. Caisse de una fórmula de los indios canadienses ojibwa. La enfermera Caisse investigó y preparó su propia fórmula. La bautizó Essiac, su apellido deletreado al revés. Se trata de una fórmula herbaria en forma de infusión utilizada para ayudar en el tratamiento del cáncer. Contiene solo cuatro hierbas (raíces de bardana, olmo americano, acederilla y raíz de ruibarbo turco) (N. de la T.).

ADVERTENCIAS Y CONTRAINDICACIONES: contiene ácido oxálico. No utilizar si hay un historial de litiasis renal.

ENERGÉTICA: refrescante y ligeramente secante.

PROPIEDADES: anticancerígena, antiséptica y hepática.

## FORMAS DE DOSIFICACIÓN

INFUSIÓN ESTÁNDAR: 2-4 onzas tres veces al día. No tomar durante más de tres semanas en un año.

TINTURA: partes aéreas secadas recientemente (1:5 en alcohol al 50%), 10 gotas hasta tres veces al día.

## AGRACEJO

**Nombre científico:** *Berberis vulgaris* o *B. aristata*.

Este es uno de los mejores tónicos hepáticos amargos; contiene berberina, un compuesto antimicrobiano y antifúngico. El agracejo aumenta la producción de bilis y es uno de los colagogos más útiles. También contiene un compuesto llamado 5'-MHC, que ayuda a impedir que las bacterias desarrollen resistencia a los antibióticos, lo cual hace que sea indicado para muchas infecciones. El agracejo es un ingrediente muy común en las fórmulas para purificar la sangre.

ADVERTENCIAS Y CONTRAINDICACIONES: no utilizar durante el embarazo o con personas debilitadas.

ENERGÉTICA: refrescante y secante.

PROPIEDADES: reparador (purifica la sangre), antiséptico, laxante, amargo y colagogo.

INDICACIONES ESPECÍFICAS: según William Fyfe,* «desequilibrio sanguíneo crónico (discrasia), con erupciones cutáneas escamosas, nutrición deteriorada y debilidad».

---

* *The Essentials of Modern Materia Medica* (N. de la T.).

## FORMAS DE DOSIFICACIÓN

DECOCCIÓN ESTÁNDAR: 4 onzas tres veces al día.

TINTURA: raíz fresca (1:2 en alcohol al 95%); raíz seca (1:5 en alcohol al 50%), 1-4 ml cuatro veces al día.

GLICERITO: raíz seca (1:5), 1-5 ml de tres a cuatro veces al día.

CÁPSULAS: 500-1.500 mg tres veces al día.

USO TÓPICO: para las infecciones bacterianas se empleará una compresa de la decocción. Para las infecciones fúngicas, se aplicará una pomada sobre la piel tres veces al día. El agracejo manchará todo aquello que toque, incluida la piel.

## AGRIMONIA

**Nombre científico:** *Agrimonia eupatoria.*

La agrimonia es astringente y ayuda a detener el sangrado urinario y la diarrea. Es útil para los que presentan una orina turbia y olorosa y para los que sufren incontinencia. También tiene una acción energética sobre el sistema nervioso y ayuda a aliviar la tensión emocional. Es uno de los remedios florales del doctor Bach: ayuda a quienes disimulan su dolor detrás de una fachada de alegría. Asimismo está indicada para aquellos con una apariencia amigable y alegre, pero que en realidad tienen un pulso agitado y están muy tensos y estresados. Es un gran remedio para el sistema urinario y ayuda en las infecciones de orina y en la cistitis, así como cuando el *chi* del hígado está constreñido, un arquetipo de la medicina tradicional china que se encuentra muy a menudo entre muchos estadounidenses. Esto implica una resistencia, ira o frustración interiores que empujan el flujo sanguíneo hacia el hígado y ocasionan que el pulso se perciba agitado. La agrimonia relaja el flujo sanguíneo hacia el hígado y ayuda a relajarse y a dejarse llevar por el fluir de la vida.

ADVERTENCIAS Y CONTRAINDICACIONES: advertencias no conocidas.

ENERGÉTICA: seca y relaja.

INDICACIONES ESPECÍFICAS: según Rolla Thomas, «condiciones atónicas del sistema urinario, y cuando la orina es densa y gelatinosa. Mejora el tono de todas las membranas mucosas».

PROPIEDADES: antiinflamatoria, astringente, hemostática y vulneraria.

## FORMAS DE DOSIFICACIÓN

INFUSIÓN ESTÁNDAR: 4-8 onzas de una a cuatro veces al día.

TINTURA: hoja fresca (1:2 en alcohol al 95%); hoja seca (1:5 en alcohol al 50%), 5 gotas tres veces al día.

GLICERITO: hoja seca (1:6), ¼ a 1 cucharadita tres veces al día

USO TÓPICO: para erupciones de la piel, se aplica la pomada o el ungüento según se necesite o se prepara una compresa con una infusión fuerte o una decocción y se aplica varias veces al día.

## AGRIPALMA

**Nombre científico:** *Leonurus cardiaca.*

La agripalma es un calmante que se utiliza para bajar la presión sanguínea y como remedio para problemas del corazón relacionados con el sistema nervioso. Alivia la ansiedad y el nerviosismo y contiene glucósidos que bajan temporalmente la presión sanguínea y mitigan la tensión sobre los músculos cardíacos. Esto hace que también sea indicada para la taquicardia, para las palpitaciones y para prevenir enfermedades del corazón. La agripalma es útil para los sofocos, los dolores menstruales, el flujo menstrual escaso, el dolor vaginal y la tensión premenstrual caracterizada por debilidad, irritabilidad nerviosa y estrés.

ADVERTENCIAS Y CONTRAINDICACIONES: evitar durante el embarazo y la menstruación con sangrado excesivo.

ENERGÉTICA: refrescante, secante, y relajante.

PROPIEDADES: antiarrítmica, cardíaca, emenagoga, hipotensora, sedante y vasodilatadora.

## FORMAS DE DOSIFICACIÓN

INFUSIÓN ESTÁNDAR: 2-4 onzas de una a cuatro veces diarias.

TINTURA: hoja fresca (1:2 en alcohol al 95%); hoja seca (1:5 en alcohol al 60%), 1-4 ml tres veces al día.

## AJENJO

**Nombre científico:** *Artemisia absinthium.*

Como su nombre científico indica, el ajenjo es una hierba poderosa contra los parásitos, utilizada sobre todo para expulsar la tenia y las lombrices internas. Se utiliza también para estimular la digestión y el apetito.

ADVERTENCIAS Y CONTRAINDICACIONES: el ajenjo es una hierba muy fuerte y potencialmente tóxica, que no deberían utilizar las mujeres embarazadas o lactantes, o las personas debilitadas. Debería emplearse solo durante breves periodos de tiempo y preferiblemente como parte de una fórmula. No tomar durante más de cuatro o cinco semanas cada vez.

ENERGÉTICA: refrescante y secante.

PROPIEDADES: antiparasitaria, amarga, estomáquica y vermífuga.

## FORMAS DE DOSIFICACIÓN

INFUSIÓN ESTÁNDAR: 2-4 onzas tres veces al día (extremadamente amarga).

TINTURA: hierba seca (1:5 en alcohol al 70%), 5 gotas según se necesite.

## AJO

**Nombre científico:** *Allium sativum.*

El ajo es una hierba aromática fuerte que actúa como expectorante para expulsar la flema de los pulmones y también como tónico circulatorio para bajar la presión sanguínea alta. Se combina bien con otras hierbas para tratar ciertas infecciones bacterianas y fúngicas. Para la hipertensión deberá tomarse diariamente durante un mínimo de tres a seis meses para obtener resultados. El bulbo fresco tiene las mejores propiedades antihipertensivas y antimicrobianas.

**ADVERTENCIAS Y CONTRAINDICACIONES**: no se aconseja para personas frágiles o debilitadas. Puede producir irritación gástrica. Para reducir este efecto se tomará con las comidas o después de ellas.

**ENERGÉTICA**: calorífico y secante.

**PROPIEDADES**: antihelmíntico, antibacteriano, anticoagulante (diluye la sangre), antifúngico, antiséptico, aromático, descongestionante, expectorante y estimulante de la circulación sanguínea.

## FORMAS DE DOSIFICACIÓN

**HIERBA FRESCA**: trocear finamente un diente de ajo y tomar tres veces al día. Si hay problemas con el sabor, se añade la misma cantidad de miel.

**CÁPSULAS**: las cápsulas de ajo añejado pueden bajar ligeramente la presión sanguínea, aunque son totalmente ineficaces como expectorantes o antimicrobianas.

## ALBAHACA MORADA O SAGRADA

**Nombre científico:** *Ocimum sanctum.*

La albahaca morada se utiliza mucho en la medicina ayurvédica. En la herbología occidental se considera un adaptógeno y tónico general. Protege el corazón del estrés, reduce la presión sanguínea y los niveles de colesterol y estabiliza los niveles de azúcar en sangre. Reduce la sensación de estrés y las respuestas excesivas del sistema inmunitario en condiciones como la fiebre del heno (rinitis alérgica) y el asma. Al mismo tiempo mejora la digestión, la circulación cerebral, la memoria, la concentración y la agudeza mental. Avicena consideraba todas las albahacas como *exhilarantes* del corazón, es decir, útiles para aumentar la alegría y la felicidad.

**ADVERTENCIAS Y CONTRAINDICACIONES**: no se conocen.

**ENERGÉTICA**: refrescante y secante.

**PROPIEDADES**: adaptógena, antibacteriana, antivírica, carminativa, hipotensora y anfotérica inmunitaria.

## FORMAS DE DOSIFICACIÓN

**INFUSIÓN ESTÁNDAR:** 4-8 onzas tres veces al día.
**TINTURA:** hoja seca (1:5 en alcohol al 60%), 2-4 ml tres veces al día.

## ALCACHOFERA

**Nombre científico:** *Cynara scolymus.*
Se trata de la hoja de la alcachofa, que se come como verdura. Contiene cinarina, que ha demostrado su capacidad de protección del hígado. La hoja de la alcachofa también contiene silimarina, el constituyente activo del cardo mariano. Se utilizan como un amargo digestivo indicado para el hígado perezoso y la digestión pesada.

**ADVERTENCIAS Y CONTRAINDICACIONES:** quienes tengan hipersensibilidad a cualquier especie de la familia de las asteráceas deberían usarla con cautela.
**ENERGÉTICA:** refrescante y secante.
**PROPIEDADES:** reparadora (purificadora de la sangre), anticolesterolémica, amarga, colagoga y tónico digestivo.

## FORMAS DE DOSIFICACIÓN

**DECOCCIÓN ESTÁNDAR:** 2-4 onzas tres veces al día.
**TINTURA:** hoja fresca (1:2 en alcohol al 95%); hoja seca (1:5 en alcohol al 40%), 1-4 ml tres veces al día.
**GLICERITO:** hoja seca (1:8), 1-5 ml tres veces al día.

## ALCANFORERO

**Nombre científico:** *Cinnamomum camphora.*
El alcanforero es un anestésico local, que paraliza las terminaciones nerviosas allá donde se aplique. Cuando se inhala ayuda a abrir los conductos respiratorios congestionados. El alcanfor es tóxico si se ingiere. Su uso interno debería emplearse exclusivamente bajo la estricta supervisión de un profesional.

ADVERTENCIAS Y CONTRAINDICACIONES: utilizar solo como parte de una fórmula analgésica de uso tópico. No aplicar localmente a niños menores de dos años o a mujeres embarazadas. La hierba en sí es solo para uso profesional.

ENERGÉTICA: calorífica y relajante.

PROPIEDADES: antiinflamatoria, antiséptica, antiespasmódica y expectorante.

## FORMAS DE DOSIFICACIÓN

TINTURA: hoja seca (1:10 en alcohol al 95%), 1-10 gotas en un jarabe simple no más de dos veces al día.

USO TÓPICO: se aplica la tintura o el linimento según se necesite.

ACEITE ESENCIAL: se ponen 5 gotas en un cazo con agua, se deja hervir suavemente y se inhala el vapor.

## ALFALFA

**Nombre científico:** *Medicago sativa.*

A la alfalfa la han llamado la reina de las hierbas, y se ha utilizado desde tiempos antiguos. Sus raíces pueden crecer entre treinta y sesenta pies de profundidad para buscar los minerales y el agua que otras plantas no pueden alcanzar. Esto convierte la alfalfa en una gran fuente de vitaminas, minerales, minerales traza y otros nutrientes. Su contenido en minerales traza es probablemente lo que la hace valiosa para la pituitaria, porque las deficiencias en minerales traza a menudo afectan a esta glándula. Actúa como un tónico suave y un purificador de la sangre, y se ha utilizado para casos de artritis, falta de apetito, debilidad general y deficiencias en minerales. Para los problemas digestivos funciona muy bien una infusión combinada de alfalfa y menta piperita.

ADVERTENCIAS Y CONTRAINDICACIONES: la alfalfa contiene canavanina, un aminoácido no proteínico que induce síntomas parecidos al lupus en los monos. Hay varios informes sobre este punto también en humanos. Está contraindicada para quienes padezcan esta enfermedad.

ENERGÉTICA: hidratante y nutritiva.

PROPIEDADES: anticoagulante (fluidifica la sangre), amarga, galactagoga, mineralizante y nutritiva.

## FORMAS DE DOSIFICACIÓN

HIERBA FRESCA: se pueden añadir los brotes a distintos alimentos y consumirla diariamente.

DECOCCIÓN SUREÑA: 1 taza una o dos veces al día.

TINTURA: el alcohol no es un buen disolvente para minerales, así que raramente se usan las tinturas.

POLVO A GRANEL, CÁPSULAS Y TABLETAS: de 1.000 a 4.000 mg dos o tres veces al día.

GLICERITO: hoja seca (1:6), 2-10 ml tres veces al día.

## ALGODONERO

**Nombre científico:** *Gossypium herbaceum.*
La raíz del algodonero se utiliza para los dolores menstruales con sangrado escaso. Se puede también emplear para inducir el parto y para facilitar las contracciones durante el proceso.

ADVERTENCIAS Y CONTRAINDICACIONES: se evitará durante el embarazo, ya que la planta es abortiva y provoca contracciones de parto.

ENERGÉTICA: calorífica y humectante.

PROPIEDADES: abortiva y emenagoga.

INDICACIONES ESPECÍFICAS: según Felter, «para menstruaciones que se retrasan con dolor de espalda y dolor pélvico persistente; saturación y peso en la vejiga; dificultad en la micción; cansancio sexual con anemia; histeria, con atonía pélvica y anemia».

## FORMAS DE DOSIFICACIÓN

TINTURA: raíz recién secada (1:4 en alcohol al 50%), 2-4 ml de una a tres veces diarias.

DECOCCIÓN ESTÁNDAR: 1-2 onzas tres veces al día.

# ÁLOE VERA

**Nombre científico:** *Aloe vera, syn. A. barbadensis.*

El jugo y el gel de áloe vera se elaboran con la pulpa interna de la hoja. El áloe es extremadamente calmante para las pieles irritadas y las membranas mucosas, las quemaduras y otros tejidos dañados.

El jugo de toda la hoja completa fortalece el sistema inmunitario para ayudar a combatir la artritis, el sida, el cáncer y otras enfermedades degenerativas.

El gel se puede aplicar localmente sobre las quemaduras y las irritaciones de la piel. Para obtener resultados óptimos, se debe aplicar abundantemente y la piel se ha de mantener húmeda. El áloe vera funciona mejor cuando es fresco. Las plantas de áloe son fáciles de cultivar en tiestos dentro de la casa y es conveniente tenerlas a mano para tratar las quemaduras.

La parte externa de la hoja contiene glucósidos de antraquinona y es un purgante enérgico y un laxante estimulante. Esta parte se elimina cuando se extrae el jugo y el gel.

ADVERTENCIAS Y CONTRAINDICACIONES: algunos fitoterapeutas aconsejan que los niños, las personas mayores y las mujeres embarazadas no beban el jugo de áloe vera. Sin embargo, quizá esto se refiere solo a la porción externa verde de la hoja (que es fuertemente catártica) o a los concentrados. El jugo de la pulpa diluido es un remedio suave e inofensivo.

ENERGÉTICA: refrescante e hidratante.

PROPIEDADES: antiinflamatorio, antiséptico, emoliente (mucilaginoso), suavizante, laxante estimulante, purgante (catártico), calmante y vulnerario.

INDICACIONES ESPECÍFICAS: condiciones calientes y secas, quemaduras del sol, enfermedad inflamatoria del intestino, gastroparesia.

## FORMAS DE DOSIFICACIÓN

FRESCA: se corta una hoja fresca para extraer el gel. Se aplica tópicamente.

CÁPSULAS (HOJA): 250-450 mg del extracto de hoja diariamente como laxante. No debe usarse durante un tiempo prolongado.

JUGO (SOLO PULPA): 1-4 onzas del jugo diariamente.

USO TÓPICO: se aplica el jugo o el gel localmente según se necesite.

## ALTEA

**Nombre científico:** *Althaea officinalis.*

La altea es una hierba mucilaginosa que ayuda al intestino, a las membranas mucosas, a los pulmones y a los riñones. Calma los tejidos inflamados e irritados y reduce la hinchazón. Se utiliza en combinación con otras hierbas para el riñón para calmar el ardor al orinar y los riñones inflamados y para facilitar el paso de los cálculos renales. Puede aliviar la congestión respiratoria y la tos seca. Enriquece la leche de las madres lactantes y es un alimento suave y nutritivo.

ADVERTENCIAS Y CONTRAINDICACIONES: no se conocen. Es un remedio muy suave y seguro para los niños, incluso los bebés, y las personas mayores.

ENERGÉTICA: refrescante y humidificadora.

PROPIEDADES: emoliente (mucilaginosa), diurética, suavizante, galactagoga, nutritiva y vulneraria.

### FORMAS DE DOSIFICACIÓN

POLVO A GRANEL: hasta 12.000 mg al día.

INFUSIÓN FRÍA: 2-8 onzas de una a cuatro veces al día.

TINTURA: raíz seca (1:5 en alcohol al 40%), 10-60 gotas de una a cuatro veces al día. El mucílago no se extrae bien en el alcohol. La tintura se utiliza para suavizar los ganglios linfáticos endurecidos.

POLVO O CÁPSULAS: 1.000-5.000 mg hasta tres veces al día.

## AMAPOLA DE CALIFORNIA

**Nombre científico:** *Eschscholzia californica.*

La amapola de California es de la misma familia que la amapola de opio y tiene propiedades sedantes y analgésicas suaves, pero no es un narcótico. Ayuda a normalizar la función del sistema nervioso, la ansiedad, el insomnio y el dolor tanto interno como externo. Tiene afinidad con los receptores GABA del cerebro, calma la mente sin deprimir el sistema nervioso central.

**ADVERTENCIAS Y CONTRAINDICACIONES:** no utilizar durante el embarazo excepto bajo supervisión de un profesional.

**ENERGÉTICA:** refrescante y relajante.

**PROPIEDADES:** analgésica (anodina), sedante y soporífica (hipnótica).

## FORMAS DE DOSIFICACIÓN

**INFUSIÓN ESTÁNDAR:** 2-4 onzas antes de acostarse para facilitar un sueño reparador.

**TINTURA:** planta fresca (1:2 en alcohol al 95%); planta seca (1:5 en alcohol al 60%), 0,5-2 ml en 2 onzas de agua o infusión de manzanilla, según se necesite.

## AMOR DE HORTELANO

**Nombre científico:** *Galium aparine.*

El amor de hortelano se utiliza para facilitar la micción y estimular el sistema linfático. Se puede usar externamente como cataplasma para la inflamación de la piel y de los nudos linfáticos.

**ADVERTENCIAS Y CONTRAINDICACIONES:** no se conocen.

**ENERGÉTICA:** refrescante y secante.

**PROPIEDADES:** diurético, tónico renal y linfático.

## FORMAS DE DOSIFICACIÓN

**JUGO DE PLANTA FRESCA:** 2-5 ml hasta tres veces al día.

**INFUSIÓN ESTÁNDAR:** 4-8 onzas hasta tres veces al día.

**TINTURA:** hierba fresca (1:2 en alcohol al 95%), 5-10 ml (1-2 cucharaditas) tres veces al día.

## AMMI (AMEOS)

**Nombre científico:** *Ammi visnaga.*

El *ammi* es un vasodilatador que bloquea la absorción del calcio, y es utilizado para tratar los problemas cardiovasculares. Sus propiedades antiespasmódicas son útiles en los casos de asma y de calambres. También puede aplicarse para eliminar cálculos de la vesícula y de los riñones.

ADVERTENCIAS Y CONTRAINDICACIONES: no deberá utilizarse durante el embarazo.

ENERGÉTICA: calorífico y relajante.

PROPIEDADES: antiarrítmico, antiespasmódico, dilatador de los bronquios, cardíaco, hipotensor y vasodilatador.

### FORMAS DE DOSIFICACIÓN

TINTURA: semillas secas (1:5 en alcohol al 65%), 1-3 ml (0,2-0,6 cucharadita) tres veces al día.

## ANDROGRA

**Nombre científico:** *Andrographis paniculata.*

La androgra es un antivírico potente, antibacteriano y estimulador del sistema inmunitario. Sus extractos inhiben ligeramente el *Staphylococcus aureus*, la *Pseudomonas aeruginosa*, el *Proteus vulgaris*, la *Shigella dysenteriae* y la *Escherichia coli*. También parece que inhiben la peroxidación de los lípidos y la inflamación. Se utiliza en medicina ayurvédica para la diarrea, la dispepsia, la falta de fluidez de la bilis, la hepatitis, la neumonía, la amigdalitis, los resfriados, las infecciones de los senos nasales y la gripe. Y los fitoterapeutas modernos la emplean para tratar los parásitos intestinales, los resfriados, la gripe y la hepatitis. En un estudio clínico, los pacientes tratados durante tres meses con androgra se resfriaban dos veces menos que el grupo al que se le administró un placebo.

ADVERTENCIAS Y CONTRAINDICACIONES: no deberá usarse durante el embarazo o la lactancia.

ENERGÉTICA: refrescante y secante.

**PROPIEDADES:** antiinflamatoria, antibacteriana, amarga, colagoga, febrífuga y estimulante del sistema inmunitario.

## FORMAS DE DOSIFICACIÓN

**INFUSIÓN ESTÁNDAR:** ½ taza tres o cuatro veces al día. Tiene un sabor desagradable que algunas personas no pueden soportar.

**TINTURA:** hoja seca (1:5 en alcohol al 50%); 1-4 ml (0,2-0,8 cucharadita) tres o cuatro veces al día.

**GLICERITO:** hoja seca (1:8), 5-10 ml (1-2 cucharaditas) tres o cuatro veces al día.

**CÁPSULAS:** 500-1.000 mg tres veces al día.

## ANGÉLICA

**Nombre científico:** *Angelica archangelica.*

La angélica es un tónico aromático y calorífico útil para muchas indisposiciones. Ayuda a calentar un cuerpo frío, rígido y debilitado, y es especialmente calorífica para el estómago, el bazo y los intestinos. Esto hace que sea indicada para las digestiones difíciles, los cólicos y los retortijones. Facilita la transpiración, y por ello ayuda a rebajar la fiebre. También resulta útil para recuperarse de los resfriados, la gripe y la congestión pulmonar. La angélica es pariente del *dong quai* y tiene una acción similar. Es un remedio valioso para las mujeres, ya que regula la menstruación y equilibra las hormonas. Es un remedio estimulante y puede ser de ayuda en la depresión paralizadora. También se puede aplicar externamente sobre magulladuras, torceduras y dolores musculares y articulares.

**ADVERTENCIAS Y CONTRAINDICACIONES:** no utilizar durante el embarazo o la lactancia. También está contraindicada en casos de sangrado menstrual muy abundante.

**ENERGÉTICA:** calorífica y secante.

**PROPIEDADES:** aromática, descongestionante y tónico digestivo.

**INDICACIONES ESPECÍFICAS:** según el *King's American Dispensatory*, «cólicos flatulentos, acedía y dolor de cabeza nervioso».

## FORMAS DE DOSIFICACIÓN

**DECOCCIÓN ESTÁNDAR:** 2-4 onzas tres veces al día.

**TINTURA:** raíz fresca (1:2 en alcohol al 95%); raíz seca (1:5 en alcohol al 65%), 1-3 ml (0,2-0,6 cucharadita) tres veces al día.

**GLICERITO:** raíz seca (1:5), 2-5 ml (0,4-1 cucharadita) tres veces al día.

**CÁPSULAS:** 1.500 mg tres veces al día (no funciona para la digestión, solo para la circulación pélvica).

## ANÍS

**Nombre científico:** *Pimpinella anisum.*

El anís es una planta aromática calmante con propiedades parecidas a las del hinojo. Tanto la infusión como la tintura o el aceite se pueden utilizar para estabilizar el estómago y expulsar los gases. Es útil para los cólicos de los bebés y estimula la producción de leche en las madres lactantes. Es un agente mucolítico, ayuda a diluir la mucosidad y a expulsarla de los pulmones. Es un ingrediente común de las fórmulas para la indigestión, pero no es una hierba clave en dichas fórmulas.

**ADVERTENCIAS Y CONTRAINDICACIONES:** el anís es un abortivo tradicional. No hay informes de que pueda ser dañino cuando se usa en dosis alimentarias normales, pero en caso de embarazo se evitarán las dosis medicinales, excepto bajo la supervisión de un fitoterapeuta muy capacitado.

**ENERGÉTICA:** calorífico y secante.

**PROPIEDADES:** aromático, carminativo y galactagogo.

**INDICACIONES ESPECÍFICAS:** según el *King's American Dispensatory*, «para flatulencias, cólicos flatulentos de los bebés y náuseas».

## FORMAS DE DOSIFICACIÓN

**INFUSIÓN SUAVE:** 2-8 onzas dos o tres veces al día. Para problemas gastrointestinales de los niños, se les dará 1 onza según lo necesiten, endulzada con jarabe de arce. Para los bebés se añadirá 1 cucharadita en su biberón o se darán dosis elevadas a la madre lactante.

TINTURA: hierba seca (1:5 en alcohol al 50% más 10% de glicerina), 1-3 ml (0,2-0,6 cucharadita) tres veces al día.

GLICERITO: secado al baño maría (1:8), 2-5 ml (0,4-1 cucharadita) tres veces al día.

## APIO

**Nombre científico:** *Apium graveolens.*

Las semillas del apio se utilizan para tratar los problemas reumáticos y la gota. Ayudan a los riñones a eliminar la orina y otros productos de desecho no deseados. Son útiles en los casos de artritis, ya que desintoxican el cuerpo y mejoran la circulación de la sangre en los músculos y las articulaciones. Las semillas de apio son eficaces para tratar la cistitis, ya que desinfectan la vejiga y los conductos urinarios. Los tallos del apio son un buen remedio para los problemas urinarios y para el reuma y la gota.

ADVERTENCIAS Y CONTRAINDICACIONES: evitar si hay un historial de inflamación renal. Utilizar con cautela durante el embarazo y la lactancia.

ENERGÉTICA: calorífico y secante.

PROPIEDADES: antirreumático y diurético.

### FORMAS DE DOSIFICACIÓN

INFUSIÓN ESTÁNDAR: 4-8 onzas hasta tres veces al día (semillas).

TINTURA: semillas secas (1:5 en alcohol al 50% más un 10% de glicerina), 10 gotas (0,4 cucharadita) hasta tres veces al día.

GLICERITO: semillas secas (1:5), 1-5 ml (0,2-1 cucharadita) hasta tres veces al día.

CÁPSULAS: 500-1.500 mg hasta tres veces al día.

## ARÁNDANO EUROPEO

**Nombre científico:** *Vaccinium myrtillus.*

Se ha demostrado que los arándanos mejoran la visión nocturna y ayudan a sanar las irritaciones oculares. Contienen antocianidinas, que protegen las estructuras de colágeno de los ojos, impidiendo y tratando la degeneración macular y la retinopatía. Los arándanos tonifican los vasos sanguíneos y mejoran la circulación. Los estudios sugieren que sus antioxidantes pueden proteger contra las enfermedades del sistema circulatorio. Los arándanos americanos son *primos hermanos* y se pueden intercambiar. Ambos, los europeos y los americanos, pueden mejorar la ateroesclerosis y las venas varicosas.

ADVERTENCIAS Y CONTRAINDICACIONES: no se conoce ninguna para los frutos. El uso continuado de las hojas puede causar irritación gástrica y daños renales, pero tienen un historial de uso seguro.

ENERGÉTICA: refrescantes, ligeramente secantes y nutritivos.

PROPIEDADES: nutritivos y tónico vascular.

## FORMAS DE DOSIFICACIÓN

HIERBA FRESCA: las bayas frescas se pueden comer diariamente.

POLVO: 2-5 g tres veces al día.

EXTRACTO SÓLIDO: las bayas frescas se pueden cocinar y conservar con glicerina para elaborar un extracto sólido. Se toma 1 cucharadita dos veces al día.

JARABE: se extrae el jugo de las bayas, se calienta y se mezcla a partes iguales con miel. Se puede refrigerar o envasar.

## ARÁNDANO ROJO

**Nombre científico:** *Vaccinium macrocarpon.*

Los arándanos rojos contienen antioxidantes que mitigan los efectos dañinos de los radicales libres. También contienen dos compuestos que impiden que la *E. coli* se adhiera a la vejiga: la manosa y las proantocianidinas. Los arándanos rojos son efectivos a la hora de prevenir las infecciones del sistema urinario, y también ayudan a tratar las infecciones por *H. pylori* y *E. coli* en el sistema gástrico. Tienen un alto contenido en vitamina C y se han utilizado para prevenir el escorbuto entre los marineros. Se puede tomar el jugo de arándano rojo comercializado, mejor si no lleva azúcar añadido.

**ADVERTENCIAS Y CONTRAINDICACIONES**: no se conocen.

**ENERGÉTICA**: refrescante y ligeramente secante.

**PROPIEDADES**: antibacteriano, antioxidante y nutritivo.

## FORMAS DE DOSIFICACIÓN

**FRESCO**: arándanos enteros. Comer 1,5 onzas diarias.

**JUGO**: 3-8 onzas diarias de jugo sin endulzar.

**CÁPSULAS O POLVO**: 1.000-3.000 mg dos o tres veces al día.

## ÁRBOL DE LA CERA

**Nombre científico:** *Myrica cerifera.*

El árbol de la cera es un astringente enérgico con una acción estimulante suave. Es un buen astringente para el sistema gastrointestinal. Inhibe o ralentiza el sangrado, detiene la diarrea y libera la flema para ayudar a la descarga de la mucosidad de los senos nasales y del sistema gastrointestinal.

**ADVERTENCIAS Y CONTRAINDICACIONES**: debe utilizarse con precaución durante el embarazo.

**ENERGÉTICA**: ligeramente calorífico, secante y hemostático.

**PROPIEDADES**: astringente, expectorante, hemostático y vulnerario.

## FORMAS DE DOSIFICACIÓN

**INFUSIÓN ESTÁNDAR**: 1 taza tres veces al día.

**TINTURA**: corteza seca de la raíz (1:5 en alcohol al 50% más 10% de glicerina); 0,25-2 ml (0,05-0,4 cucharadita) según se necesite en agua caliente. Tomar con frecuencia para los resfriados y gripes.

**GLICERITO**: corteza seca de raíz (1:5), 1-3 ml (0,2-0,6 cucharadita) tres o cuatro veces al día.

**CÁPSULAS**: 1-3 cápsulas (500-1.500 mg) hasta tres veces al día.

**POLVO**: dosis muy pequeñas (100 mg o menos) utilizadas como rapé pueden detener el moqueo y ayudar con los pólipos nasales.

USO TÓPICO: el polvo, la tintura y el glicerito se pueden aplicar localmente como astringentes.

## ÁRBOL DE LA SEDA (ALBIZIA)

**Nombre científico:** *Albizia julibrissin.*
Se trata de una planta de la medicina tradicional china utilizada para calmar el espíritu, aliviar la constricción y el dolor, fortalecer la sangre y sanar las fracturas de huesos. Se usa para tratar el mal genio, la depresión, el insomnio, la irritabilidad y la mala memoria causada por las emociones reprimidas. Los fitoterapeutas occidentales modernos la utilizan para aliviar la angustia, el estrés y la depresión. La corteza de albizia reanima suavemente y ayuda a poner los pies en la tierra; reactiva la energía hacia arriba y suaviza el corazón. Las flores, por otra parte, concentran energía en la cabeza, causando una euforia moderada y mareo. Es una dosis instantánea de bienestar que nos impulsa a dar un paseo por la naturaleza y disfrutar de la vida.

ADVERTENCIAS Y CONTRAINDICACIONES: las mujeres embarazadas y lactantes deberían evitar la albizia.

ENERGÉTICA: refrescante, hidratante y ligeramente relajante.

PROPIEDADES: antidepresiva, calmante, euforizante, relajante y vulneraria.

## ARJUNA

**Nombre científico:** *Terminalia arjuna.*
En la medicina ayurvédica está considerada como un buen remedio para el corazón y la mala circulación, y se usa como tratamiento para la angina, la insuficiencia cardíaca congestiva, los problemas de corazón relacionados con fumar y la hipertensión. Se utiliza de manera muy parecida a la del espino blanco y funciona bien en combinación con este.

ADVERTENCIAS Y CONTRAINDICACIONES: no utilizar durante el embarazo excepto bajo la supervisión de un profesional cualificado.

ENERGÉTICA: refrescante y ligeramente relajante.

PROPIEDADES: antiarrítmico, cardíaco, hipotensor y vasodilatador.

## FORMAS DE DOSIFICACIÓN

TINTURA: corteza seca (1:5 en alcohol al 50%), 2-4 ml (0,4-0,8 cucharadita) tres veces al día.

GLICERITO: corteza seca (1:8); 5-10 ml (1-2 cucharaditas de postre) tres veces al día.

CÁPSULAS: 500-1.000 mg tres veces al día.

## ÁRNICA

**Nombre científico:** *Arnica montana*.

Se utiliza el árnica para reducir la hinchazón, las magulladuras y el dolor de una lesión o de un trauma. La mayor parte de las veces se emplea como preparación homeopática, ya sea interna o externamente, para tratar la hinchazón, las magulladuras y las lesiones. Es una buena idea tener árnica homeopática (ya sea en tabletas o en crema de uso tópico) en el botiquín de primeros auxilios.

Administrada internamente, la tintura de árnica tiene una acción antiinflamatoria todavía más fuerte que el preparado homeopático. En dosis más elevadas actúa como tónico cardíaco y mejora el flujo sanguíneo a través de los vasos coronarios. La tintura es tóxica y debería tomarse solo bajo supervisión de un profesional. Cuando se administra interiormente debería estar muy diluida: solo unas pocas gotas para un vaso de agua.

ADVERTENCIAS Y CONTRAINDICACIONES: el uso interno de la hierba puede causar irritación gástrica. Dosis elevadas pueden provocar intoxicación, mareos, temblores, taquicardia, arritmia y colapso. Durante el embarazo o la lactancia no debería tomarse la tintura de árnica. La preparación homeopática no ocasiona estos problemas, pero en el caso de una herida abierta no debería aplicarse ni la hierba ni la preparación homeopática. El árnica contiene lactonas sesquiterpénicas, que pueden producir dermatitis de contacto en las personas sensibles.

ENERGÉTICA: calorífica y secante.

PROPIEDADES: analgésica (anodina), anticoagulante (diluye la sangre), vasodilatadora y vulneraria.

INDICACIONES ESPECÍFICAS: según Rolla Thomas, «dolor por tensión en la espalda como si estuviera magullada o dislocada; dolor muscular y mialgia cuando se mueven las extremidades; respiración débil».

## FORMAS DE DOSIFICACIÓN

TINTURA: hoja o raíz fresca (1:2 en alcohol al 70%); hoja seca (1:5 en alcohol al 50%), 1-5 gotas en 8 onzas de agua, bebida lentamente, hasta tres veces al día.

USO TÓPICO: se aplica la tintura, el linimento o el aceite tópicamente sobre la piel sana (sin heridas), según se necesite.

## ARTEMISA (*CHING HAO*)

**Nombre científico:** *Artemisia annua.*
Esta planta es un pariente cercano del ajenjo, y se utiliza para combatir la malaria y varias infecciones bacterianas. Es también un buen remedio para los parásitos intestinales.

ADVERTENCIAS Y CONTRAINDICACIONES: no utilizar en mujeres embarazadas o lactantes. Todas las variedades de la artemisa pueden ser tóxicos en dosis elevadas.

ENERGÉTICA: refrescante y secante.

PROPIEDADES: antihelmíntica, antibacteriana, antiparasitaria, y antiséptica.

## FORMAS DE DOSIFICACIÓN

TINTURA: hoja fresca (1:2 en alcohol al 95%), hoja seca (1:5 en alcohol al 60%), 10 gotas (0,4 cucharadita) tres veces al día.

CÁPSULAS: 500-1.000 mg una o dos veces al día con los alimentos. No sobrepasar los 3 g diarios.

EXTRACTO ESTANDARIZADO: Artemisinin extracto, 1-2 mg por kilo de peso corporal dos veces al día con alimentos grasos.

## ASCLEPIAS

**Nombre científico:** *Asclepias tuberosa.*

Los nativos americanos utilizaban la raíz de asclepias para trastornos relacionados con el corazón, los bronquios y los pulmones. Es uno de los mejores remedios para la pleuritis. Alivia el dolor de pecho y es bueno para dolencias que cursan con calor y sequedad. Su raíz es un excelente diaforético: relaja los capilares periféricos y aumenta la transpiración.

ADVERTENCIAS Y CONTRAINDICACIONES: las dosis excesivas pueden causar vómitos. No se recomienda su uso durante el embarazo.

ENERGÉTICA: refrescante y humidificante.

PROPIEDADES: antiinflamatorio, diaforético, diurético y expectorante.

INDICACIONES ESPECÍFICAS: según Felter, «piel caliente pero con tendencia a estar húmeda, cara colorada, excitación vascular de la región bronquial, orina escasa; inflamación serosa o sinovial».

### FORMAS DE DOSIFICACIÓN

INFUSIÓN FRÍA: 1-4 onzas tres veces al día.

TINTURA: raíz seca (1:5 en alcohol al 50%), 5 gotas (0,2 cucharadita) hasta cuatro veces al día.

## ASHWAGANDHA

**Nombre científico:** *Withania somnifera.*

La *ashwagandha* es una hierba importante de la medicina ayurvédica. Se trata de un tónico nervioso y suprarrenal que ayuda en los casos de ansiedad, depresión, agotamiento y tono muscular bajo. Es adaptógena y reduce los efectos del estrés, mientras estimula la energía y la vitalidad. Se utiliza como hierba de apoyo para la recuperación de enfermedades debilitantes. Es efectiva para tratar la disfunción sexual causada por el estrés. Es también un antiinflamatorio eficaz que puede aliviar los síntomas asociados al dolor de la artritis. La *ashwagandha* ayuda a impulsar la conversión de T4 (la hormona de almacenamiento de la tiroides) en T3 (la hormona tiroidea activa).

**ADVERTENCIAS Y CONTRAINDICACIONES:** se usará con precaución durante el embarazo. Contraindicada para aquellas personas que tienen sensibilidad a la familia de las solanáceas.

**ENERGÉTICA:** ligeramente calorífica.

**PROPIEDADES:** adaptógena, antiinflamatoria, antidepresiva y sedante.

## FORMAS DE DOSIFICACIÓN

**DECOCCIÓN ESTÁNDAR:** 4-8 onzas tres veces al día o decocción en leche de coco con vainilla y miel.

**TINTURA:** raíz seca (1:5 en alcohol al 70%), 1-10 ml (0,2-2 cucharaditas) tres veces al día.

**CÁPSULAS:** 2-6 cápsulas (1.000-3.000 mg) tres veces al día.

## ASTRÁGALO

**Nombre científico:** *Astragalus membranaceus.*

El astrágalo es una hierba adaptógena y tónica utilizada en la medicina tradicional china para mejorar la energía y fortalecer la inmunidad. Las investigaciones llevadas a cabo sugieren que los polisacáridos y las saponinas que contiene pueden ser de ayuda para los que sufren una enfermedad cardíaca, ya que mejoran la función del corazón y alivian los síntomas. El astrágalo parece restablecer la función del sistema inmunitario en aquellas personas en las que se ha debilitado a causa de la quimioterapia o de una enfermedad crónica. Tiene propiedades antibacterianas y antivirales, lo que hace que sea indicado como tratamiento tópico para curar heridas. Puede ayudar a prevenir y tratar el resfriado común y las infecciones respiratorias. El astrágalo puede también ser beneficioso para el asma alérgica.

**ADVERTENCIAS Y CONTRAINDICACIONES:** no se conoce ninguna.

**ENERGÉTICA:** ligeramente calorífico e hidratante.

**PROPIEDADES:** adaptógeno, antiinflamatorio, antivírico, diurético, hipotensor y anfótero inmunitario.

## FORMA DE DOSIFICACIÓN

DECOCCIÓN ESTÁNDAR: 1-3 tazas al día.

TINTURA: raíz seca (1:5 en alcohol al 40%), 3-4 ml (0,4-0,8 cucharaditas) tres veces al día. La tintura no es tan efectiva como otras formas de aplicación.

GLICERITO: raíz seca (1:8), 10-20 ml (2-4 cucharaditas) tres veces al día.

JARABE: raíz seca (1:8, con un 50% de miel), 2-3 cucharaditas tres veces al día.

CÁPSULAS O POLVO: 1.000-3.000 mg tres veces al día.

## ATRACTYLOIDES

**Nombre científico:** *Atractyloides ovata, A. macrocephala.*

Esta hierba china se utiliza en combinaciones digestivas y urinarias. También puede servir para tratar infecciones fúngicas y bacterianas.

CONTRAINDICACIONES: no suministrar en casos de fiebre alta, sudoración excesiva, inflamación grave y deshidratación.

ENERGÉTICA: calorífica y secante.

PROPIEDADES: antiinflamatoria, carminativa, funciona como tónico digestivo y es diurética.

## FORMAS DE DOSIFICACIÓN

INFUSIÓN SUAVE: 4 onzas tres veces al día.

POLVO: 500-1.000 mg tres veces al día.

## AVENA

**Nombre científico:** *Avena sativa.*

Las semillas lechosas (no maduras) de la avena se utilizan como remedio para el agotamiento nervioso. La avena lechosa es un tónico que combina bien con casi cualquier otro remedio para los nervios. Funciona especialmente bien para quienes sufren agotamiento mental y físico, están irritables y son incapaces de concentrarse y tal vez experimenten palpitaciones y falta de libido. La avena lechosa se utiliza como apoyo en la recuperación de toxicómanos.

Lo mismo que la cola de caballo, la paja de avena es rica en silicio. Se utiliza como mineralizante y sedante suave. El salvado de avena se emplea como laxante de bulto y para ayudar a rebajar el colesterol.

**ADVERTENCIAS Y CONTRAINDICACIONES:** utilizar con cautela en caso de sensibilidad o alergia al gluten.

**ENERGÉTICA:** neutra, humectante y nutritiva.

**PROPIEDADES:** laxante de bulto, remineralizante y tónico nervioso.

**INDICACIONES ESPECÍFICAS:** según Rolla Thomas, «insomnio con irritabilidad, postración nerviosa debido a la tensión mental, dolor de cabeza, melancolía e histeria».

## FORMAS DE DOSIFICACIÓN

**INFUSIÓN ESTÁNDAR:** 4-8 onzas de una a cuatro veces diarias.

**TINTURA:** semilla fresca (1:2 en alcohol al 95%), 10-30 gotas tres a cinco veces diarias.

**GLICERITO:** paja de avena verde y seca (1:6), 10-20 ml (1-2 cucharaditas) tres veces al día.

## AZAFRÁN

**Nombre científico:** *Crocus sativus.*

El azafrán es uno de los antiinflamatorios más poderosos de la fitoterapia. Funciona especialmente bien para reducir las citoquinas asociadas con la depresión. Su uso a menudo se ve limitado debido a su precio; sin embargo, solo se necesitan pequeñas dosis, de manera que el coste por dosis no es tan alto como comúnmente se cree.

**ADVERTENCIAS Y CONTRAINDICACIONES:** no utilizar durante el embarazo.

**ENERGÉTICA:** calorífico y secante.

**PROPIEDADES:** antiinflamatorio.

## FORMAS DE DOSIFICACIÓN

TINTURA: hierba seca (1:10 en alcohol al 40%), mejor por filtración, 5-20 gotas tres veces al día.

## BACOPA (HISOPO DE AGUA)

**Nombre científico:** *Bacopa monnieri.*

Utilizada en la medicina ayurvédica para tratar desórdenes nerviosos, como la ansiedad, además de ataques epilépticos y la mala memoria, la bacopa se ha puesto de moda en la herbología occidental como estimulante de la función cerebral. En unos ensayos clínicos recientes con noventa y ocho personas sanas de más de cincuenta y cinco años, mejoró de manera significativa el aprendizaje y la memoria.

ADVERTENCIAS Y CONTRAINDICACIONES: no utilizar en caso de hipertiroidismo.
ENERGÉTICA: refrescante.
PROPIEDADES: antiinflamatoria, antioxidante, sedante y como tónico cerebral.

## FORMAS DE DOSIFICACIÓN

INFUSIÓN SUAVE: 1 taza hasta tres veces al día.
TINTURA: hoja seca (1:5 en alcohol al 50%), 1-3 ml (0,2-0,6 cucharadita) tres veces al día.
CÁPSULAS: 400-500 mg de un extracto estandarizado dos veces al día.

## BÁLSAMO DE CABALLO

**Nombre científico:** *Collinsonia canadensis.*

El bálsamo de caballo es un astringente excelente para problemas rectales, como son las fístulas anales y las hemorroides. Se puede tomar por vía oral y aplicar localmente. También se utiliza para el dolor de garganta y la laringitis, por lo que es un remedio específico para oradores y cantantes que desarrollan irritación de garganta. Se puede aplicar de manera tópica sobre las dermatitis causadas por el zumaque venenoso o por la hiedra venenosa y para las heridas.

**ADVERTENCIAS Y CONTRAINDICACIONES:** no se conocen.

**ENERGÉTICA:** refrescante y astringente.

**PROPIEDADES:** tónico astringente y vascular.

**INDICACIONES ESPECÍFICAS:** según Felter, «atonía de la circulación venosa, irritación y constricción de la membrana mucosa de la laringe, ronquera. Irritación gastrointestinal con circulación portal lenta». Según Rolla Thomas, «en la irritación o inflamación crónica de la laringe, con sensación de cosquilleo y tos provocada por forzar la voz».

## FORMAS DE DOSIFICACIÓN

**DECOCCIÓN ESTÁNDAR:** 1-4 onzas hasta tres veces al día.

**TINTURA:** hoja fresca (1:2 en alcohol al 95%); hoja seca (1:5 en alcohol al 60%: no tan efectivo), 1-2 ml (0,2-0,4 cucharadita) hasta tres veces al día.

## BARBAS DE MAÍZ

**Nombre científico:** *Zea mays.*

Las barbas de maíz son un principio diurético suave y calmante, útil en la inflamación de los riñones y que alivia las molestias asociadas con los problemas del sistema urinario, tales como la vejiga inflamada y la micción dolorosa.

**ADVERTENCIAS Y CONTRAINDICACIONES:** no se conocen.

**ENERGÉTICA:** refrescante y ligeramente secante.

**PROPIEDADES:** emulgentes (mucilaginosas), diuréticas y calmantes.

## FORMAS DE DOSIFICACIÓN

**INFUSIÓN ESTÁNDAR:** 4-6 onzas hasta tres veces al día.

**TINTURA:** barbas de maíz frescas (1:2 en alcohol al 95%); barbas de maíz secas (1:5 en alcohol al 25%), 3-5 ml (0,6-1 cucharadita) en agua hasta tres veces al día.

**CÁPSULAS:** 1.000-3.000 mg hasta tres veces al día.

## BARDANA

**Nombre científico:** *Arctium lappa.*

La bardana es una hierba amarga utilizada para problemas cutáneos y hepáticos en general. Estimula la función biliar y fortalece el hígado. Ayuda cuando hay indigestión y para limpiar el acné y otras irritaciones de la piel. Las hojas se pueden aplicar en cataplasma sobre llagas infectadas. Una decocción fuerte de la raíz es útil como baño cuando hay picor. La bardana ayuda a estabilizar los mastocitos, reduciendo así las reacciones alérgicas.

ADVERTENCIAS Y CONTRAINDICACIONES: no se conocen.

ENERGÉTICA: refrescante, hidratante y nutritiva.

PROPIEDADES: reparadora (purifica la sangre), anticancerígena, amarga, colagoga, diurética, hepática, linfática y estabilizadora de los mastocitos.

### FORMAS DE DOSIFICACIÓN

DECOCCIÓN ESTÁNDAR: ½-1 taza dos o tres veces al día.

TINTURA: raíz o semillas frescas (1:2 en alcohol al 95%); raíz o semillas secas (1:5 en alcohol al 50%), 1-5 ml (0,2-1 cucharadita) tres veces al día. Las raíces son para problemas crónicos; las semillas, para problemas agudos.

GLICERITO: raíz seca (1:5), 2-10 ml (0,4-2 cucharaditas) tres veces al día.

CÁPSULAS: 1.000-3.000 mg, una o dos veces al día.

## BAYA PERDIZ

**Nombre científico:** *Mitchella repens.*

Las nativas americanas tradicionalmente tomaban una infusión de baya perdiz durante la gestación. Se utilizaba para aliviar las dificultades del embarazo en sus últimas fases y para que el parto fuera rápido y fácil. La pomada de la baya perdiz, aplicada después de dar de mamar, hace maravillas para sanar los pezones irritados. Esta baya también tonifica el útero, alivia la menstruación dolorosa y abundante y regula los periodos menstruales.

ADVERTENCIAS Y CONTRAINDICACIONES: no se conocen.

ENERGÉTICA: calorífica y secante.

PROPIEDADES: emenagoga y tónico uterino.

INDICACIONES ESPECÍFICAS: según Rolla Thomas, «sensación de incomodidad en la pelvis, la zona se siente blanda a la presión, deseo frecuente de orinar y dificultad para evacuar».

## FORMAS DE DOSIFICACIÓN

INFUSIÓN ESTÁNDAR: 2-4 onzas tres veces al día.

TINTURA: planta fresca (1:2 en alcohol al 95%); hierba seca (1:5 en alcohol al 50%), 2-5 ml (0,4-1 cucharadita) tres veces al día.

## BETÓNICA

**Nombre científico:** *Betonica officinalis, syn. Stachys officinalis.*

La betónica es un analgésico para los nervios, que relaja la tensión muscular. Se utiliza frecuentemente en fórmulas para el dolor de cabeza, y también para aliviar el dolor y la tensión en la zona lumbar y en la cara, así como la tensión muscular. Es útil para calmar la mente hiperactiva y estresada, y ayuda a aliviar la tensión emocional.

ADVERTENCIAS Y CONTRAINDICACIONES: no se conocen.

ENERGÉTICA: refrescante y relajante.

PROPIEDADES: analgésica (anodina) y sedante.

## FORMAS DE DOSIFICACIÓN

INFUSIÓN ESTÁNDAR: 4-8 onzas tres veces al día.

TINTURA: hoja seca (1:5 en alcohol al 50%), 10 gotas (0,6 cucharadita) tres veces al día.

## BORRAJA

**Nombre científico:** *Borago officinalis.*

El aceite de semillas de borraja tiene un alto contenido en GLA, un tipo de ácido graso poliinsaturado que se utiliza internamente para combatir la inflamación, los problemas de la piel y la artritis. Las hojas ayudan a la función suprarrenal y levantan el ánimo, por lo que están indicadas para la depresión. Utilizada como esencia floral, fomenta un coraje alegre ante las adversidades.

**ADVERTENCIAS Y CONTRAINDICACIONES:** ninguna para el aceite, pero la hierba en sí contiene alcaloides de pirrolizidina y debería usarse con precaución. La hierba de borraja está contraindicada en el embarazo.

**ENERGÉTICA:** refrescante, humectante y nutritiva.

**PROPIEDADES:** tónico para las suprarrenales, antiinflamatoria, antidepresiva, descongestiva y expectorante.

### FORMAS DE DOSIFICACIÓN

**INFUSIÓN DÉBIL:** 1 taza hasta tres veces al día.

**TINTURA:** hojas y flores secas (1:5 en alcohol al 50%); 6-12 gotas tres veces al día.

**GLICERITO:** hojas y flores secas (1:6); 6-12 gotas tres veces al día.

**ACEITE DE BORRAJA:** 3 cápsulas de 4.300 mg al día.

## BOSWELLIA

**Nombre científico:** *Boswellia serrata.*

La resina de *boswellia* se ha utilizado en la medicina tradicional ayurvédica como remedio para la artritis, las enfermedades pulmonares, la tiña y la diarrea. Sus principios activos son los ácidos boswélicos, que tienen propiedades antiinflamatorias y antiartríticas. Las investigaciones llevadas a cabo han demostrado que la *boswellia* puede ser útil para tratar la osteoartritis, la artritis reumatoide, la bursitis, la tendinitis, la enfermedad de Crohn y la colitis ulcerosa.

**ADVERTENCIAS Y CONTRAINDICACIONES:** no se conocen.

**ENERGÉTICA:** calorífica y secante.

**PROPIEDADES:** analgésica (anodina), antiinflamatoria y expectorante.

## FORMAS DE DOSIFICACIÓN

**TINTURA:** resina seca (1:5 en alcohol al 90%), 1-4 ml (0,2-0,8 cucharadita) tres veces al día.

**CÁPSULAS:** 400-1.000 mg tres veces al día. Este es uno de los casos en los que un extracto estandarizado funciona bien. Es común la estandarización al 50%-65% de ácidos boswélicos.

**ACEITE ESENCIAL:** aplicar tópicamente según se necesite.

**OTRAS:** las gotas de *boswellia* se pueden quemar en un disco de carbón e inhalarlas.

## BUCHÚ

**Nombre científico:** *Barosma betulina.*

Es un fuerte diurético proveniente de África que se utiliza sobre todo para problemas del sistema urinario. Puede ser útil también para la próstata.

**ADVERTENCIAS Y CONTRAINDICACIONES:** contraindicado en casos de sequedad. No recomendado para niños de menos de dos años. No se ha de utilizar en casos de inflamación aguda del sistema urinario.

**ENERGÉTICA:** calorífico y secante.

**PROPIEDADES:** antiséptico, carminativo, y diurético.

**INDICACIONES ESPECÍFICAS:** según Felter, «orina ácida, con deseo constante de orinar; irritación de la vejiga y de los riñones, con mucosidad abundante o descargas mucopurulentas».

## FORMAS DE DOSIFICACIÓN

**INFUSIÓN ESTÁNDAR:** 1 taza tres veces al día.

**TINTURA:** raíz seca (1:5 en alcohol al 80%), 1-2 ml (0,2-0,4 cucharadita) hasta tres veces al día.

**CÁPSULA:** 500-1.000 mg tres veces al día.

## BUPLEURUM

**Nombre científico:** *Bupleurum chinense, syn. B. scorzoneraefolium.*

Se trata de una hierba china amarga y aromática. Es un ingrediente de muchas fórmulas chinas para el hígado, la sangre y los problemas dérmicos. Contiene saikoside, que fortalece la función hepática al mismo tiempo que protege el hígado de las toxinas. Tiene un efecto antiinflamatorio y puede reducir el riesgo de cáncer de hígado en los enfermos de cirrosis.

ADVERTENCIAS Y CONTRAINDICACIONES: no se conocen.

ENERGÉTICA: refrescante y secante.

PROPIEDADES: reparador (purifica la sangre), antidepresivo y carminativo.

### FORMAS DE DOSIFICACIÓN

DECOCCIÓN ESTÁNDAR: 2-4 onzas de dos a cuatro veces diarias.

TINTURA: corteza seca (1:5 en alcohol al 50%), 1-2 ml (0,2-0,4 cucharadita) hasta tres veces al día.

GLICERITO: corteza seca (1:8), 1-5 ml (0,2-1 cucharadita) tres veces al día.

## CALÉNDULA

**Nombre científico:** *Calendula officinalis.*

Normalmente la caléndula se usa en aplicación tópica para acelerar la sanación de un tejido después de una lesión, quemadura o magulladura. Es un remedio útil para la piel seca, el eczema y las hemorroides, y puede aliviar el dolor en las lesiones menores si se aplica tópicamente. La caléndula es un remedio maravilloso para la inflamación gastrointestinal, y es casi un específico para la enfermedad de Crohn, la colitis y la gastritis.

ADVERTENCIAS Y CONTRAINDICACIONES: en el embarazo está contraindicado su uso interno. El uso tópico es completamente seguro.

ENERGÉTICA: refrescante, secante y astringente.

PROPIEDADES: astringente y vulnerario.

**INDICACIONES ESPECÍFICAS:** según Rolla Thomas, «en condiciones debilitadas de los vasos sanguíneos capilares. Es excelente aplicado a úlceras y heridas».

## FORMAS DE DOSIFICACIÓN

**INFUSIÓN ESTÁNDAR:** 4-8 onzas hasta tres veces al día, o se aplica una compresa según se necesite.

**TINTURA:** planta fresca (1:2 en alcohol al 95%); planta seca (1:5 en alcohol al 70%), 1-3 ml (0,2-0,6 cucharadita) hasta tres veces al día.

**GLICERITO:** planta seca (1:8), 5-10 ml (1-2 cucharaditas) hasta tres veces al día.

**USO TÓPICO:** se aplica la tintura, el aceite, la pomada o el linimento según se necesite.

## CANELA

**Nombre científico:** *Cinnamomum verum, syn. C. Zeylanicum.*
La canela es una hierba aromática especiada utilizada en la medicina tradicional china como estimulante calorífico. También es útil como estimulante digestivo y circulatorio. La investigación moderna ha demostrado que la canela aumenta la capacidad de las células beta del páncreas para producir insulina, reduciendo los niveles de glucosa en sangre en los diabéticos. Tiene además propiedades astringentes y puede ayudar a controlar el flujo menstrual abundante y el sangrado posparto. La canela es un antimicrobiano poderoso y combate ciertos tipos de disbiosis. El aceite esencial de canela (de la variedad *Cassia*) tiene propiedades antibacterianas y antifúngicas poderosas.

**ADVERTENCIAS Y CONTRAINDICACIONES:** el aceite de canela ingerido en grandes cantidades puede causar daños renales e incluso provocar un estado de coma. El aceite y la corteza no se recomiendan durante el embarazo, excepto como condimento en la comida. Es recomendable que las madres lactantes eviten la canela. Tomar más de 2 g al día de corteza de canela puede causar irritación gastrointestinal.

**ENERGÉTICA:** calorífica, secante y es astringente.

**PROPIEDADES:** antidiabética, antiséptica, aromática, astringente y carminativa.

INDICACIONES ESPECÍFICAS: según Felter, «hemorragia pasiva, irritación gástrica con flatulencia».

## FORMAS DE DOSIFICACIÓN

INFUSIÓN: ¼ de cucharadita de jengibre molido, ¼ de cucharadita de canela molida y 1 cucharadita de jugo de limón diluidas en 8 onzas de agua caliente. Se toman de 4 a 8 onzas hasta tres veces al día.

TINTURA: corteza seca (1:5 en alcohol al 60% más un 5% de glicerina), 30-60 gotas hasta tres veces al día.

GLICERITO: corteza seca (1:5 por el método del baño maría), 3-10 gotas hasta tres veces al día.

CÁPSULAS O POLVO: 500 a 2.000 mg hasta tres veces al día. Se mezcla el polvo con la comida. No se ha de tomar solo.

LICOR DE CANELA: 10 ml de aceite esencial en 100 ml de alcohol al 40%. Se toma 1 cucharadita en 4 onzas de agua endulzada cada cinco, diez o treinta minutos para las hemorragias posparto. Esta dosificación no ha de prolongarse más de un día.

ACEITE ESENCIAL: debe evitarse su uso interno, ya que el aceite esencial de canela es muy irritante. Para uso tópico, se diluye 1 gota en 50-60 gotas de aceite normal. Se testa en una pequeña superficie de piel antes de aplicarlo.

## CARDAMOMO

**Nombre científico:** *Eletteria cardamomum.*
El cardamomo es una especia aromática que actúa como carminativo y ayuda a la digestión. Tiene reputación como afrodisíaco, y se ha utilizado en la India para tratar problemas respiratorios y renales. Puede añadir un aroma agradable a las fórmulas.

ADVERTENCIAS Y CONTRAINDICACIONES: no se conocen.
ENERGÉTICA: calorífico y ligeramente secante.
PROPIEDADES: aromático y carminativo.

## FORMAS DE DOSIFICACIÓN

**SEMILLA SECA**: se mastican algunas semillas según se necesite.

**INFUSIÓN ESTÁNDAR**: 1 taza de infusión con semillas machacadas, tres veces al día.

**TINTURA**: semillas secas (1:5 en alcohol al 50%), 10 gotas (0,6 cucharadita) hasta tres veces al día.

## CARDENCHA

**Nombre científico:** *Dipsacus asper.*

La raíz de cardencha se ha utilizado para el dolor muscular y articular, y como tónico para ayudar a reparar los tejidos dañados. También se emplea en el tratamiento de la enfermedad de Lyme. No parece que la cure, pero es útil para el control del dolor y el alivio de los síntomas.

**ADVERTENCIAS Y CONTRAINDICACIONES**: no se conocen.

**ENERGÉTICA**: refrescante y secante.

**PROPIEDADES**: tónico renal y vulnerario.

## FORMAS DE DOSIFICACIÓN

**INFUSIÓN ESTÁNDAR**: 4-8 onzas de una a tres veces diarias.

**TINTURA**: raíz seca (1:5 en alcohol al 40%), 5-50 gotas de una a tres veces diarias.

## CARDO BENDITO

**Nombre científico:** *Cnicus benedictus.*

El cardo bendito es una hierba amarga con un elevado contenido en minerales y propiedades parecidas a las del cardo mariano. Se emplea para fortalecer el hígado y el sistema digestivo, y lo usan las madres lactantes para enriquecer y aumentar la leche. En general se utiliza la hoja seca.

**ADVERTENCIAS Y CONTRAINDICACIONES**: no se recomienda durante el embarazo.

**ENERGÉTICA**: refrescante y secante.

**PROPIEDADES:** reparador (purifica la sangre), amargo, colagogo, galactogogo y hepático.

## FORMAS DE DOSIFICACIÓN

**INFUSIÓN ESTÁNDAR:** 1 taza tres veces al día.

**TINTURA:** hoja seca (1:5 en alcohol al 45%), 1-2 ml (0,2-0,4 cucharadita) hasta tres veces al día.

**GLICERITO:** hoja seca (1:5), 2-5 ml (0,4-1 cucharadita) tres veces al día.

**CÁPSULAS:** 1.000-1.500 mg tres veces al día.

## CARDO MARIANO

**Nombre científico:** *Carduus marianus, syn. Silybum marianum.*

Hay evidencia científica de que la silimarina contenida en el cardo mariano puede proteger el hígado frente a varios productos químicos y toxinas y ayudar a sanar los problemas hepáticos. El cardo mariano puede impedir la muerte de las células hepáticas frente a toxinas como el tetracloruro de carbono e incluso los efectos tóxicos de los hongos *Amanita phalloides* (hongo de la muerte). Los flavonoides presentes en el cardo mariano pueden aumentar la producción de glutatión, un poderoso antioxidante.

**ADVERTENCIAS Y CONTRAINDICACIONES:** no se conocen.

**ENERGÉTICA:** humectante y refrescante.

**PROPIEDADES:** reparador (purifica la sangre), colagogo, galactagogo y hepatoprotector.

## FORMAS DE DOSIFICACIÓN

**TINTURA:** semillas secas (1:3 en alcohol al 70%), 3-8 ml (0,6-1,6 cucharadita) hasta cuatro veces diarias.

**EXTRACTO ESTANDARIZADO:** 140-180 mg de silimarina tres veces al día.

# CÁRTAMO

**Nombre científico:** *Carthamus tinctorius.*

El cártamo facilita la digestión y ayuda a aumentar la excreción del ácido láctico. En infusión es un remedio muy fiable para aliviar el dolor muscular por esfuerzo excesivo. Reduce la hinchazón del pecho, normaliza la menstruación que se retrasa y ayuda a movilizar la sangre estancada (como en el caso de magulladuras y de coágulos) y a sanar las heridas.

ADVERTENCIAS Y CONTRAINDICACIONES: no se conocen

ENERGÉTICA: refrescante.

PROPIEDADES: antiinflamatorio, carminativo, estomáquico y vulnerario.

## FORMAS DE DOSIFICACIÓN

INFUSIÓN ESTÁNDAR: 2-8 onzas hasta tres veces al día.

CÁPSULAS: 1.000-2.000 mg tres veces al día.

# CÁSCARA SAGRADA

**Nombre científico:** *Rhamnus purshiana.*

La cáscara sagrada es un purgante amargo que aumenta el flujo de la bilis y estimula la peristalsis del colon. Es conocida por su efectividad para aliviar el estreñimiento y limpiar el colon. La corteza debería secarse durante un año antes de utilizarla. La dosis correcta es la dosis mínima necesaria para producir unas heces blandas.

ADVERTENCIAS Y CONTRAINDICACIONES: no se recomienda su uso durante el embarazo o para quienes padezcan trastornos inflamatorios intestinales, dolor abdominal u obstrucción. Debe evitarse un uso prolongado, que provocará dependencia de los laxantes. Si este u otros laxantes estimulantes generan dependencia, o si los retortijones o los calambres se vuelven un problema, se utilizará un sedante para la dependencia y los retortijones y magnesio para contrarrestar los espasmos. En el caso de diarrea causada por un uso excesivo, se tomará carbón o hierbas mucilaginosas. El *triphala* es útil para anular la dependencia de los laxantes.

ENERGÉTICA: refrescante y secante.

PROPIEDADES: amarga, colagoga, laxante estimulante y purgante (catártica).

INDICACIONES ESPECÍFICAS: según Felter, «estreñimiento debido a negligencia, o por atonía nerviosa o muscular del intestino».

## FORMAS DE DOSIFICACIÓN

DECOCCIÓN ESTÁNDAR: 2-4 onzas a la hora de acostarse, pero el sabor es muy desagradable.

TINTURA: corteza añejada seca (1:5 en alcohol al 40%), 1-2 ml (0,2-0,4 cucharadita) en un poco de agua justo antes de acostarse.

CÁPSULAS: 500-1.000 mg, por la mañana y/o por la noche.

## CASTAÑO DE INDIAS

**Nombre científico:** *Aesculus hippocastanum.*

El castaño de Indias es un tónico específico para el sistema vascular. Mejora el tono de las venas y ayuda a controlar las venas varicosas, las magulladuras y las hemorroides. Se puede tomar internamente o realizar aplicaciones tópicas.

ADVERTENCIAS Y CONTRAINDICACIONES: la planta del castaño de Indias presenta cierto grado de toxicidad, pero los extractos estandarizados de las semillas son seguros si se utilizan siguiendo las indicaciones. No utilizar en niños, durante el embarazo ni en las madres lactantes. Tener precaución cuando se toman anticoagulantes.

ENERGÉTICA: refrescante, secante y ligeramente astringente.

PROPIEDADES: tónico astringente y vascular.

INDICACIONES ESPECÍFICAS: según Rolla Thomas, «es un estimulante del sistema nervioso, útil cuando hay dificultades respiratorias por el asma si no tienen carácter paroxístico. También un buen remedio para las hemorroides».

## FORMAS DE DOSIFICACIÓN

TINTURA: semillas secas (1:5 en alcohol al 40%), 1-2 ml (0,2-0,4 cucharadita) de una a tres veces diarias. La tintura de las semillas es tóxica y debería utilizarse solo bajo supervisión médica.

EXTRACTO ESTANDARIZADO: 2-4 cápsulas o comprimidos al día (o según recomendación en la etiqueta del producto).

ACEITE: semilla seca (1:4); aplicar una o dos veces al día.

## CEANOTO

**Nombre científico:** *Ceanothus americanus.*

El ceanoto es un poderoso purificador linfático, que ayuda a desinflamar los ganglios linfáticos hinchados y a reducir un bazo dilatado. En combinación con la equinácea, funciona bien para la amigdalitis, los quistes y las infecciones de las glándulas linfáticas. Es muy recomendable para los enfermos de sida con un número bajo de plaquetas, el bazo dilatado o los ganglios linfáticos inflamados.

ADVERTENCIAS Y CONTRAINDICACIONES: no utilizar en caso de inflamación aguda del bazo.

ENERGÉTICA: secante y astringente.

PROPIEDADES: astringente y linfático.

INDICACIONES ESPECÍFICAS: según Felter, «trastornos gástricos y hepáticos con hipertrofia esplénica, semblante inexpresivo, piel cetrina y pastosa. Problemas catarrales con abundante flujo de mucosidad. Antihemorrágico».

## FORMAS DE DOSIFICACIÓN

DECOCCIÓN ESTÁNDAR: 2-4 onzas tres veces al día.

TINTURA: corteza seca (1:5 en alcohol al 50%, 1-3 ml (0,2-0,6 cucharadita) tres veces al día.

# CEREZO SILVESTRE

**Nombre científico:** *Prunus serotina.*

El cerezo silvestre es aromático y astringente, y tiene un largo historial de uso entre los remedios para la tos (¿alguien se ha preguntado alguna vez por qué muchos remedios para la tos tienen sabor a cereza?). Es un tónico refrescante que expulsa las flemas y suaviza y seca las membranas mucosas, por eso está indicado para varios problemas de los sistemas respiratorio y digestivo. También puede contribuir a normalizar las reacciones histamínicas en las alergias. En la medicina tradicional china se prescribe cuando *un fuego arde en el corazón*, un estado que conlleva palpitaciones, desasosiego mental, agitación, insomnio, pulso acelerado y la lengua recubierta de una capa amarilla con la punta roja.

ADVERTENCIAS Y CONTRAINDICACIONES: el cerezo silvestre presenta una ligera toxicidad, de manera que no habría que usarlo en grandes cantidades o durante periodos prolongados. Contiene ácido cianhídrico, que en grandes dosis puede causar espasmos y dificultades respiratorias. Las dosis medicinales nunca han causado problemas. No se recomienda para mujeres embarazadas.

ENERGÉTICA: refrescante y secante.

PROPIEDADES: astringente y expectorante.

INDICACIONES ESPECÍFICAS: según Fyfe, «acción del corazón irregular o intermitente; acción convulsiva debido al agotamiento excesivo. Irritación del estómago con tos, irritación bronquial. Pérdida de apetito. Falta de tono muscular».

## FORMAS DE DOSIFICACIÓN

Muchos autores insisten en que la tintura de la corteza seca es la preparación más segura y mejor. Nosotros, después de mucha experimentación, creemos que la tintura de la corteza fresca es superior.

INFUSIÓN FRÍA (FUERTE): 1-5 onzas de tres a cinco veces diarias.

TINTURA: corteza fresca (1:3 en alcohol al 40%), 10-40 gotas de una a cuatro veces diarias.

**INFUSIÓN EN VINO**: corteza seca (1:5 en jerez), 1-2 onzas de tres a cinco veces diarias.

**GLICERITO**: corteza fresca o seca (1:8 en un 60% de glicerina, maceración fría durante tres semanas; no utilizar calor), 1-2 cucharaditas de tres a cinco veces diarias.

**JARABE**: preparar una infusión fría fuerte y añadir el 50% de miel.

## CHAPARRO

**Nombre científico:** *Larrea tridentata.*

El chaparro es una hierba acre, muy amarga, que ha sido utilizada durante mucho tiempo como un remedio contra el cáncer y como purificador de la sangre. Contiene una sustancia antioxidante llamada NDGA. Limpia y tonifica el hígado, la sangre y los ganglios linfáticos; por este motivo su uso es específico para tratar los parásitos, las infecciones bacterianas, los virus, la toxicidad por metales pesados, el síndrome de abstinencia y la radiación.

**ADVERTENCIAS Y CONTRAINDICACIONES**: potencialmente tóxico para el hígado, aunque las pruebas son circunstanciales y puede deberse a tomar la planta en cápsulas en lugar de su forma tradicional como infusión. De todos modos, está contraindicada en el caso de enfermedad renal, enfermedad hepática y durante el embarazo. Tiene una fuerte acción sobre los riñones y se debería tomar con gran cantidad de agua para protegerlos.

**ENERGÉTICA**: refrescante y secante.

**PROPIEDADES**: reparador (purifica la sangre), antihelmíntico, antibacteriano, anticancerígeno, antioxidante, antiparasitario, antiséptico y amargo.

### FORMAS DE DOSIFICACIÓN

**DECOCCIÓN ESTÁNDAR**: 2-4 onzas tomadas internamente (si se consigue tragar).

**TINTURA**: hoja seca (1:5 en alcohol al 75%), 1-2 ml (0,2-0,4 cucharadita) hasta tres veces al día.

**ACEITE Y POMADA**: se puede extractar en aceite (1:8) para preparar un aceite o una pomada de uso tópico.

USO TÓPICO: se aplica una compresa de la decocción, la tintura, el aceite, la pomada o el linimento, según se necesite.

## CILANTRO (CORIANDRO)

**Nombre científico:** *Coriandrum sativum.*

Se trata de una hierba culinaria muy popular, utilizada por los fitoterapuetas para desintoxicar el organismo. El doctor Yoshiaki Omura, director de investigación clínica en la *Heart Disease Research Foundation* de Nueva York, llegó a la conclusión de que el cilantro podía reducir los metales pesados del organismo si se tomaba cuatro veces al día durante dos semanas. Estudios posteriores mostraron que no había ningún aumento en la eliminación de plomo en el caso de niños que lo tomaban. Sería necesario seguir investigando, pero hasta que esto suceda no habría que confiar en este uso del cilantro. Las semillas se utilizan como carminativas y para favorecer la digestión.

ADVERTENCIAS Y CONTRAINDICACIONES: no se conocen.

ENERGÉTICA: refrescante y secante.

PROPIEDADES: carminativo, quelante y como condimento.

### FORMAS DE DOSIFICACIÓN

INFUSIÓN ESTÁNDAR: 2-8 onzas hasta tres veces diarias.

TINTURA: hoja fresca (1:2 en alcohol al 95%); hoja seca (1:5 en alcohol al 50%), 10 gotas (0,6 cucharadita) hasta tres veces diarias.

GLICERITO: semillas secas (1:5, método del baño maría), 1-5 ml (0,2-1 cucharadita) hasta tres veces diarias.

## CIMICÍFUGA

**Nombre científico:** *Cimicifuga racemosa, Actaea racemosa.*

La cimicífuga se utiliza en general por sus efectos estrogénicos, pero su papel como fuente de estrógenos naturales es dudoso. Aparentemente, tiene utilidad cuando se trata de combatir los síntomas de la menopausia. La cimicífuga es antiespasmódica y suavemente analgésica. Es un buen remedio para mordeduras y picaduras venenosas. También puede ayudar a rebajar la presión sanguínea, reducir la inflamación articular y mejorar la circulación. Alivia la melancolía, la depresión, la sobrecarga emocional y la hiperemotividad.

**ADVERTENCIAS Y CONTRAINDICACIONES:** la cimicífuga estimula las contracciones uterinas; por ello está contraindicada en las primeras fases del embarazo, pero se puede utilizar (sobre todo como parte de una fórmula) durante las últimas semanas o el parto.

En grandes cantidades puede provocar dolor de cabeza, mareos, irritación del sistema nervioso central, náuseas y vómitos. Si se presenta dolor de cabeza o mareo, habrá que reducir la dosis o interrumpir su uso. Cuando se incluye en una fórmula, es improbable que aparezca ninguno de estos efectos, porque la dosis es demasiado baja. El dolor de cabeza causado por la cimicífuga a menudo se puede remediar con una taza de té verde cargado.

**ENERGÉTICA:** refrescante y relajante.

**PROPIEDADES:** analgésica (anodina), antiarrítmica, antidepresiva, antirreumática, antiespasmódica, antivenenosa, emenagoga e hipotensora.

**INDICACIONES ESPECÍFICAS:** según Rolla Thomas, «dolores musculares; dolor uterino con hipersensibilidad; contracciones falsas en el embarazo; dolores irregulares; reumatismo del útero; dismenorrea. Actúa como antirreumático cuando el dolor es paroxístico,* la piel no está deshidratada ni constreñida».

## FORMAS DE DOSIFICACIÓN

**DECOCCIÓN ESTÁNDAR:** 2-4 onzas hasta tres veces diarias.

**TINTURA:** raíz fresca (1:2 en alcohol al 80%); raíz seca (1:5 en alcohol al 80%), de 3 a 30 gotas (0,1 a 1 ml) tres veces al día; la tintura de la raíz fresca es muy superior a la de la raíz seca.

**GLICERITO:** raíz seca (1:5); 6 gotas tres veces al día.

---

* Dolor que se identifica en el momento más agudo de una enfermedad, de comienzo y terminación súbitos.

CÁPSULAS: ½-1 cápsula (250-500 mg) dos o tres veces al día. Con las cápsulas es difícil regular la dosis de manera efectiva.

## CIONANTO

**Nombre científico:** *Chionanthus virginicus.*

El cionanto es un árbol con el que se elabora un tónico amargo con acción purificadora de la sangre, laxante y diurética suave; es un remedio muy efectivo para los problemas de vesícula. Estimula el flujo de la bilis y ayuda a aliviar los gases intestinales, la hinchazón y la sensación de congestión en el costado derecho bajo la caja torácica. Es una de las mejores hierbas para los cálculos biliares, especialmente si se combina con otros colagogos, como el ñame silvestre, la cúrcuma, el diente de león y el agracejo.

ADVERTENCIAS Y CONTRAINDICACIONES: no debería usarse cuando hay obstrucción de los conductos biliares o durante el embarazo.

ENERGÉTICA: refrescante y secante.

PROPIEDADES: colagogo.

INDICACIONES ESPECÍFICAS: según Felter, «ictericia de la piel y de la conjuntiva. Sensibilidad hepática frente a una presión fuerte: heces claras, de color terroso y orina de color oscuro».

### FORMAS DE DOSIFICACIÓN

DECOCCIÓN ESTÁNDAR: 2-4 onzas tres veces al día.

TINTURA: raíz seca (1:5 en alcohol al 65%), 10 gotas (0,4 cucharadita) tres veces al día.

## CIRUELA AFRICANA (CORTEZA)

**Nombre científico:** *Pygeum africanum, P. gardneri.*

La ciruela africana es un remedio urinario que ha resultado ser útil en el tratamiento del engrosamiento de la próstata. La mayor parte de las veces se usa en combinación con otras hierbas.

ADVERTENCIAS Y CONTRAINDICACIONES: no se conocen.

ENERGÉTICA: refrescante.

PROPIEDADES: antiinflamatoria y diurética.

## FORMAS DE DOSIFICACIÓN

TINTURA: corteza seca (1:5 en alcohol al 50%), 1-2 ml (0,2-0,4 cucharadita) tres veces al día.

POLVO O CÁPSULAS: 1.000-2.000 mg hasta tres veces al día.

## CLAVO DE OLOR

**Nombre científico:** *Eugenia caryophyllata, syn. Syzygium aromaticum.*

El clavo es una hierba aromática especiada, a menudo utilizada en combinación con otras hierbas. Es valioso en linimentos, gárgaras y fórmulas digestivas. El clavo en polvo se ha empleado para expulsar parásitos. El aceite esencial de clavo aplicado tópicamente tiene un efecto entumecedor sobre los nervios. Se puede mezclar con aceite de oliva y aplicar sobre las encías para los bebés durante la dentición o para el dolor de muelas.

ADVERTENCIAS Y CONTRAINDICACIONES: en grandes cantidades puede ser irritante. El aceite de clavo no debería utilizarse internamente sin supervisión profesional. Hay que ser prudentes durante el embarazo. Para uso tópico el aceite esencial ha de diluirse.

ENERGÉTICA: calorífico y secante.

PROPIEDADES: analgésico (anodino), antiséptico, aromático, carminativo, revulsivo, estimulante de la circulación y vermífugo.

## FORMAS DE DOSIFICACIÓN

INFUSIÓN ESTÁNDAR: 1 onza hasta tres veces diarias.

TINTURA: clavos secos (1:5 en alcohol al 50% más 10% de glicerina), 5-25 gotas hasta tres veces al día.

GLICERITO: clavos secos (1:5, método del baño maría), 2-10 gotas hasta tres veces al día.

USO TÓPICO: se aplica el aceite esencial diluido (1:20) según se necesite.

## CODONOPSIS

**Nombre científico:** *Codonopsis pilosula.*

El *codonopsis* se utiliza en lugar del *ginseng* como tónico general más suave y seguro, tanto para hombres como para mujeres. Estabiliza la actividad del córtex suprarrenal (equilibra el cortisol) y mejora la función inmunitaria. Se utiliza en la terapia *Fu Zheng*\* para evitar los efectos secundarios de la quimioterapia o de la radiación, y también aumenta los niveles de hemoglobina y de las células sanguíneas. El *codonopsis* estimula el apetito y fortalece el sistema inmunitario.

ADVERTENCIAS Y CONTRAINDICACIONES: no se conocen.

ENERGÉTICA: neutro, humectante y nutritivo.

PROPIEDADES: adaptógeno, tónico pulmonar y tónico en general.

### FORMAS DE DOSIFICACIÓN

DECOCCIÓN ESTÁNDAR: 4-12 onzas hasta tres veces al día.

CÁPSULAS O POLVO: 1.000-3.000 mg de dos a tres veces al día.

HIERBA A GRANEL: habitualmente se cuece para preparar un caldo junto con hongos medicinales y astrágalo.

## COHOSH AZUL

**Nombre científico:** *Caulophyllum thalictroides.*

Los herbolarios usan esta hierba en pequeñas dosis durante un tiempo para inducir un parto que se retrasa. Funciona también para provocar una menstruación que se demora. Tomado durante el parto, el *cohosh* azul fortalece las contracciones y alivia los dolores del alumbramiento. Su acción tónica estimula y relaja el útero al mismo tiempo, y así alivia los síntomas menstruales dolorosos,

---

\* La terapia Fu Zheng (o terapia Fu Zhen), a base de especies vegetales de origen asiático y selvático, ayuda a proteger el sistema inmunitario de los daños resultantes de la quimioterapia o la radiación. También ayuda a controlar el dolor, mejorar la calidad de vida en general y, en ciertos casos, detener la propagación del cáncer (N. de la T.).

como calambres y dolor de senos. Se puede usar también para aliviar el dolor de ovarios.

**ADVERTENCIAS Y CONTRAINDICACIONES:** puesto que estimula las contracciones uterinas, debería ser evitado por las mujeres embarazadas o que están intentando quedar embarazadas. Se debería evitar también en el caso de un sangrado menstrual fuerte. Se puede utilizar para inducir el parto en mujeres que ya han salido de cuentas, pero se recomienda que sea bajo supervisión profesional. En grandes dosis el *cohosh* azul es tóxico.

**ENERGÉTICA:** refrescante, secante, y relajante.

**PROPIEDADES:** antiespasmódico, emenagogo y oxitócico.

**INDICACIONES ESPECÍFICAS:** según Felter, «pesadez uterina y sensación de dolor en las piernas, con congestión pélvica. Dolores de parto lentos».

## COLA DE CABALLO

**Nombre científico:** *Equisetum arvense.*

La cola de caballo es rica en silicio, que se usa junto con el calcio para formar los huesos, las uñas, el pelo y la piel. El silicio añade elasticidad a los tejidos y los hace fuertes. Es astringente y útil para evitar el sangrado interno, por ejemplo la sangre en la orina. Tiene un efecto diurético suave.

**ADVERTENCIAS Y CONTRAINDICACIONES:** un consumo excesivo puede llevar a una deficiencia en tiamina. La hierba pulverizada no se recomienda para los niños, pero la infusión sí.

**ENERGÉTICA:** refrescante, secante y ligeramente astringente.

**PROPIEDADES:** diurética, hemostática, tónico renal, mineralizante y vulneraria.

**INDICACIONES ESPECÍFICAS:** según Rolla Thomas, «un diurético suave, valioso en caso de arenilla e irritación de los órganos urinarios, con disuria y dolor después de la micción; también en el caso de supresión de la orina y de las afecciones hidrópicas».

## FORMAS DE DOSIFICACIÓN

INFUSIÓN ESTÁNDAR: 4-8 onzas tres veces al día.

TINTURA: hierba seca (1:5 en alcohol al 35%), 1-2 ml tres veces al día.

## COL DE MOFETA

**Nombre científico:** *Symplocarpus foetidus.*

La col de mofeta es un antiespasmódico poderoso, útil en los calambres y espasmos musculares de todo tipo. Es específica para los espasmos bronquiales importantes del asma asociados con angustia emocional y la tos al punto de vomitar. Puede ser útil también para la retención de líquidos, dolores de cabeza, irritabilidad, nerviosismo, tensión en el pecho y tosferina.

ADVERTENCIAS Y CONTRAINDICACIONES: la raíz fresca puede ser irritante para las membranas mucosas. Las personas con antecedentes de cálculos renales la deberían utilizar con cautela.

ENERGÉTICA: relajante y ligeramente calorífica.

PROPIEDADES: acre, antiespasmódica, emética y expectorante.

## FORMAS DE DOSIFICACIÓN

TINTURA: la planta fresca florida (1:2 en alcohol al 95%); la planta florida seca (1:5 en alcohol al 50%), 5 gotas tres veces al día.

## CONSUELDA

**Nombre científico:** *Symphytum officinale.*

La consuelda es una hierba mucilaginosa con una cualidad ligeramente astringente. Se ha utilizado durante generaciones como coadyuvante en la sanación de heridas. No solo contiene importantes minerales necesarios para el proceso curativo, sino también alantoína, una sustancia que estimula el crecimiento celular. La consuelda se utiliza sobre todo externamente en compresas, cataplasmas y pomadas. Se ha usado asimismo internamente, pero la mayor parte de los fitoterapeutas ya no la emplean de esta manera por temor a la toxicidad hepática.

ADVERTENCIAS Y CONTRAINDICACIONES: es completamente segura para uso tópico. Contiene alcaloides de pirrolizidina, que se cree que puedan causar problemas hepáticos si se toma internamente. Muchas personas que la han ingerido no han informado de efectos perjudiciales, por lo que probablemente es segura para tomar internamente durante breves periodos. Se debería evitar durante el embarazo, la lactancia, cuando hay cáncer o tumores o en caso de antecedentes de problemas hepáticos.

ENERGÉTICA: refrescante, humectante y ligeramente astringente.

PROPIEDADES: emoliente y vulneraria.

## FORMAS DE DOSIFICACIÓN

INFUSIÓN ESTÁNDAR: 4-8 onzas hasta tres veces al día durante no más de seis semanas al año. Recomendamos el uso interno de la consuelda solo para fracturas de huesos que no acaban de soldarse de manera natural o con la ayuda de hierbas más seguras.

USO TÓPICO: se aplica la hoja fresca o seca en cataplasma, la infusión estándar utilizada como compresa o baño, o el aceite o la pomada según se necesite.

## *CORDYCEPS*

**Nombre científico:** *Cordyceps sinensis, C. militaris.*

El *cordyceps* entró en la medicina occidental después de que el Gobierno chino demostrara su efectividad en los Juegos Olímpicos de Pekín en el 2008, donde los atletas chinos establecieron nuevos récords en casi todas las competiciones en las que participaron. La espectacular exhibición de los atletas estimuló una explosión de investigación farmacológica y clínica en busca de sus beneficios para la salud. El *cordyceps* es adaptógeno y funciona como tónico general para la salud. Beneficia los pulmones, los riñones, las glándulas suprarrenales y el sistema cardiovascular. El silvestre es muy difícil de encontrar. Si se consigue, hay que asegurarse de que su contenido en metales pesados haya sido testado. El polvo de la cepa cultivada Cs-4 funciona bien y es más fácil de encontrar.

**ADVERTENCIAS Y CONTRAINDICACIONES:** no se conocen.

**ENERGÉTICA:** equilibrador y ligeramente calorífico.

**PROPIEDADES:** adaptógeno, antiinflamatorio, anticancerígeno, anticolesterolémico, antioxidante, anfótero y tónico.

## FORMAS DE DOSIFICACIÓN

**POLVO:** 5-10 g al día.

**TINTURA:** hongos secos (1:4 en alcohol al 25%), 2-4 ml tres veces al día.

**CÁPSULAS O POLVO:** 1.000-2.000 mg dos o tres veces al día.

## *CORYDALIS*

**Nombre científico:** *Corydalis yanhusuo.*

El *corydalis* representa un método natural para aliviar el dolor. Contiene un alcaloide llamado THP que actúa de manera similar a la amapola de opio, pero es mucho más suave. Es un calmante del sistema nervioso central y apropiado para el dolor de cualquier origen. Se ha utilizado tradicionalmente para el dolor asociado con el reumatismo, la artritis o la menstruación. Se puede también utilizar como ayuda para dormir y para la ansiedad.

**ADVERTENCIAS Y CONTRAINDICACIONES:** no utilizar durante el embarazo.

**ENERGÉTICA:** calorífico y relajante.

**PROPIEDADES:** analgésico (anodino), sedante y soporífico (hipnótico).

## FORMAS DE DOSIFICACIÓN

**DECOCCIÓN ESTÁNDAR:** 3-8 onzas, según se necesite. Tiene un sabor abominable, pero es efectivo.

**TINTURA:** rizoma seco (1:3 en alcohol al 50%); 1-5 ml según se necesite.

**EXTRACTO ESTANDARIZADO:** THP, 100-200 mg al día.

CÁPSULAS O POLVO: funciona mejor un concentrado de polvo para infusión, 1.000-2000 mg dos o tres veces al día.

## CUASIA

**Nombre científico:** *Picrasma excelsa.*

Tradicionalmente, la cuasia se utiliza para los parásitos, la anorexia y la dispepsia. Ayuda a eliminar las bacterias patógenas intestinales y estimula todo el proceso digestivo. A menudo se combina con otras hierbas antimicrobianas para mejorar el aparato gastrointestinal, como la andrográ y el agracejo.

ADVERTENCIAS Y CONTRAINDICACIONES: dosis excesivas de la corteza pueden causar irritación del sistema digestivo y vómitos. La cuasia no debería usarse durante el embarazo.

ENERGÉTICA: refrescante y secante.

PROPIEDADES: antibacteriana, antiespasmódica y antivírica.

### FORMAS DE DOSIFICACIÓN

INFUSIÓN FRÍA: 2-4 onzas tres veces al día.

TINTURA: corteza seca (1:5 en alcohol al 50%), 1-3 ml tres veces al día.

## CÚRCUMA

**Nombre científico:** *Curcuma longa, syn. C. domestica.*

La cúrcuma estimula la digestión y ayuda a la asimilación. Es un muy buen remedio para el hígado y la vesícula. Ayuda a la función hepática y a disolver y evitar los cálculos biliares. Su poderosa capacidad para reducir la inflamación y aliviar el dolor crónico la hace útil en el tratamiento de la artritis y de un gran número de trastornos inflamatorios crónicos. Es uno de los pocos antiinflamatorios que pueden cruzar la barrera hematoencefálica, y los estudios muestran que es efectiva en la depresión inducida por inflamación.

ADVERTENCIAS Y CONTRAINDICACIONES: el uso excesivo en personas de constitución caliente o seca puede causar agitación nerviosa.

ENERGÉTICA: calorífica y ligeramente secante.

PROPIEDADES: antiinflamatoria, antimutágena, antioxidante, colagoga y hepato-protectora.

## FORMAS DE DOSIFICACIÓN

DECOCCIÓN ESTÁNDAR: 2-4 onzas tres veces al día (el agua es aceptable, pero un disolvente mejor para la decocción es la leche de coco).

TINTURA: raíz fresca (jugo, luego cocer hasta reducir a la mitad de su volumen original y conservar con alcohol al 25%); 1-5 ml tres veces al día.

POLVOS O CÁPSULAS: 1.000-3.000 mg tres veces al día.

## DAMIANA

**Nombre científico:** *Turnera diffusa, syn. T. diffusa var. aphrodisiaca.*
La damiana se utiliza habitualmente para aumentar la libido, pero en realidad es un tónico para el estrés y la falta de energía. En otras palabras, funciona mejor cuando el impulso sexual bajo se debe a la fatiga y el estrés. Tiene también efectos antidepresivos.

ADVERTENCIAS Y CONTRAINDICACIONES: es una hierba segura, pero debería evitarse durante el embarazo.

ENERGÉTICA: calorífica.

PROPIEDADES: antidepresiva, afrodisíaca, sedante y también estimulante del metabolismo.

## FORMAS DE DOSIFICACIÓN

INFUSIÓN DÉBIL: 1 taza hasta tres veces al día.

TINTURA: hoja fresca (1:2 en alcohol al 95%); hoja seca (1:5 en alcohol al 60%); 1-2 ml hasta cuatro veces al día.

GLICERITO: hoja seca (1:6), 1-3 ml hasta cuatro veces al día.

CÁPSULAS O POLVO: 1.000-2.000 mg dos o tres veces al día.

# DIENTE DE LEÓN

**Nombre científico:** *Tarassacum officinale.*

Esta hierba común en el prado y el jardín tiene efectos beneficiosos en el sistema digestivo, el sistema urinario y el páncreas. La raíz se utiliza sobre todo para estimular el flujo de la bilis y ayudar al hígado, mientras que la hoja se emplea más a menudo como diurético para ayudar a la función renal. Actúa sobre la microflora intestinal y estimula las secreciones digestivas. La hoja a menudo se combina a partes iguales con hojas de ortiga como diurético para preservar el potasio. El vino de flores de diente de león es un buen tónico digestivo.

ADVERTENCIAS Y CONTRAINDICACIONES: no se conocen.

ENERGÉTICA: refrescante y secante.

PROPIEDADES: reparador (purifica la sangre), amargo, colagogo, tónico digestivo, diurético, hepatoprotector.

## FORMAS DE DOSIFICACIÓN

FRESCO: en primavera se comen las hojas jóvenes crudas.

INFUSIÓN ESTÁNDAR: hoja, 4-8 onzas tres veces al día.

DECOCCIÓN ESTÁNDAR: raíz, 2-4 onzas tres veces al día.

TINTURA: hoja fresca (1:2 en alcohol al 95%); hoja seca (1:5 en alcohol al 30%), 2-5 ml tres veces al día; raíz fresca (1:2 en alcohol al 30%), 4-5 ml tres veces al día.

GLICERITO: raíz seca (1:5), 1-3 ml tres veces al día.

# DIONEA

**Nombre científico:** *Dionaea muscipula.*

La dionea se utiliza para combatir condiciones malignas como tumores en estado avanzado (carcinoma de mama, de vejiga, de próstata y osteosarcoma) y tumores sólidos. Se utiliza también para el linfoma de Hodgkins y no Hodgkins y otras dolencias relacionadas. La investigación limitada disponible parece indicar que es un poderoso estimulante del sistema inmunitario.

ADVERTENCIAS Y CONTRAINDICACIONES: no utilizar durante el embarazo.

ENERGÉTICA: refrescante.

PROPIEDADES: analgésica (anodina), antimutágena, antivírica, citotóxica y estimulante del sistema inmunitario.

## FORMAS DE DOSIFICACIÓN

TINTURA: planta fresca (1:2 en alcohol al 95%), 1-4 ml tres veces al día.

## DONG QUAI

**Nombre científico:** *Angelica sinensis.*

El *dong quai* se ha utilizado extensamente en Asia para mejorar la salud general de las mujeres. Tonifica el sistema circulatorio y regenera la sangre después de la pérdida mensual durante la menstruación. También alivia el dolor y la congestión provocados por el periodo. Estimula el flujo sanguíneo en el suelo pélvico, lo cual ayuda a aliviar varios problemas relacionados con la reproducción.

ADVERTENCIAS Y CONTRAINDICACIONES: no recomendado durante el embarazo o con flujo menstrual excesivo.

ENERGÉTICA: calorífico, humectante y nutritivo.

PROPIEDADES: anticoagulante, regenerador de la sangre y emenagogo.

## FORMAS DE DOSIFICACIÓN

DECOCCIÓN ESTÁNDAR: 2-4 onzas tres veces al día.

TINTURA: raíz seca (1:5 en alcohol al 40%), 2-4 ml tres veces al día.

GLICERITO: raíz seca (1:5), 2,5-10 ml tres veces al día.

CÁPSULAS: 500 mg de tres a seis veces al día.

# DULSE

**Nombre científico:** *Palmaria palmata.*

La dulse es un alga. Se trata de un alimento nutritivo que contiene numerosos minerales traza además de yodo. Se puede utilizar para baños y otras preparaciones tópicas para favorecer la salud de la piel.

ADVERTENCIAS Y CONTRAINDICACIONES: no se conocen.

ENERGÉTICA: refrescante, humectante y nutritiva.

PROPIEDADES: emoliente, remineralizante y nutritiva.

## FORMAS DE DOSIFICACIÓN

POLVO: añadir dulse seca como se añadiría sal a la comida. Tiene un agradable sabor salado.

CÁPSULAS: 1.000-10.000 mg al día, repartidos en dos o tres dosis.

GLICERITO: alga seca (1:6), 2-5 ml al día.

# EFEDRA

**Nombre científico:** *Ephedra viridis.*

La efedra es una hierba del suroeste relacionada con la efedra china (cuya venta es ahora ilegal en los Estados Unidos). Es un estimulante y descongestionante más suave que su prima china.

ADVERTENCIAS Y CONTRAINDICACIONES: no se conocen.

ENERGÉTICA: calorífica, secante y ligeramente astringente.

PROPIEDADES: estimulante metabólico.

## FORMAS DE DOSIFICACIÓN

INFUSIÓN ESTÁNDAR: 1-2 tazas al día.

TINTURA: planta seca (1:5 en alcohol al 50%), 5 gotas de dos a tres veces al día.

OTRAS: según Michael Moore las escamas resinosas de color marrón oscuro que se recogen en el fondo de la bolsa están compuestas en una tercera parte de taninos, y son un excelente hemostático tópico.

# ELEUTEROCOCO

**Nombre científico:** *Eleutherococcus senticosus.*

Sobre el eleuterococo se han realizado más de tres mil estudios, más que sobre cualquier otra hierba del mundo. Fue la primera planta reconocida como adaptógena por científicos soviéticos. No solo ayuda al cuerpo a gestionar mejor el estrés, sino que también aumenta la resistencia y estimula el cerebro para mejorar la concentración. Los investigadores soviéticos descubrieron que mejoraba el rendimiento atlético y ayudaba a los cosmonautas a evitar el malestar del espacio, a que los administrativos cometieran menos errores y a que los trabajadores tuvieran menos días de baja por enfermedad. En otras palabras, el eleuterococo mejora la resistencia, la inmunidad, la función cerebral y la buena salud general. Es uno de los adaptógenos más estimulantes y se debería utilizar durante periodos cortos, o en dosis bajas, para evitar la sobreestimulación y el insomnio.

ADVERTENCIAS y CONTRAINDICACIONES: con dosis altas y en personas sensibles pueden aparecer insomnio y agitación.

ENERGÉTICA: equilibrador y ligeramente calorífico.

PROPIEDADES: adaptógeno, antirreumático, hipotensor y anfotérico inmunitario.

## FORMAS DE DOSIFICACIÓN

TINTURA: concentrado de raíz seca (2:1 en alcohol al 30%), 10 gotas hasta tres veces al día durante un periodo corto; raíz seca (1:4 en alcohol al 30%), 1-3 ml al día, normalmente como parte de una fórmula.

GLICERITO: raíz seca (1:5), 5-10 ml dos o tres veces al día.

CÁPSULAS: 500-1.000 mg dos o tres veces al día.

# ENEBRO

**Nombre científico:** *Juniperus spp.*

Las bayas de enebro estimulan la función renal y tienen propiedades antisépticas. Se usan habitualmente para los edemas y otros problemas urinarios. También estimulan la digestión. Una especie de enebro (*J. monosperma*) a veces recibe el nombre de bayas de cedro, y se utiliza en fórmulas para reducir el azúcar en la sangre. Las bayas de enebro han de ser curadas (secadas) durante un año antes de usarse.

ADVERTENCIAS Y CONTRAINDICACIONES: los aceites volátiles del enebro pueden ser irritantes para los riñones y el sistema nervioso si se utilizan durante mucho tiempo. No se recomiendan si los riñones están inflamados o en casos de nefritis y nefrosis. Tampoco durante el embarazo.

ENERGÉTICA: calorífico y secante.

PROPIEDADES: antifúngico, antiséptico, aromático, carminativo y diurético.

### FORMAS DE DOSIFICACIÓN

INFUSIÓN ESTÁNDAR: pulverizar las bayas antes de añadir el agua hirviendo, 4-8 onzas de una a cuatro veces diarias.

TINTURA: bayas secas (1:5 en alcohol al 65% más un 10% de glicerina), 1-2 ml de dos a cuatro veces diarias.

GLICERITO: bayas secas (1:8), 10-20 ml tres o cuatro veces al día.

CÁPSULAS: 1.000-2.000 mg tres veces al día.

## EPIMEDIO

**Nombre científico:** *Epimedium grandiflorum.*

El epimedio se ha utilizado tradicionalmente para tratar las disfunciones sexuales, la fatiga y la artritis. Estudios con animales han demostrado que la icariina —compuesto activo de la hierba— estimula la erección. El epimedio también estimula la producción de osteoblastos, células especializadas en la generación de masa ósea. Se cree que los flavonoides presentes en esta hierba estimulan las terminaciones nerviosas, afinando el sentido del tacto.

ADVERTENCIAS Y CONTRAINDICACIONES: tomado en altas dosis puede causar problemas respiratorios, mareos, vómitos, sed y boca seca.

ENERGÉTICA: calorífico, secante y ligeramente relajante.

PROPIEDADES: afrodisíaco y vasodilatador.

## FORMAS DE DOSIFICACIÓN

CÁPSULAS: 1.000-2.000 mg tres veces al día.

## EQUINÁCEA

**Nombre científico:** *Echinacea angustifolia.*

Hay varias especies de equinácea en uso. Nosotros preferimos la *Echinacea angustifolia*, o una combinación de esta y de *E. purpurea*. La *E. pallida* carece de las alcamidas que contribuyen a la acción de la *E. angustifolia* y de la *E. purpurea*. La *E. angustifolia* es superior a la *E. purpurea* para aplicaciones tópicas sobre heridas, mordeduras y picaduras. La equinácea ayuda en el proceso de formación de los anticuerpos y estimula la producción de leucocitos. Fortalece y limpia los nódulos linfáticos. Inhibe la hialuronidasa (una enzima producida por bacterias que descompone las sustancias que mantienen las células unidas), frenando de esta manera la extensión de la infección. También ayuda al cuerpo a combatir las infecciones víricas. Es una hierba maravillosa para usar localmente en las infecciones. A menudo se utiliza para tratar resfriados y gripes, pero en realidad no es la mejor hierba para este uso. A causa de su popularidad, la equinácea probablemente se usa en exceso para muchas aplicaciones donde otras hierbas pudieran ser igual de efectivas.

ADVERTENCIAS Y CONTRAINDICACIONES: la equinácea no es tóxica y en principio es inofensiva, pero debe emplearse con mucha cautela si hay un trastorno autoinmune. Las preparaciones de equinácea de gran pureza pueden causar una salivación excesiva y una sensación de cosquilleo y picor en la garganta.

ENERGÉTICA: refrescante y secante.

PROPIEDADES: reparadora (purifica la sangre), antiséptica, antivenenosa, antivírica, linfática y estimulante del sistema inmunitario.

INDICACIONES ESPECÍFICAS: según Felter, «sepsis sistémica, tendencia a padecer furúnculos y a la formación de abscesos celulares semiactivos y múltiples, con adinamia y astenia. Deposiciones malolientes con adelgazamiento. Lengua sucia parduzca o azulada, con depósito saburroso. Las membranas de la piel y de las mucosas de color azul mate o tirando a morado».

## FORMAS DE DOSIFICACIÓN

DECOCCIÓN ESTÁNDAR: 2-4 onzas tres veces al día.

TINTURA: raíz fresca de *E. angustifolia* y hierba fresca de *E. purpurea* (1:2 en alcohol al 95%); raíz seca de *E. angustifolia,* hierba seca de *E. Purpurea* (1:5 en alcohol al 60%), 1-5 ml de tres a seis veces al día.

GLICERITO: raíz o hierba seca (1:5), 2-8 ml.

CÁPSULAS: 400-1.200 mg tres o cuatro veces al día.

USO TÓPICO: una decocción o tintura estándar para usar como lavado o compresa.

## ERÍGERON

**Nombre científico:** *Erigeron canadensis.*

El erígeron es extremadamente útil para detener el sangrado capilar. También sirve para frenar la micción excesiva y las secreciones acuosas del sistema gastrointestinal.

ADVERTENCIAS Y CONTRAINDICACIONES: no se conocen.

ENERGÉTICA: calorífico y astringente.

PROPIEDADES: antidiarreico, antidiurético, estimulante circulatorio y astringente.

INDICACIONES ESPECÍFICAS: según King, «secreción libre de las membranas mucosas. Hemorragia pasiva de los capilares. Deposiciones coléricas, imprevistas, a chorros y acuosas, acompañadas de calambres y agotamiento».

### FORMAS DE DOSIFICACIÓN

TINTURA: hoja seca (1:5 en alcohol al 60%), 5 gotas hasta tres veces diarias.

## ESPINO BLANCO

**Nombre científico:** *Crataegus oxyacantha, C. monogyna.*

Estudios llevados a cabo en todo el mundo confirman que las bayas de espino blanco mejoran el tono del músculo cardíaco, favorecen la llegada del oxígeno al corazón, mejoran la circulación cardíaca, fortalecen las células coronarias y dilatan los vasos sanguíneos en las extremidades para reducir el esfuerzo cardíaco. Así, las bayas de espino blanco son un excelente alimento para fortalecer el músculo cardíaco. Para los mejores resultados el espino blanco se ha de tomar de manera regular. Generalmente, mejora la función cardíaca en los trastornos del corazón con o sin dolor en el pecho. Además, ayuda a reducir el estrés y mejora la digestión.

**ADVERTENCIAS Y CONTRAINDICACIONES**: completamente seguro para un uso prolongado.

**ENERGÉTICA**: refrescante y humectante.

**PROPIEDADES**: antiarrítmico, antiséptico, cardíaco, hipertensivo e hipotensivo.

**INDICACIONES ESPECÍFICAS**: según Fyfe, «debilidad cardíaca y palpitaciones, pulso irregular e intermitente, con ritmo acelerado, disnea y depresión nerviosa».

## FORMAS DE DOSIFICACIÓN

**DECOCCIÓN ESTÁNDAR**: 4-8 onzas tres veces al día.

**TINTURA**: hojas y flores secas (1:5 en alcohol a 45%), 1-5 ml de dos a cuatro veces diarias.

**EXTRACTO FLUIDO**: bayas y flores secas (1:1 en alcohol al 50%), 1-2 ml de dos a cuatro veces diarias.

**GLICERITO**: flores y bayas secas (1:8), 5-20 ml de dos a cuatro veces diarias.

**EXTRACTO SÓLIDO**: 0,5-1 cucharadita hasta tres veces diarias.

**CÁPSULAS**: 1.000-2.000 mg tres veces al día.

## EUCALIPTO

**Nombre científico:** *Eucalyptus globulus.*

Las hojas del eucalipto son un expectorante infrautilizado, útil para la tos productiva, las bronquitis crónicas, el asma húmeda y algunos casos de EPOC.* El aceite se puede poner en un difusor e inhalar, y también aplicar tópicamente como analgésico para la artritis.

---

* Enfermedad pulmonar obstructiva crónica (N. de la T.).

ADVERTENCIAS Y CONTRAINDICACIONES: las hojas de eucalipto son seguras para uso interno en adultos y en pequeñas dosis como parte de una fórmula para los niños. En los menores de cuatro años el aceite esencial deberá usarse con precaución, a causa de una posible neurotoxicidad.

ENERGÉTICA: calorífico y secante.

PROPIEDADES: antibacteriano, antimicrobiano y expectorante.

INDICACIONES ESPECÍFICAS: según Rolla Thomas, «sensaciones de frío y peso en el intestino, extremidades frías, sudores fríos, sudor con escalofríos.

## FORMAS DE DOSIFICACIÓN

INFUSIÓN ESTÁNDAR: 1-2 onzas hasta tres veces al día.

TINTURA: hoja fresca (1:2 en alcohol al 80% más un 10% de glicerina); hoja seca (1:5 en alcohol al 60% más un 10% de glicerina), 1-2 ml hasta tres veces al día.

ACEITE ESENCIAL: mejor inhalado con vapor. Se puede diluir en un aceite normal y friccionar el pecho.

## EUFRASIA

**Nombre científico:** *Euphrasia officinalis.*

La eufrasia se utiliza habitualmente para tratar las infecciones de los ojos y fortalecerlos. Aunque su uso interno está muy extendido, es más efectiva cuando se aplica externamente en lavados oculares. El mejor uso de la eufrasia es como remedio interno para la congestión respiratoria superior con irritación aguda de senos nasales y ojos, con mucosidad acuosa y picor en los ojos y los oídos, como en los casos de rinitis o en las primeras fases de un resfriado. La tintura elaborada con la planta fresca abrirá las trompas de Eustaquio en los niños, permitiendo el drenaje del oído interno y evitando así dolores. Las hojas secas son casi completamente ineficaces para las alergias y los problemas de las trompas de Eustaquio.

ADVERTENCIAS Y CONTRAINDICACIONES: las tinturas de eufrasia usadas como colirio pueden provocar un aumento de la presión ocular, rojez, ojos llorosos e hinchazón. Si se ha de usar la eufrasia tópicamente, será mediante infusión.

ENERGÉTICA: refrescante, secante y ligeramente astringente.

PROPIEDADES: antialergénica, antiinflamatoria, astringente y oftálmica.

INDICACIONES ESPECÍFICAS: según Ellingwood, «inflamación irritante aguda de las membranas mucosas de los ojos y de los conductos respiratorios superiores, con descargas acuosas de olor acre».

## FORMAS DE DOSIFICACIÓN

TINTURA: hoja fresca (1:2 en alcohol al 60%), 1-4 ml entre una y cuatro veces diarias.

USO TÓPICO: se prepara una compresa o fomento caliente con una infusión estándar de la hoja seca. Se aplica según se necesite.

## EUPATORIO

**Nombre científico:** *Eupatorium perfoliatum.*

El eupatorio es una hierba aromática amarga utilizada tradicionalmente para curar resfriados, fiebres y gripe. Los estudios llevados a cabo muestran que sus componentes estimulan la acción de los leucocitos. Es muy útil para las gripes que cursan con dolores musculares. En infusión caliente, actúa como emético y estimula la transpiración. Tomado como infusión fría (una infusión estándar que se ha dejado enfriar), es un tónico amargo y laxante suave que fortalece y tonifica los intestinos. Cuando se combina con menta, ayuda a aliviar los vómitos y la hinchazón, y con jengibre y anís combate la tos.

ADVERTENCIAS Y CONTRAINDICACIONES: utilizar con precaución durante el embarazo. No se recomienda tomarlo durante mucho tiempo.

ENERGÉTICA: refrescante, secante y ligeramente relajante.

PROPIEDADES: amargo, diaforético y emético.

INDICACIONES ESPECÍFICAS: según Felter, «pulso lleno,[*] con pequeñas oscilaciones, la piel caliente con tendencia a presentar humedad. Dolor de huesos

---

[*] *Full pulse* en el original. Según medciclopedia.com, pulso de gran volumen y baja presión (N. de la T.).

profundo con dolor de cuerpo generalizado. Ronquera, tos, dolor de pecho. La orina turbia y densa».

## FORMAS DE DOSIFICACIÓN

INFUSIÓN ESTÁNDAR: 4-8 onzas, caliente, de tres a cinco veces al día.
TINTURA: hojas y flores frescas (1:2 en alcohol al 95%); hojas y flores secas (1:5 en alcohol al 35%), 1-4 ml tres veces al día.
GLICERITO: hojas y flores secas (1:6), 3-5 ml tres o cuatro veces al día.

## EUPATORIO PURPÚREO

**Nombre científico:** *Eupatorium purpureum.*
El eupatorio purpúreo es un diurético que ayuda a eliminar los cálculos renales y a limpiar los conductos urinarios. Se utiliza en las infecciones de riñón, la prostatitis, la enfermedad inflamatoria pélvica, la gota y la diabetes.

ADVERTENCIAS Y CONTRAINDICACIONES: contiene alcaloides de pirrolizidina. No se recomienda su uso prolongado ni en mujeres embarazadas o lactantes.
ENERGÉTICA: refrescante y secante.
PROPIEDADES: diuréticas y litotricias
INDICACIONES ESPECÍFICAS: según Fyfe, «desajustes funcionales de los órganos urinarios, micción escasa y con ardor».

### FORMAS DE DOSIFICACIÓN:

DECOCCIÓN ESTÁNDAR: 4-8 onzas tres veces al día.
TINTURA: raíz seca (1:5 en alcohol al 60%), 1-3 ml de dos a cuatro veces diarias.
GLICERITO: raíz seca (1:8), 5-15 ml de dos a cuatro veces diarias.

## FALSO UNICORNIO

**Nombre científico:** *Chamaelirium luteum, syn. Helonias dioica.*
Según parece, el falso unicornio aumenta la secreción de progesterona. Se utiliza como tónico femenino para equilibrar el exceso de estrógenos y se ha

usado para prevenir los abortos. Tradicionalmente, se empleaba para la ovulación dolorosa, el flujo vaginal y la amenorrea.

**ADVERTENCIAS Y CONTRAINDICACIONES:** no se recomienda en caso de delgadez extrema o de inflamación.

**ENERGÉTICA:** refrescante y humectante.

**PROPIEDADES:** antiabortivo, emenagogo y tónico uterino.

## FORMAS DE DOSIFICACIÓN

**DECOCCIÓN ESTÁNDAR:** 1-2 onzas hasta tres veces diarias.

**TINTURA:** raíz seca (1:5 en alcohol al 50%), 1-4 ml tres veces al día.

## FENOGRECO

**Nombre científico:** *Trigonella foenum-graecum.*

El fenogreco ayuda a recuperar peso y sirve para fortalecer el cuerpo durante una convalecencia. Equilibra el azúcar en sangre y por consiguiente puede ser útil en el tratamiento de la diabetes. También mejora la leche materna. Es un remedio calmante para las úlceras, las quemaduras, los abscesos y otras lesiones. En combinación con el tomillo ayuda a descongestionar los senos nasales.

**ADVERTENCIAS Y CONTRAINDICACIONES:** no se recomienda su uso durante el embarazo.

**ENERGÉTICA:** calorífico y secante.

**PROPIEDADES:** antidiabético, descongestionante y galactagogo.

## FORMAS DE DOSIFICACIÓN

**DECOCCIÓN DÉBIL:** 4-8 onzas tres veces al día. Para que la bebida tenga un sabor más agradable, se puede añadir 1 cucharadita de semillas de anís.

**TINTURA:** semillas secas (1:3 en alcohol al 70% más un 10% de glicerina), 1-3 ml tres veces al día.

**USO TÓPICO:** moler las semillas para utilizarlas como cataplasma.

# FICARIA

**Nombre científico:** *Ranunculus ficaria.*

Es una hierba amarga que tiene una fuerte afinidad con el hígado y la vesícula biliar. Se utiliza normalmente en combinación con otras hierbas para estimular el flujo de la bilis. El jugo de la ficaria se ha empleado tradicionalmente para eliminar las verrugas, los callos y la tiña.

ADVERTENCIAS Y CONTRAINDICACIONES: contraindicada en el caso de enfermedad hepática, debilidad o mala digestión. No utilizar durante periodos prolongados ni durante el embarazo o la lactancia.

ENERGÉTICA: refrescante y secante.

PROPIEDADES: amarga y colagoga.

INDICACIONES ESPECÍFICAS: según Felter, «lengua y membranas gruesas, pálidas y cetrinas; piel cetrina, ocasionalmente verdosa. Congestión hepática con deposiciones claras y pastosas; pesadez en el hipocondrio derecho, con una punzada de tensión hacia el hombro derecho».

## FORMAS DE DOSIFICACIÓN

DECOCCIÓN ESTÁNDAR: 4 onzas tres veces al día.

TINTURA: hoja fresca (1:2 en alcohol al 95%); hoja seca (1:5 en alcohol al 50%), 10 gotas hasta tres veces al día.

# FILIPÉNDULA

**Nombre científico:** *Filipendula ulmaria.*

La filipéndula contiene salicina, un compuesto parecido al ácido salicílico, pero sin los efectos secundarios negativos de este. Es útil para reducir el dolor y la inflamación, pero tarda entre seis y ocho horas en actuar. Asienta el estómago y actúa como un antiácido natural. También contiene silicio, beneficioso para la piel, las articulaciones y los tejidos conectivos.

**ADVERTENCIAS Y CONTRAINDICACIONES**: a causa de su contenido en salicina, algunos herbolarios piensan que no se debería suministrar a niños pequeños con fiebre causada por un resfriado, gripe o varicela. En dosis altas puede provocar náuseas o vómitos.

**ENERGÉTICA**: refrescante y secante.

**PROPIEDADES**: analgésica (anodina), antiácida, antiinflamatoria y estomáquica.

## FORMAS DE DOSIFICACIÓN

**INFUSIÓN ESTÁNDAR**: 4-8 onzas de una a cuatro veces diarias.

**TINTURA**: hoja fresca (1:2 en alcohol al 95%); hoja seca (1:5 en alcohol al 50%), 1-5 ml de una a cuatro veces diarias.

**POLVO O CÁPSULAS**: 1.000-2.000 mg hasta tres veces diarias.

## FRAMBUESO

**Nombre científico:** *Rubus idaeus.*

Las hojas del frambueso son ricas en manganeso, un elemento esencial para la oxigenación de las células. Se utiliza como tónico para fortalecer los músculos uterinos en la preparación al parto. También ayuda a aliviar y prevenir las náuseas matinales.

Las bayas contienen antocianina, un compuesto que contribuye a mantener sano el corazón, proteger los ojos y defender contra el cáncer y contra la diabetes.

**ADVERTENCIAS Y CONTRAINDICACIONES**: no se conocen.

**ENERGÉTICA**: refrescante y ligeramente secante y astringente.

**PROPIEDADES**: antiácido, antiemético (antináuseas), antidiarreico y también tónico uterino.

## FORMAS DE DOSIFICACIÓN

**INFUSIÓN ESTÁNDAR**: 4-8 onzas tres veces al día.

**GLICERITO**: hojas secas (1:8), 10-30 ml tres veces al día.

**CÁPSULAS**: 1.000-2.000 mg tres veces al día.

# FRÁNGULA

**Nombre científico:** *Rhamnus frangula.*

La frángula, también llamada arraclán, es un laxante amargo con propiedades parecidas a las de la cáscara sagrada pero no tan agresivas, y casi siempre se utiliza para corregir el estreñimiento. La corteza debería secarse durante un año antes de utilizarse.

ADVERTENCIAS Y CONTRAINDICACIONES: no se recomienda su uso durante el embarazo o en situaciones de debilidad. Evitar un uso prolongado.

ENERGÉTICA: refrescante y secante.

PROPIEDADES: antihelmíntico, amargo y laxante estimulante.

## FORMAS DE DOSIFICACIÓN

DECOCCIÓN ESTÁNDAR: 2-8 onzas por la mañana o por la noche. Tarda unas doce horas en hacer efecto.

TINTURA: corteza seca (1:5 en alcohol al 50%), 0,5-2 ml por la mañana y por la noche.

CÁPSULAS: 500-1.000 mg a la hora de acostarse.

# FRESNO ESPINOSO

**Nombre científico:** *Zanthoxylum amricanum.*

El fresno espinoso favorece la circulación periférica y está indicado para quienes suelen tener las extremidades frías o con la enfermedad de Raynaud. Se utiliza para neuropatías periféricas o ciática con nervios dañados, insensibles, con hormigueo o extremadamente dolorosos (un dolor tan extremo que hace que una persona se retuerza cuando lo siente).

ADVERTENCIAS Y CONTRAINDICACIONES: no se recomienda durante el embarazo.

ENERGÉTICA: calorífico y secante.

PROPIEDADES: reparador (purifica la sangre), analgésico (anodino), carminativo, diaforético y estimulante circulatorio.

INDICACIONES ESPECÍFICAS: según Felter, «relaja la mucosa con hipersecreción. Atonía del sistema nervioso. Meteorismo, torpor gastrointestinal, con secreción deficiente; sequedad de la boca y de las mandíbulas».

## FORMAS DE DOSIFICACIÓN

DECOCCIÓN ESTÁNDAR: 1-3 onzas tres veces al día.

TINTURA: corteza seca (1:5 en alcohol al 65%), 5 gotas tres veces al día antes de las comidas.

## FUCUS

**Nombre científico:** *Fucus vesiculosus.*

El fucus es un alga de mar. Contiene yodo, ácido algínico y fucoidanos. El yodo es un mineral esencial para la tiroides, el útero, las mamas y la próstata. El ácido algínico es un tipo especial de fibra que puede ayudar en el reflujo ácido y actúa como un inhibidor suave del apetito. Se ha demostrado que el fucoidan reduce la inflamación y mejora la artritis, la diabetes y otras condiciones inflamatorias. Se sabe que tiene propiedades antitumorales y antiangiogénicas.

ADVERTENCIAS Y CONTRAINDICACIONES: no utilizar en caso de hipertiroidismo o de la enfermedad de Graves. Emplear con precaución en caso de síndrome de Hashimoto y durante el embarazo.

ENERGÉTICA: refrescante, humectante y nutritivo.

PROPIEDADES: antiinflamatorio, antirreumático, y nutritivo.

## FORMAS DE DOSIFICACIÓN

TINTURA: Alga seca (1:3 en alcohol al 45%), 1-3 ml hasta cuatro veces al día.

CÁPSULAS O POLVO: 1.000-2.000 mg dos veces al día.

# GAYUBA

**Nombre científico:** *Arctostaphylos uva-ursi.*
La gayuba es un diurético fiable con fuertes propiedades desinfectantes, útil para las infecciones del riñón y de la vejiga, órganos femeninos irritados y otros problemas urogenitales.

ADVERTENCIAS Y CONTRAINDICACIONES: no utilizar en los casos de falta de fluidos, debilitamiento o deshidratación. No se recomienda un uso prolongado, a causa de su fuerte astringencia, que puede irritar el estómago y causar estreñimiento. Tampoco es aconsejable durante el embarazo.
ENERGÉTICA: calorífica, secante y astringente.
PROPIEDADES: antiséptica y diurética.

## FORMAS DE DOSIFICACIÓN

INFUSIÓN ESTÁNDAR: 4-8 onzas tres veces al día.
TINTURA: hoja seca (1:5 en alcohol al 50%), 10 gotas de una a cuatro veces diarias.
GLICERITO: hoja seca (1:6), 1-6 ml de una a cuatro veces diarias.
CÁPSULAS: 1.000-2.000 mg tres veces al día.

# GAULTERIA

**Nombre científico:** *Gaultheria procumbens.*
La gaulteria contiene ácido salicílico (una aspirina natural), que puede ayudar a reducir la inflamación y el dolor. En el pasado se tomaba en infusión para aliviar el dolor, pero hoy en día raramente se toma así. Sin embargo, el aceite de gaulteria se utiliza frecuentemente como analgésico local.

ADVERTENCIAS Y CONTRAINDICACIONES: el aceite esencial puede desencadenar una dermatitis de contacto en algunas personas. No debería nunca tomarse internamente. Las personas sensibles a la aspirina han de evitar la gaulteria.
ENERGÉTICA: refrescante.
PROPIEDADES: analgésica (anodina), anestésica y antiinflamatoria.

## FORMAS DE DOSIFICACIÓN

USO TÓPICO: se aplica el aceite esencial de gaulteria, diluido al 10%, según se necesite, para los dolores musculares.

## GENCIANA

**Nombre científico:** *Gentiana lutea.*

Esta hierba intensamente amarga se utiliza habitualmente para estimular la función del sistema digestivo. A menudo se combina con otros amargos y carminativos con este fin. Es preferible tomarla en forma líquida antes de las comidas.

ADVERTENCIAS Y CONTRAINDICACIONES: no debe utilizarse durante el embarazo o en caso de inflamación gastrointestinal aguda.

ENERGÉTICA: refrescante y secante.

PROPIEDADES: reparadora (purifica la sangre), antiácida, amarga y tónico digestivo.

## FORMAS DE DOSIFICACIÓN

TINTURA: raíz seca (1:5 en alcohol al 30%), 10 gotas tres veces al día, entre quince y treinta minutos antes de comer.

## GINKGO

**Nombre científico:** *Ginkgo biloba.*

En Europa se ha investigado a fondo utilizando los extractos concentrados de los flavonoides contenidos en esta hierba. El *ginkgo* es mejor usarlo como extracto estandarizado. En general se emplea para mejorar la memoria y la función cerebral. Mejora la circulación de la sangre al cerebro y actúa como un antioxidante para proteger las células cerebrales contra todo daño. También mejora la circulación periférica y puede ser beneficioso en las retinopatías diabéticas, los acúfenos, el vértigo y los mareos. Los mejores resultados se obtienen utilizando la hierba de manera constante durante dos o tres meses. El *ginkgo* es un excelente remedio para ralentizar el proceso de envejecimiento y proteger los sistemas nervioso y cardiovascular.

**ADVERTENCIAS Y CONTRAINDICACIONES:** usar con precaución cuando se están tomando anticoagulantes. No hay información sobre la seguridad durante el embarazo.

**ENERGÉTICA:** ligeramente refrescante.

**PROPIEDADES:** anticoagulante, antioxidante, tónico cerebral, hipotensor y vasodilatador.

## FORMAS DE DOSIFICACIÓN

**EXTRACTO ESTANDARIZADO:** para la actividad terapéutica se requiere concentración y estandarización. No hay actividad terapéutica demostrada de la hoja cruda, en polvo, en tintura, en infusión o decocción, solo reacciones alérgicas adversas ante el ácido ginkgólico. La dosis diaria habitual es de 120 mg de un extracto estandarizado de 50:1, equivalente a 27-30 mg de glucósidos de ginkgo flavona y cerca de 10 mg de terpenoides.

## GINSENG AMERICANO

**Nombre científico:** *Panax quinquefolius*.

El *ginseng* americano se utiliza como tónico para fortalecer el organismo en general, mejorando la energía y la resistencia a la enfermedad. Ayuda a contrarrestar los efectos del envejecimiento y mejora la salud si se toma en dosis muy pequeñas. El *ginseng* americano es menos estimulante que el asiático (coreano). Regula el azúcar en sangre, mejora la digestión, ayuda a que el cuerpo gestione mejor el estrés y fortalece las suprarrenales y la función glandular general. Funciona mejor tomado en pequeñas dosis.

**ADVERTENCIAS Y CONTRAINDICACIONES:** no es tóxico pero no deberían tomarlo quienes padecen hipertensión, fiebre, inflamación aguda o dolencias como resfriados y gripes. Tomar con regularidad dosis altas puede causar insomnio y sobrestimulación nerviosa.

**ENERGÉTICA:** refrescante y humectante.

**PROPIEDADES:** adaptógeno, tónico suprarrenal, antidiabético, hipertensivo y tónico.

INDICACIONES ESPECÍFICAS: según Rolla Thomas, «dispepsia nerviosa, sensación de embotamiento en la cabeza, con incapacidad para controlar los músculos voluntarios».

## FORMAS DE DOSIFICACIÓN

DECOCCIÓN ESTÁNDAR: para personas debilitadas, 2-10 g diarios en decocción; se puede utilizar durante dos o tres días para acelerar la recuperación de una enfermedad aguda. No se debe dar esta dosis si hay señales de calor.

TINTURA: raíz seca (1:4 en alcohol al 30%), 2-5 gotas de una a tres veces diarias para un uso prolongado.

GLICERITO: raíz seca (1:5), 3-7 gotas de una a tres veces diarias para un uso prolongado.

CÁPSULAS: una cápsula es una dosis grande para la mayor parte de la gente; 100 mg una o dos veces al día normalmente es suficiente como tónico de uso prolongado.

## *GINSENG* ASIÁTICO (COREANO)

**Nombre científico:** *Panax ginseng.*

El *ginseng* es una de las hierbas más apreciadas del mundo. Se ha demostrado que el *ginseng* asiático o coreano aumenta la energía, ayuda a vencer la fatiga e incrementa el vigor físico y la agilidad. Incluso puede mejorar la capacidad del cuerpo para recuperarse de lesiones físicas. Se utiliza en pequeñas dosis para retrasar el envejecimiento, reducir el estrés, equilibrar el estado de ánimo y mejorar el organismo en general. Puede disminuir el riesgo de padecer cáncer y fortalecer un sistema inmunitario debilitado. El *ginseng* asiático es más calorífico que el americano, y es muy apropiado para hombres y mujeres mayores que tienden a sentir frío, están pálidos y se fatigan fácilmente. El *ginseng* rojo, que se ha tratado al vapor antes del secado, tiene una energía más calorífica, mientras que el blanco, que simplemente se ha pelado y secado, tiene una energía más neutra.

ADVERTENCIAS Y CONTRAINDICACIONES: no presenta efectos tóxicos, pero está contraindicado si hay señales de calentura, fiebre alta o inflamación y en las enfermedades agudas.

ENERGÉTICA: calorífico y humectante.

PROPIEDADES: adaptógeno, hipertensivo, estimulante inmunitario y tónico.

## FORMAS DE DOSIFICACIÓN

DECOCCIÓN ESTÁNDAR: 2-4 onzas dos veces al día.

TINTURA: raíz seca (1:4 en alcohol al 30%), 1-2 ml de una a tres veces diarias.

GLICERITO: raíz seca (1:5), 1-3 ml de una a tres veces diarias.

CÁPSULAS: 500 mg una o dos veces diarias.

## GORDOLOBO

**Nombre científico:** *Verbascum spp.*

Las hojas del gordolobo se utilizan comúnmente para los problemas respiratorios. Tienen un efecto calmante e hidratante sobre los pulmones y contienen saponinas que diluyen la mucosidad. El gordolobo a menudo se utiliza para problemas pulmonares crónicos, como el asma y la EPOC, pero también es útil para los resfriados y la tos, sobre todo la tos seca. Las flores se emplean para preparar gotas que alivian el dolor de oídos. La raíz es específica para el dolor y la inflamación de las lumbares.

ADVERTENCIAS Y CONTRAINDICACIONES: las semillas de gordolobo contienen la sustancia venenosa rotenona. Las hojas y las flores en general se consideran seguras.

ENERGÉTICA: humectante y refrescante.

PROPIEDADES: emulgente (mucilaginoso), expectorante y tónico pulmonar.

## FORMAS DE DOSIFICACIÓN

INFUSIÓN ESTÁNDAR: 4-8 onzas de dos a cuatro veces diarias. Las hojas se preparan de esta manera para los problemas pulmonares.

TINTURA: raíz fresca (1:2 en alcohol al 95%); raíz seca (1:5 en alcohol al 65%), 10 gotas tres veces al día para problemas de espalda.

GLICERITO: hoja seca (1:8), 2,5-10 ml tres veces al día para problemas pulmonares.

ACEITE: flores frescas (1:4 en aceite de oliva). Se utiliza como gotas para los oídos.

## GOTU KOLA

**Nombre científico:** *Centella asiática, syn. Hydrocotyle asiatica.*

La *gotu kola* tiene la reputación de mejorar la memoria y la función cerebral. Es un equilibrador de las suprarrenales. Se utiliza en la India para las enfermedades de la piel y las enfermedades infecciosas con efectos degenerativos, como la lepra. Es un magnífico remedio tópico para sanar las heridas y prevenir las cicatrices.

ADVERTENCIAS Y CONTRAINDICACIONES: una sobredosis puede causar mareo. Suministrar con cautela en caso de tratamientos anticoagulantes. En estudios con animales ha resultado segura durante el embarazo y la lactancia, y no se ha informado de resultados adversos en seres humanos, pero algunas fuentes sugieren cautela.

ENERGÉTICA: refrescante y secante.

PROPIEDADES: adaptógeno y tónico cerebral.

### FORMAS DE DOSIFICACIÓN

INFUSIÓN ESTÁNDAR: 4-8 onzas tres veces al día.

TINTURA: planta fresca (1:2 en alcohol al 95%); planta seca (1:5 en alcohol al 40%), 1-4 ml tres veces al día.

CÁPSULAS: 500-1.000 mg tres veces al día.

# GRINDELIA

**Nombre científico:** *Grindelia spp.*

Este expectorante resinoso y descongestionante es muy bueno para acabar con la mucosidad endurecida en el sistema respiratorio. Facilita la respiración en casos de bronquitis y de asma. Su acción antiespasmódica abre los conductos pulmonares más pequeños, lo que facilita la respiración. Se puede combinar con llantén para expulsar de los pulmones la mucosidad espesa. También se aplica tópicamente como pomada para aliviar los efectos de la hiedra venenosa y para combatir los sarpullidos. Además, está indicada para las picaduras de insectos.

ADVERTENCIAS Y CONTRAINDICACIONES: puede ser tóxica en grandes dosis. No se ha de usar durante periodos largos, y quienes sufran de enfermedad renal o cardíaca deben evitarla.

ENERGÉTICA: calorífica, secante y astringente.

PROPIEDADES: antiséptica, astringente, descongestionante y expectorante.

INDICACIONES ESPECÍFICAS: según Rolla Thomas, «asma, respiración dificultosa con congestión oscura del rostro; viejas úlceras atónicas; tejidos congestionados».

## FORMAS DE DOSIFICACIÓN

TINTURA: hoja seca (1:5 en alcohol al 70%), capullos frescos de las flores sin abrir (1:2 en alcohol al 95%), 1-3 ml de dos a cuatro veces al día (5 gotas cada quince o treinta minutos durante los ataques de tos).

ACEITE: hojas secas y capullos de las flores sin abrir (1:4); se puede preparar en pomada.

# GROSELLERO DE LA INDIA o *TRIPHALA*

**Nombre científico:** *Emblica officinalis, Terminalia bellirica y Terminalia chebula.*

El *triphala* no es una hierba, sino una mezcla de tres frutas utilizadas en la medicina ayurvédica como laxante suave, tónico intestinal y purificador de la sangre. La primera fruta de la mezcla es el *haritaki* (*Terminalia chebula*). Su energía es equilibrada: contiene cinco sabores (amargo, agrio, astringente,* salado y dulce). Es un laxante suave que también tonifica las membranas intestinales, lubrifica los tejidos y relaja los espasmos musculares.

La segunda fruta de la mezcla se llama *bibhitaki* (*Terminalia bellirica*), una hierba antiespasmódica de sabor picante y calorífico. Es un expectorante y descongestionante, y se usa para tratar el asma, los problemas bronquiales y las alergias.

La tercera y última fruta del *triphala* es el *amalaki,* o grosellero de la India (*Emblica officinalis*), que también tiene una energía equilibrada, con cinco sabores (agrio, astringente, dulce, picante y amargo). Contiene una pequeña cantidad de antraquinonas, pero es también astringente, de manera que en el intestino tiene tanto acción laxante como tonificante. Esto significa que corrige tanto el estreñimiento como la diarrea. Es un remedio refrescante y se utiliza también para tratar las úlceras, la inflamación intestinal, las sensaciones de ardor y las erupciones e infecciones cutáneas.

En varias fórmulas estas tres frutas pueden también recibir el nombre de *myrobalan belleric, miyrobalan chebulic* y grosellero de la India, o fruta *harada,* fruta *amla* y fruta *behada.* Se llame como se llame, el *triphala* es posiblemente la mejor fórmula disponible para normalizar la función gastrointestinal.

Además, mejora la función hepática, protege el hígado contra las toxinas ambientales y mejora la digestión. Es un antioxidante y antiinflamatorio, por lo que ralentiza el envejecimiento y protege el cuerpo contra las enfermedades degenerativas. Mejora la circulación, baja la presión sanguínea y protege el corazón. Ayuda a expulsar la mucosidad de los conductos respiratorios y combate la infección. En la medicina ayurvédica, el *triphala* se utiliza para el estreñimiento, la indigestión, las flatulencias, la falta de apetito, los dolores de cabeza debidos a la mala digestión, la congestión de los senos nasales, los dolores articulares y la toxicidad en general.

ADVERTENCIAS Y CONTRAINDICACIONES: ninguna.

---

\* El llamado «sabor astringente» es una sensación entre sequedad intensa y amargor que se produce en la boca.

ENERGÉTICA: ligeramente refrescante y secante.

PROPIEDADES: antiinflamatorio, antioxidante, laxante, descongestionante, expectorante y hepatoprotector.

## FORMAS DE DOSIFICACIÓN

CÁPSULAS O POLVO: 1.000-2.000 mg una o dos veces al día con los alimentos.

## GUARANÁ

**Nombre científico:** *Paullinia cupana, P. sorbilis.*
La guaraná contiene cafeína, pero como estimulante es mejor que el café, ya que se libera más lentamente en el cuerpo y proporciona un aporte de energía más sostenido.

ADVERTENCIAS Y CONTRAINDICACIONES: evitar tomarla combinada con la efedrina, o si se tiene la presión sanguínea alta, enfermedad cardíaca o se es sensible a la cafeína. En estos casos puede causar un latido irregular, ansiedad, temblores e insomnio.

ENERGÉTICA: calorífica y secante.

PROPIEDADES: diurética y estimulante metabólica.

## FORMAS DE DOSIFICACIÓN

ESTRACTO ESTANDARIZADO: 150 mg de extracto seco estandarizado al 11-13% de concentración del alcaloide una vez al día.

CÁPSULAS: 500 mg una o dos veces al día.

## GUGGUL

**Nombre científico:** *Commiphora mukul.*
Las investigaciones indican que el *guggul* puede bajar tanto el colesterol como los triglicéridos. Inhibe la agregación plaquetaria y puede ayudar a evitar, y posiblemente invertir, la placa arterial. Es suavemente estimulante de la tiroides y puede ser útil para la pérdida de peso.

ADVERTENCIAS Y CONTRAINDICACIONES: al aclarar la sangre, no debería ser usado por personas que sangran con facilidad o durante el embarazo. Evitar en caso de trastornos de hipertiroidismo.

ENERGÉTICA: calorífico y secante.

PROPIEDADES: antiinflamatorio, antibacteriano, anticolesterolémico y antirreumático.

### FORMAS DE DOSIFICACIÓN

TINTURA: resina seca en alcohol al 95%, 1-3 ml de dos a cuatro veces al día.

CÁPSULAS: 75 mg de gugulesteronas estandarizadas al día.

## GUINDILLA (CAYENA)

**Nombre científico:** *Capsicum frutescens* o *C. annuum.*

La guindilla es un estimulante importante del sistema circulatorio. Aumenta la circulación en cualquier zona del cuerpo con la que entre en contacto, tanto interior como exteriormente. También fortalece el latido del corazón. Es útil para el estado de *shock*, el ataque al corazón y los traumas. Puesto que una aportación adecuada de sangre es necesaria para sanar todos los tejidos, en Occidente la guindilla se ha ganado la reputación de ser una especie de curalotodo. Es analgésica: la capsaicina de la guindilla reduce la sustancia P[*] y por ello bloquea parcialmente los receptores del dolor. Habitualmente se añade una pequeña parte de guindilla a las fórmulas elaboradas en los sistemas Thomsonian y Physiomedicalism, como aceleradora.

ADVERTENCIAS Y CONTRAINDICACIONES: a causa de su naturaleza irritante, algunas personas tienen dificultades en tomar guindilla. En grandes dosis puede ser irritante para el estómago y causar eliminaciones dolorosas para el intestino.

_____

[*] La sustancia P es un péptido de once aminoácidos considerado actualmente como el mediador primario del dolor en el sistema nervioso periférico. Es liberado en las articulaciones, donde activa otros mediadores inflamatorios implicados en el desarrollo de la artritis reumatoide. Al deplecionar la sustancia P de las terminaciones nerviosas en la piel y las articulaciones, la capsaicina bloquea la transmisión del impulso doloroso (fuente: *Vademecum*) (N. de la T.).

Si bien detiene el sangrado y se ha utilizado para sanar las úlceras, puede producir dolor cuando se emplea con esta finalidad; por ello habría que usarla con precaución. Es preferible empezar con dosis extremadamente pequeñas para generar tolerancia. Cuando se aplica localmente, causa sensación de ardor en zonas sensibles, como los genitales, los senos nasales y los ojos. No es recomendable para personas con hemorroides o fisuras anales. El uso tópico puede agravar la tos causada por los inhibidores de la enzima convertidora de la angiotensina.

ENERGÉTICA: calorífica y secante.

PROPIEDADES: analgésica (anodina), carminativa, revulsiva, diaforética, hemostática, estimulante de la circulación y astringente.

INDICACIONES ESPECÍFICAS: según Felter, «una depresión acusada con pulso débil y secreciones escasas. La lengua seca y áspera, falta de secreciones salivares».

## FORMAS DE DOSIFICACIÓN

TINTURA: fruto fresco (1:2 en alcohol al 95%), fruto seco (1:5 en alcohol al 60%), 5 gotas en agua o, como alternativa menos irritante, en leche o en leche de coco.

GLICERITO: fruto seco (1:5), 1-5 gotas diluidas en agua o una alternativa.

CÁPSULAS Y POLVO: 500-1500 mg hasta tres veces al día, preferiblemente con la comida para contrarrestar los efectos irritantes.

USO TÓPICO: se aplica la tintura, el aceite, la pomada o el linimento según se necesite.

## GYMNEMA

**Nombre científico:** *Gymnema sylvestre.*
Los médicos ayurvédicos la han utilizado para tratar la diabetes tipo 2 al menos durante los últimos dos mil años. Cuando entra en contacto con la lengua, bloquea los receptores del dulce. Y no solo eso, sino que también ralentiza la absorción del azúcar en el aparato digestivo. Los estudios realizados en la actualidad apoyan su uso como tratamiento para la hiperglucemia.

ADVERTENCIAS Y CONTRAINDICACIONES: en general la *gymnema* se considera una planta segura.

ENERGÉTICA: refrescante y secante.

PROPIEDADES: antidiabética.

## FORMAS DE DOSIFICACIÓN

TINTURA: hoja seca (1:5 en alcohol al 30%), 1-3 ml de dos a cuatro veces diarias. Para reducir la ansiedad de comer dulce y para controlar el apetito, se utilizarán dosis más pequeñas y más frecuentes.

GLICERITO: hoja seca (1:8), 2,5-10 ml de dos a cuatro veces diarias.

CÁPSULAS: 1.000-2.000 mg tres veces al día.

## HAMAMELIS

**Nombre científico:** *Hamamelis virginiana.*

El uso del hamamelis es principalmente tópico por sus propiedades astringentes. También se puede usar como supositorio para las hemorroides y las fístulas anales.

ADVERTENCIAS Y CONTRAINDICACIONES: no se conocen.

ENERGÉTICA: secante y astringente.

PROPIEDADES: antiinflamatorio, astringente, coagulante y vulnerario.

## FORMAS DE DOSIFICACIÓN

USO TÓPICO: aplicar una decocción o la tintura como compresa, como fomento o en loción según se necesite.

TINTURA: corteza seca (1:5 en alcohol al 40%) solo para uso tópico.

## HARPAGOFITO

**Nombre científico:** *Harpagophytum procumbens.*

El harpagofito ha sido utilizado durante miles de años por los pueblos indígenas para tratar el dolor, los trastornos estomacales y la fiebre, y en la herbología moderna como un antiinflamatorio para tratar problemas como la artritis y el dolor de las lumbares. Aumenta la movilidad de las articulaciones y es un ingrediente común de las fórmulas indicadas para la inflamación y la artritis.

ADVERTENCIAS Y CONTRAINDICACIONES: contraindicado en caso de úlcera gástrica o duodenal.

ENERGÉTICA: refrescante y secante.

PROPIEDADES: analgésico (anodino), antiinflamatorio y amargo.

## FORMAS DE DOSIFICACIÓN

TINTURA: raíz seca (1:5 en alcohol al 25%), 1-2 ml tres veces al día.

CÁPSULAS O POLVO: 500-1.000 mg dos o tres veces al día.

## HE SHOU WU (HO SHOU WU, FO-TI)

**Nombre científico:** *Polygonum multiflorum.*

Esta hierba se considera un tónico antienvejecimiento y se cree que ayuda a prevenir (y posiblemente revertir) el encanecimiento del pelo si se toma con regularidad. Ayuda a equilibrar los niveles de azúcar en la sangre y a mejorar la función de la tiroides.

ADVERTENCIAS Y CONTRAINDICACIONES: no recomendable si se padece diarrea, mala digestión o fuerte congestión debida a mucosidad. Hay cierta preocupación por una potencial toxicidad para el hígado si se usa en grandes cantidades.

ENERGÉTICA: neutra y humectante.

PROPIEDADES: anticolesterolémica, regeneradora de la sangre, glandular y tónica.

## FORMAS DE DOSIFICACIÓN

DECOCCIÓN ESTÁNDAR: 4-8 onzas tres veces al día.

TINTURA: raíz seca (1:5 en alcohol al 60%), 1-5 ml de dos a cuatro veces diarias.

CÁPSULAS: 1.000 mg tres veces al día.

# HIERBA CARMÍN

**Nombre científico:** *Phytolacca decandra.*

La hierba carmín es un remedio tradicional antitumoral que también se utiliza para limpiar el sistema linfático. Es antivírica y estimulante inmunitaria. El aceite de la hierba carmín se utiliza tópicamente para las glándulas linfáticas inflamadas, la mastitis o el cáncer de mama. Su uso es parecido, aunque más fuerte, al de las compresas de aceite de ricino. Una tintura de las bayas o de la raíz se emplea internamente en pequeñas dosis para la congestión linfática grave y para la mastitis.

ADVERTENCIAS Y CONTRAINDICACIONES: los principales compuestos tóxicos de la hierba carmín son el mitógeno (lectinas) y los glucósidos saponínicos, junto con el alcaloide fitolaccina. Los alcaloides irritan las mucosas y son mitogénicos, y afectan a la médula cerebral, causando parálisis, bradicardia y disminución de la respiración y la coordinación del sistema musculoesquelético. Pueden ir acumulándose en el cuerpo hasta durante dos semanas. Si se nota algún efecto tóxico, hay que parar inmediatamente el uso de esta hierba. Los efectos tóxicos incluyen vómitos, diarrea, náuseas, calambres en el estómago, mareos, hipotensión, dificultad para respirar y dolor de cabeza. Deberán evitarla los pacientes de enfermedades renales. Solo para uso profesional a causa de su toxicidad, especialmente si se toma internamente. No deberá usarse durante el embarazo.

ENERGÉTICA: refrescante.

PROPIEDADES: reparadora (purifica la sangre), antiinflamatoria, anticancerígena, estimulante del sistema inmunitario y linfática.

INDICACIONES ESPECÍFICAS: según Fyfe, «aumento e inflamación de las estructuras glandulares; membranas mucosas pálidas. Secreción y función glandular deterioradas».

## FORMAS DE DOSIFICACIÓN

TINTURA: raíz recién deshidratada (1:10 en alcohol al 45%), 1-10 gotas hasta tres veces al día. No tomar más de 10 ml por semana.

ACEITE: raíces frescas (1:4). Precaución: llevar guantes de goma mientras se cortan y se manipulan las raíces. Dejar macerar durante seis semanas.

## HIERBA DE LOS DIENTES

**Nombre científico:** *Spilanthes acmella.*

La hierba de los dientes es antibacteriana y antifúngica y estimula las secreciones de las membranas mucosas y el sistema inmunitario para combatir las infecciones respiratorias. Actúa como anestésico local para aliviar el dolor al mismo tiempo que reduce la inflamación. Uno de sus nombres comunes es «planta para el dolor de muelas»: se puede aplicar sobre un diente infectado para aliviar el dolor y ayudar a combatir la infección.

ADVERTENCIAS Y CONTRAINDICACIONES: no se conocen.

ENERGÉTICA: calorífica y astringente.

PROPIEDADES: analgésica (anodina), antibacteriana, antifúngica y astringente.

### FORMAS DE DOSIFICACIÓN

HIERBA FRESCA: se mastica la flor o las hojas para aliviar el dolor de muelas.

INFUSIÓN ESTÁNDAR: 1-4 onzas de una a cuatro veces al día.

TINTURA: planta fresca (1:2 en alcohol al 95%); planta seca (1:5 en alcohol al 50%), 5 gotas tres veces al día.

## HIERBA MANSA

**Nombre científico:** *Anemopsis californica.*

La hierba mansa es un poderoso antiinflamatorio y antimicrobiano. Se usa para la boca, la garganta, los senos nasales y las infecciones gástricas. Se puede utilizar localmente para sarpullidos y abscesos.

ADVERTENCIAS Y CONTRAINDICACIONES: no se conocen.

ENERGÉTICA: calorífica y secante.

PROPIEDADES: antibacteriana, antiinflamatoria y antifúngica.

## FORMAS DE DOSIFICACIÓN

TINTURA: hierba recién secada (1:4 en alcohol al 75%); raíz fresca (1:2 en alcohol al 95% más 10% de glicerina), 10 gotas tres veces al día.

## HIERBA PASTEL

**Nombre científico:** *Isatis tinctoria.*

La hierba pastel es un antivírico poderoso, utilizado en las infecciones que acarreen fiebre e inflamación. Es extremadamente refrescante. Tras su ingesta durante periodos largos, muchos han descrito la sensación de tener un cubito de hielo en el estómago, e incluso puede causar escalofríos. Por ello normalmente se toma solo durante un tiempo limitado o combinada con jengibre.

ADVERTENCIAS Y CONTRAINDICACIONES: la hierba pastel está contraindicada en caso de resfriados y problemas crónicos, y no se recomienda para un uso prolongado.

ENERGÉTICA: muy refrescante.

PROPIEDADES: antivírica y refrigerante.

## FORMAS DE DOSIFICACIÓN

TINTURA: raíz seca (1:5 en alcohol al 75%), 1-3 ml tres veces al día.

## HIERBA SANTA

**Nombre científico:** *Eriodictyon californicum.*

La hierba santa es un expectorante calorífico y estimulante, limpia la flema del pecho y abre las vías respiratorias. Es adecuada para la mayor parte de los problemas respiratorios, pero resulta especialmente útil para el asma y la expectoración abundante. Es también un diurético efectivo y un antiséptico urinario. Se puede aplicar tópicamente a las mordeduras y picaduras de insectos, para aliviar la irritación por zumaque y hiedra venenosos y sobre magulladuras, esguinces y cortes.

ADVERTENCIAS Y CONTRAINDICACIONES: no se conocen.

ENERGÉTICA: calorífica y secante.

PROPIEDADES: descongestionante y expectorante.

INDICACIONES ESPECÍFICAS: según Rolla Thomas, «tos con expectoración abundante y fácil».

## FORMAS DE DOSIFICACIÓN

INFUSIÓN ESTÁNDAR: 2-4 onzas tres veces al día.

TINTURA: hojas frescas (1:2 en alcohol al 95%); hojas secas (1:5 en alcohol al 60%), 1-2 ml de dos a cuatro veces diarias.

CÁPSULAS: 500-1.000 mg hasta cuatro veces diarias.

## HINOJO

**Nombre científico:** *Foeniculum vulgare.*

El hinojo es un magnífico carminativo, utilizado comúnmente en combinación con la nébeda. Esta combinación es un excelente remedio para los cólicos, la indigestión y la diarrea de bebés, y también para niños mayores y para adultos. Como la mayor parte de los carminativos, el hinojo estimula la digestión y reduce los gases intestinales. También ayuda a dulcificar y aumentar la leche de las madres lactantes. Antes de usarlo, hay que aplastar las semillas para que liberen los aceites.

ADVERTENCIAS Y CONTRAINDICACIONES: utilizar con cautela durante el embarazo.

ENERGÉTICA: calorífico y secante.

PROPIEDADES: aromático, carminativo, condimento y galactagogo.

## FORMAS DE DOSIFICACIÓN

INFUSIÓN SUAVE: 4-6 onzas hasta tres veces al día.

TINTURA: semillas secas (1:3 en alcohol al 60% más 10% de glicerina), 20-40 gotas tres veces al día.

GLICERITO: semillas secas (1:8, método del baño maría), 3-10 ml según se necesite.

## HIPÉRICO

**Nombre científico:** *Hypericum perforatum.*

El hipérico se convirtió en una hierba popular cuando la investigación sugirió que podía ser útil para la depresión ligera o moderada. En efecto, es útil en algunos casos de depresión, especialmente aquellos acompañados de ansiedad, pero tiene muchas otras propiedades valiosas. Es una hierba sedante que ayuda a regular el plexo solar, es decir, los nervios que regulan la digestión. Puede ser útil para el insomnio, el miedo, el dolor nervioso o los daños en el sistema nervioso. Estimula la regeneración y reparación de los nervios y ayuda a sanar las heridas. Es antivírico y se utiliza para las infecciones, como el herpes zóster, el herpes, la mononucleosis y la gripe.

ADVERTENCIAS Y CONTRAINDICACIONES: la planta fresca es fototóxica. Contiene una sustancia química que se convierte en una toxina en el cuerpo tras la exposición a la luz del sol. Según parece, este problema no se da si se toma internamente. Se ha de evitar cuando se toman antidepresivos ISRS (inhibidores selectivos de la recaptación de serotonina).

ENERGÉTICA: ligeramente calorífico.

PROPIEDADES: antidepresivo, antiséptico, antivírico, tónico digestivo, sedante y vulnerario.

INDICACIONES ESPECÍFICAS: según Rolla Thomas, «se dice que ejerce una marcada influencia en el alivio de la irritación causada por lesiones de la columna, o en heridas por punción o laceración de las extremidades, evitando el tétanos. Alivia los dolores insoportables provocados por dichas lesiones».

## FORMAS DE DOSIFICACIÓN

INFUSIÓN ESTÁNDAR: 4-8 onzas de una a cuatro veces al día.

TINTURA: planta fresca (1:2 en alcohol al 95%), 5 gotas tres veces al día.

NOTA: tanto la tintura como la infusión tomarán un color rojo profundo si se utiliza una hierba de buena calidad. Si no se vuelven rojas, probablemente el material vegetal es viejo, o no es la especie indicada.

ACEITE: flores frescas (1:4); aplicación tópica.

CÁPSULAS: 500-1.500 mg de tres a cuatro veces al día. Con cápsulas estandarizadas al 0,3% de hipericina, se tomarán 300 mg de tres a cuatro veces al día.

## HISOPO

**Nombre científico:** *Hyssopus officinalis.*
El hisopo se considera un curalotodo para los problemas respiratorios. Ayuda a eliminar de los pulmones la flema espesa y congestionada para restaurar la respiración fluida. Tiene propiedades antisépticas que son útiles para el tratamiento de cortes y abrasiones, y también se puede utilizar para proporcionar alivio inmediato en el caso de picaduras de insectos.

ADVERTENCIAS Y CONTRAINDICACIONES: el aceite esencial de hisopo es tóxico. La hierba se considera generalmente segura si se usa siguiendo las instrucciones, pero debería evitarse durante el embarazo.
ENERGÉTICA: calorífico y secante.
PROPIEDADES: antiséptico, antivírico, carminativo, descongestionante, emenagogo y expectorante.

### FORMAS DE DOSIFICACIÓN

INFUSIÓN ESTÁNDAR: 4-8 onzas tres veces al día.
TINTURA: hoja seca (1:5 en alcohol al 60%), 1-3 ml de dos a cuatro veces diarias.

## HORTENSIA

**Nombre científico:** *Hydrangea arborescens.*
La hortensia se utiliza como diurético y estimulante urinario anodino. Es útil para ayudar al organismo a eliminar los cálculos renales. También puede aliviar el dolor de espalda y la artritis.

ADVERTENCIAS Y CONTRAINDICACIONES: no se recomienda su uso durante un tiempo prolongado.
ENERGÉTICA: refrescante y secante.

**PROPIEDADES:** analgésica (anodina), diurética y destructora de los cálculos.

**INDICACIONES ESPECÍFICAS:** según Felter, «la irritación de vejiga y de uretra con dolor sordo en la espalda; la orina teñida con sangre».

## FORMAS DE DOSIFICACIÓN

**TINTURA:** raíz seca (1:3 en alcohol al 60%), 1-4 ml tres veces al día.

**DECOCCIÓN ESTÁNDAR:** 2-4 onzas tres veces al día.

**CÁPSULAS:** 1.000-2.000 mg tres veces al día.

**POLVO:** 2 g en 3 onzas de agua caliente con limón cada veinte minutos para situaciones agudas de cálculos renales.

## ÍNDIGO SILVESTRE

**Nombre científico:** *Baptisia tinctoria.*

El índigo silvestre es un remedio muy valioso para las infecciones serias que causan toxicidad y envenenamiento de la sangre, y está indicado de manera específica en las condiciones en que las deposiciones sean malolientes con un olor que recuerda al de la carne podrida. Funciona muy bien para muchas infecciones bacterianas, especialmente si se combina con la equinácea y la hierba carmín.

**ADVERTENCIAS Y CONTRAINDICACIONES:** esta hierba debería usarse con precaución. Potencialmente tóxica, en grandes dosis es un purgante y emético muy fuerte.

**ENERGÉTICA:** refrescante y secante.

**PROPIEDADES:** amargo, catártico, emético y linfático.

**INDICACIONES ESPECÍFICAS:** según Felter, «tejidos congestionados con color oscuro, plomizo, tirando a púrpura. Tendencia a la ulceración y a desprenderse la piel. La cara hinchada y azulada, circulación debilitada, deposiciones fétidas».

## FORMAS DE DOSIFICACIÓN

**TINTURA:** planta fresca (1:2 en alcohol al 95%); planta seca (1:5 en alcohol al 60%), 10 gotas tres veces al día.

# ÍNULA

**Nombre científico:** *Inula helenium.*

La inula es un remedio destacado para limpiar la flema y las mucosidades de los pulmones, del sistema urinario y del sistema digestivo. Es específica para la irritación crónica y la infección del sistema respiratorio. Constituye un ingrediente magnífico en gliceritos y jarabes para la tos. Contiene inulina, que alimenta las bacterias beneficiosas del colon.

**ADVERTENCIAS Y CONTRAINDICACIONES:** no se conocen.

**ENERGÉTICA:** calorífica y secante.

**PROPIEDADES:** antiséptica, amarga, diaforética y expectorante.

### FORMAS DE DOSIFICACIÓN

**TINTURA:** raíz fresca (1:2 en alcohol al 75%); hoja seca (1:5 en alcohol al 60%), 1-2 ml de dos a cuatro veces diarias.

**GLICERITO:** raíz seca (1:8), 5 ml tres veces al día.

# IRIS

**Nombre científico:** *Iris versicolor.*

Esta poderosa hierba está especialmente indicada para limpiar el hígado, pero se ha de utilizar en pequeñas dosis o como parte de una combinación o fórmula. Se considera útil para enfermedades crónicas de la piel y para problemas de la vesícula causados por falta de flujo de la bilis. Ayuda con la hipoglucemia asociada con migrañas, ansia por comer azúcar y la piel enrojecida.

**ADVERTENCIAS Y CONTRAINDICACIONES:** la raíz fresca es demasiado fuerte para uso interno y puede ser tóxica. Solo debería usarse la hierba seca, aunque grandes dosis pueden causar náuseas, vómitos, dolor intestinal y diarrea. No utilizar durante el embarazo o la lactancia.

**ENERGÉTICA:** refrescante y secante.

**PROPIEDADES:** amarga, colagoga, emética y linfática.

INDICACIONES ESPECÍFICAS: según Felter, «tejidos linfáticos engrosados, blandos, que ceden a la presión. Irritación gastrointestinal, ardor en el epigastrio, regüeldos ácidos».

## FORMAS DE DOSIFICACIÓN

INFUSIÓN ESTÁNDAR: 1 onza dos o tres veces al día.

TINTURA: raíz seca (1:5 en alcohol al 50%), 1-10 gotas dos veces al día.

## JAMBOLÁN

**Nombre científico:** *Syzygium cumini.*

El jambolán ayuda a regular los niveles de azúcar en sangre y se ha estudiado su uso en la diabetes tipo 2. Las semillas regulan la conversión del almidón en azúcar, controlando la producción de glucosa. La fruta reduce el azúcar de la orina y disminuye la sed. Es útil para la insuficiencia de bilis, problemas de vesícula y hepatitis.

ADVERTENCIAS Y CONTRAINDICACIONES: no se conocen.

ENERGÉTICA: refrescante y astringente.

PROPIEDADES: antidiabético, antidiarreico, astringente y amargo.

## FORMAS DE DOSIFICACIÓN

TINTURA: hoja seca (1:5 en alcohol al 60%), 1-4 ml tres veces al día.

CÁPSULAS O POLVO: 3.000-10.000 mg (3 a 10 g) al día.

## JENGIBRE

**Nombre científico:** *Zingiber officinalis.*

El jengibre es una aromática picante, utilizada para aliviar las náuseas, los vómitos y el mal del viajero. Antes de viajar se tomarán cápsulas o extracto para evitar el mal del viajero. Estimula las secreciones digestivas si se toma con o después de las comidas. La investigación indica que la raíz del jengibre mejora la función inmunitaria, favorece la secreción de bilis y de jugos gástricos y estimula la circulación de la sangre inhibiendo la agregación de las plaquetas. Es un potente antiinflamatorio, y los estudios demuestran que es tan efectivo como el ibuprofeno para reducir el dolor y la inflamación asociados con la artritis. El jengibre fresco es también un poderoso antivírico y antibacteriano, útil para tratar la gripe, el resfriado común y las gastroenteritis tanto bacterianas como víricas.

ADVERTENCIAS Y CONTRAINDICACIONES: algunos autores advierten que no se use durante el embarazo, pero no se han observado efectos adversos en mujeres que utilizaban el jengibre para las náuseas matinales.

ENERGÉTICA: calorífico y secante.

PROPIEDADES: analgésico (anodino), antiemético (antináuseas), aromático, carminativo, revulsivo, diaforético, tónico digestivo y estimulante circulatorio.

## FORMAS DE DOSIFICACIÓN

JUGO FRESCO: se preparan 4 onzas de jugo que se mezclan a partes iguales con agua caliente tres veces al día. Se añade miel y limón o lima al gusto. Se puede congelar en bandejas para cubitos de hielo, y así utilizarlo más adelante, o conservarlo añadiendo suficiente alcohol para llegar al menos al 20% del contenido total (25 ml de alcohol al 95% y 75 ml de jugo fresco de jengibre).

TINTURA: el jugo fresco con un 25% de alcohol, 1-5 ml hasta ocho veces al día; raíz seca (1:5 con alcohol al 60%), 0,8 a 1,5 ml en agua tres veces al día.

GLICERITO: raíz seca (1:5, por el método del baño maría), 1-3ml en agua según se necesite. El jugo fresco se conserva con el 50% de glicerina, se mide la cantidad total de líquido y se añade el 20% de *brandy* o ron. Se toma de ½ a 1 cucharadita con agua según se necesite.

CÁPSULAS: 500-1.000 mg según se necesite hasta ocho veces al día.

POLVO: tomado como alimento, el jengibre favorece la salud digestiva y general.

## KAVA KAVA

**Nombre científico:** *Piper methysticum.*

El *kava kava* se ha utilizado durante mucho tiempo para tratar el estrés, la ansiedad y el insomnio. Se usa en las ceremonias religiosas polinesias para reducir la ansiedad y relajar los músculos manteniendo al mismo tiempo la atención. También levanta el ánimo. Es diurético y reduce el dolor del sistema urinario cuando hay infecciones y cistitis intersticial.

ADVERTENCIAS Y CONTRAINDICACIONES: tomar grandes dosis durante tiempos prolongados puede causar problemas hepáticos y sarpullidos. No se ha de conducir u operar maquinaria pesada bajo los efectos de grandes dosis de *kava kava*, porque su ingesta puede afectar a la función motora. Si hay problemas de hígado, o se bebe alcohol regularmente, habría que evitarlo.

ENERGÉTICA: relajante, secante y calorífico.

PROPIEDADES: acre, analgésico (anodino), anestésico, antiespasmódico, diurético y sedante.

INDICACIONES ESPECÍFICAS: según Felter, «irritación, inflamación, atonía de los conductos urinarios, micción dolorosa y escasa. Tejidos pálidos y edematosos».

### FORMAS DE DOSIFICACIÓN

INFUSIÓN ESTÁNDAR: 4-8 onzas, según se necesite.

TINTURA: raíz fresca (1:2 en alcohol a 95%); raíz seca (1:5 en alcohol al 65%), 1-5 ml según se neesite.

CÁPSULAS: 500-1.000 mg según se necesite. Si el producto está estandarizado, se tomarán entre 100 y 200 mg de lactonas de *kava kava* al día.

## KELP

**Nombre científico:** *Laminaria spp.*

El *kelp* es un alga grande, de crecimiento rápido y rica en yodo y otros minerales, minerales traza, vitaminas y clorofila. A veces se considera un superalimento a causa de los muchos nutrientes que contiene.

**ADVERTENCIAS Y CONTRAINDICACIONES**: evitar en caso de hipertiroidismo. Utilizar con cautela en caso de síndrome de Hashimoto y de deficiencia de selenio.

**ENERGÉTICA**: tefrescante, humectante y nutritivo.

**PROPIEDADES**: emoliente y nutritivo.

## FORMAS DE DOSIFICACIÓN

**SECO O EN POLVO**: 2-5 g diarios. Se puede espolvorear sobre los alimentos.

**POLVO O CÁPSULAS**: 1.000 a 5.000 mg hasta tres veces al día.

## KUZU

**Nombre científico:** *Pueraria lobata, P. thunbergiana.*

El *kuzu* se ha utilizado en la medicina tradicional china para contrarrestar los efectos del alcohol. Con los extractos de las flores se trata el alcoholismo y se alivia la resaca. Las raíces se emplean para neutralizar los venenos y las infecciones víricas, así como para tratar varios problemas venosos y el dolor de cabeza, el mareo y el entumecimiento causados por la hipertensión. El *kuzu* es útil para el síndrome del intestino permeable, los dolores musculares y el dolor de las vértebras cervicales y dorsales. También se usa para la diarrea, para la disentería y para aumentar el flujo sanguíneo en pacientes con arteriosclerosis.

**ADVERTENCIAS Y CONTRAINDICACIONES**: no se conocen.

**ENERGÉTICA**: refrescante y astringente.

**PROPIEDADES**: astringente, emoliente (mucilaginoso) y tónico.

## FORMAS DE DOSIFICACIÓN

**TINTURA**: raíz seca (1:5 en alcohol al 50%), 1-4 ml tres veces al día.

**POLVO O CÁPSULAS**: 1.000-3.000 mg hasta tres veces al día.

## LAVANDA

**Nombre científico:** *Lavandula officinalis, syn. L. angustifolia.*

La lavanda es un sedante nervioso que alivia la tensión y la ansiedad. Es un específico para personas hipertensas, nerviosas, ensimismadas, que necesitan relajarse. Levanta el ánimo y funciona como antidepresivo suave. Tiene propiedades analgésicas y puede aliviar los dolores de cabeza y las migrañas si se toma en cuanto aparecen. El aceite esencial de la lavanda es antifúngico y un gran remedio para las quemaduras.

ADVERTENCIAS Y CONTRAINDICACIONES: no se conocen.

ENERGÉTICA: relajante y ligeramente calorífica.

PROPIEDADES: analgésica (anodina), antifúngica, aromática y relajante.

### FORMAS DE DOSIFICACIÓN

INFUSIÓN ESTÁNDAR: 4-8 onzas de una a cuatro veces diarias.

TINTURA: flor y hojas secas (1:5 en alcohol al 75%, más 10% de glicerina), 1-3 ml tres veces al día.

ACEITE ESENCIAL: se utiliza para el baño junto con las sales de Epsom para aliviar el estrés, el nerviosismo, la depresión y la ansiedad. Mezclar con aceite normal para masaje antiestrés. Aplicar puro para quemaduras e irritaciones de la piel.

## LEPTANDRA

**Nombre científico:** *Leptandra virginica.*

Un tónico amargo utilizado para limpiar el hígado y el colon. La leptandra es un poderoso colagogo (estimula el flujo de la bilis). Es preferible usarla durante periodos cortos o en combinación con otras hierbas.

ADVERTENCIAS Y CONTRAINDICACIONES: contraindicada en casos de adelgazamiento, mala digestión y embarazo. Las dosis elevadas pueden causar diarrea, vómitos, dolores abdominales, vértigo y otros efectos indeseables.

ENERGÉTICA: ligeramente refrescante y secante.

PROPIEDADES: amarga y colagoga.

## FORMAS DE DOSIFICACIÓN

TINTURA: raíz seca (1:5 en alcohol al 65%), 10-30 gotas tres veces al día.

## LIMÓN

**Nombre científico:** *Citrus limon.*

El zumo de limón se utiliza para ayudar a combatir los resfriados y la gripe. Tiene un efecto refrescante sobre el cuerpo y ayuda con los depósitos de calcio, los cálculos biliares y los cálculos renales.

ADVERTENCIAS Y CONTRAINDICACIONES: no se conocen.

ENERGÉTICA: refrescante.

PROPIEDADES: antiséptico, febrífugo, disuelve los cálculos y es nutritivo y refrescante.

### FORMAS DE DOSIFICACIÓN

ZUMO RECIÉN EXPRIMIDO: 1 onza diluida en agua según se necesite.

TINTURA: piel fresca (1:3 en alcohol al 95%), 1-5 ml entre una y tres veces diarias.

GLICERITO: piel seca (1:6, método del baño maría), 2-10 ml de una a tres veces diarias.

ACEITE ESENCIAL: aplicación local. Para tomarlo internamente se diluye 1 gota en 1 taza de agua y se bebe a sorbitos una vez al día. No utilizar el aceite internamente más de siete días.

## LINO (SEMILLAS)

**Nombre científico:** *Linum usitatissimum.*

La capacidad de las semillas de lino recién molidas para sanar el intestino inflamado es sorprendente. Ablanda las heces y es un laxante de bulto para el estreñimiento crónico. Los lignanos del lino son fitoestrógenos y pueden ser útiles para prevenir los cánceres dependientes de los estrógenos.

**ADVERTENCIAS Y CONTRAINDICACIONES**: las semillas de lino se oxidan muy rápidamente una vez molidas. Lo mejor es moler nuestras propias semillas cuando las necesitemos.

**ENERGÉTICA**: refrescante, humectante y nutritivo.

**PROPIEDADES**: laxante de bulto y fitoestrógeno.

## FORMAS DE DOSIFICACIÓN

**POLVO**: se muelen las semillas en un molinillo para café y se utilizan frescas (las semillas de lino empiezan a oxidarse a los veinte minutos de molerlas). Se espolvorean sobre la comida o se mezclan en un líquido. Se empieza con 1 cucharadita y gradualmente se va aumentando hasta una dosis de 2-3 cucharadas soperas dos veces al día.

## LLANTÉN

**Nombre científico:** *Plantago major.*

Esta hierba común de los prados y de los jardines es un valioso remedio para magulladuras, picaduras de insectos y heridas cuando se aplica localmente. El llantén se utiliza internamente para úlceras, trastornos intestinales inflamatorios y tos. Es útil para extraer la flema pegajosa de los pulmones, especialmente si se combina con la grindelia.

**CONTRAINDICACIONES**: no se conocen.

**ENERGÉTICA**: refrescante, humectante y ligeramente astringente.

**PROPIEDADES**: antiséptico, antivenenoso, astringente, descongestionante, emulgente (mucilaginoso), emoliente y vulnerario.

**INDICACIONES ESPECÍFICAS**: según King, «enuresis nocturna de los niños, con orina pálida y abundante, irritación y relajación del esfínter de la vejiga».

## FORMAS DE DOSIFICACIÓN

**HIERBA FRESCA**: se aplastan las hojas y se usan como cataplasma.

**INFUSIÓN ESTÁNDAR**: 4-8 onzas de una a cuatro veces diarias.

**TINTURA**: hoja fresca (1:2 en alcohol al 95%), 2-5 ml hasta cuatro veces diarias.

ACEITE Y POMADA: hoja seca (1:4). Se utiliza el aceite para preparar una pomada de uso tópico.

USO TÓPICO: se aplica la infusión estándar en compresas.

## LOBELIA

**Nombre científico:** *Lobelia inflata.*

La lobelia es una poderosa hierba antiespasmódica. Dilata los conductos bronquiales para aliviar los ataques de asma y alivia el dolor causado por la tensión. Ayuda a eliminar la congestión linfática y se puede aplicar localmente sobre las mordeduras y picaduras de insectos.

ADVERTENCIAS Y CONTRAINDICACIONES: la FDA considera la lobelia venenosa, y muchas fuentes afirman que puede causar convulsiones, coma y muerte. Estos son los efectos potenciales de su principal alcaloide, la lobelina, pero no hay registros de que la hierba completa haya causado estos problemas a nadie. La lobelia tiene propiedades eméticas y hace vomitar si se toma demasiada. Puede causar síntomas graves (náuseas, sudoración abundante, vómitos y una relajación excesivamente profunda), pero estos síntomas pasan rápidamente y la persona pronto se recupera y se siente mejor. Sin embargo, a causa de estos efectos, la lobelia no se recomienda en caso de individuos debilitados o profundamente relajados. Tampoco se recomienda para un uso a largo plazo, y se debería usar con prudencia durante el embarazo. Para evitar efectos desagradables, como las náuseas y los vómitos, se utilizarán pequeñas dosis repetidas antes que dosis grandes e irregulares, o se usará como parte de una fórmula.

ENERGÉTICA: relajante y ligeramente calorífica y secante.

PROPIEDADES: amarga, antiarrítmica, antiespasmódica, antitusiva, dilatadora bronquial, emética, expectorante, hipotensora, sedante y vasodilatadora.

INDICACIONES ESPECÍFICAS: según Rolla Thomas, «sensación de peso y opresión en la región precordial; opresión del pecho y dificultad para respirar; un dolor agudo y punzante que se inicia en el corazón e irradia hacia el hombro y el brazo izquierdos; la mucosidad que hace ruido en la garganta; un pulso pesado, oprimido, débil». Dosis estimulantes: 10-20 gotas en una sola dosis para la angina de pecho; 10 gotas en 4 onzas de agua para la enfermedad común; combinada con lavanda para la bronquitis asténica del niño.

## FORMAS DE DOSIFICACIÓN

INFUSIÓN FUERTE: tradicionalmente se usaba una infusión fuerte con fines eméticos, 2 onzas cada pocos minutos.

TINTURA: flores frescas y semillas (1:2 en alcohol al 95%); flores secas y semillas (1:5 en alcohol al 65% más 5% de vinagre), 5-20 gotas según se necesite.

GLICERITO: hierba seca (1:6), 10-30 gotas según se necesite.

CÁPSULAS: ¼-1 cápsula (100-400 mg) por dosis. Es difícil de dosificar de esta forma, ya que una cápsula es una dosis bastante grande.

USO TÓPICO: la tintura se puede aplicar localmente. Una preparación de pomada o aceite debería utilizar alcohol al 95% como disolvente intermedio.

## LOMATIUM

**Nombre científico:** *Lomatium dissectum.*

El *lomatium* es un potente antivírico y antiséptico, y es útil para una amplia variedad de condiciones víricas. También es beneficioso para los problemas respiratorios. Aplicado localmente, puede aliviar el dolor y promover la curación de heridas, torceduras, cortes y otras lesiones.

CONTRAINDICACIONES: no utilizar durante el embarazo. Interrumpir el tratamiento si aparece sarpullido.

ENERGÉTICA: refrescante.

PROPIEDADES: antiséptico y antivírico.

## LÚPULO

**Nombre científico:** *Humulus lupulus.*

El lúpulo es un sedante potente y una ayuda para el sueño, y se puede combinar con otros carminativos para calmar un estómago nervioso y ácido. Es estrogénico y se utiliza para aumentar el impulso sexual en las mujeres y reducirlo en los hombres. El lúpulo está indicado para el ardor de estómago y para la irritación del sistema nervioso. Funciona mejor en individuos calurosos, húmedos, que a menudo tienen sobrepeso y el rostro congestionado, con personalidades fogosas y que suelen padecer digestiones pesadas e insomnio.

CONTRAINDICACIONES: el lúpulo está contraindicado en la depresión clínica, en caso de predominio de estrógenos o en caso de alergia al lúpulo. No es la mejor elección para niños y adolescentes, pero se puede usar como elemento de una fórmula. Utilizar con precaución durante el embarazo a causa de sus efectos estrogénicos.

ENERGÉTICA: refrescante y relajante.

PROPIEDADES: analgésico (anodino), anafrodisíaco, antiácido, antihelmíntico, antiespasmódico, sedante, fitoestrogénico, calmante y soporífico (hipnótico).

INDICACIONES ESPECÍFICAS: según Felter, «nerviosismo, irritabilidad, insomnio. Regüeldos ácidos. Irritación de la vejiga».

## FORMAS DE DOSIFICACIÓN

INFUSIÓN ESTÁNDAR: 4-8 onzas hasta tres veces diarias.

TINTURA: hoja seca (1:5 en alcohol al 75%), 1-3 ml tres veces diarias.

CÁPSULAS: 1.000-2.000 mg tres veces al día.

## MACA

**Nombre científico:** *Lepidium meyenii.*

La maca es un tónico rejuvenecedor para la salud reproductiva tanto para hombres como para mujeres. Estudios científicos han demostrado que puede ser útil en la disfunción eréctil en los hombres y para aumentar el deseo sexual en las mujeres. Tiene propiedades adaptógenas y tónicas.

ADVERTENCIAS Y CONTRAINDICACIONES: puede inhibir levemente la función de la tiroides si concurre una deficiencia de yodo.

ENERGÉTICA: calorífica y nutritiva.

PROPIEDADES: estimulante de la testosterona y tónica.

## FORMAS DE DOSIFICACIÓN

POLVO A GRANEL: 1-4 cucharadas soperas (5-20 g) diarias.

## MAITAKE

**Nombre científico:** *Grifola frondosa.*

El *maitake* es una seta poderosa que mejora el sistema inmunitario y se utiliza para regularlo. Los betaglucanos de estas setas activan e incrementan la producción de células del sistema inmunitario, como los macrófagos, las células T, las células NK y los neutrófilos, que ayudan a combatir la enfermedad con mayor efectividad y rapidez. El *maitake* también puede ser de ayuda en la diabetes, la regulación de la presión sanguínea y el control del colesterol.

ADVERTENCIAS Y CONTRAINDICACIONES: no se conocen.

ENERGÉTICA: secante y nutritivo.

PROPIEDADES: anticancerígeno, antifúngico, antivírico, hepatoprotector, anfótero inmunitario y tónico.

## FORMAS DE DOSIFICACIÓN

FRESCA: se rebozan las setas frescas con harina y se fríen en la sartén con mantequilla y aceite de oliva.

SECADA A GRANEL: se incluye en las sopas y los estofados para añadir un sabor a carne o a pollo.

DECOCCIÓN ESTÁNDAR: 4-8 onzas de una a cuatro veces al día.

## MAHONIA

**Nombre científico:** *Berberis repens, B. aquifolium, Mahonia aquifolium.*

La mahonia se utiliza a menudo como alternativa al sello de oro. Tiene propiedades antimicrobianas y es una buena opción para limpiar los vasos linfáticos. Estimula el flujo de la bilis y se utiliza con otras hierbas depurativas para ayudar al hígado. Se puede emplear tanto interna como externamente para aliviar los problemas de piel, como el acné, los furúnculos y el eczema, y puede mitigar los picores.

**ADVERTENCIAS Y CONTRAINDICACIONES:** no se ha de utilizar en casos de adelgazamiento o de mala digestión. Usar con precaución en caso de embarazo.

**ENERGÉTICA:** refrescante y secante.

**PROPIEDADES:** reparadora (purifica la sangre), antiséptica, colagoga y linfática.

### FORMAS DE DOSIFICACIÓN

**TINTURA:** raíz seca (1:5 en alcohol al 45%), 5 gotas tres veces al día.

**GLICERITO:** raíz seca (1:5), 2-5 ml tres veces al día.

## MANZANILLA (INGLESA Y ROMANA)

**Nombre científico:** *Chamomilla recutita, Matricaria recutita.*

La manzanilla es un excelente sedante suave, especialmente para los niños, y un buen antiinflamatorio gástrico. Calma los nervios, entona el estómago y ayuda a expulsar los gases. Debe usarse homeopáticamente o prepararse una infusión endulzada para los cólicos, la hiperactividad, la dentición, la agitación, la fiebre o la irritabilidad en los bebés y en los niños mayores.

En los niños la manzanilla también es útil para los resfriados y la gripe si se combina con flores de saúco, menta piperita y milenrama (contiene un aceite antiinflamatorio volátil parecido al aceite de la milenrama). Se utilizará en combinación con otros sedantes y agentes antiinflamatorios para el dolor, la hinchazón y la infección. Se puede aplicar tópicamente para la inflamación.

**ADVERTENCIAS Y CONTRAINDICACIONES:** las reacciones alérgicas a la manzanilla no son frecuentes, pero son más habituales que en otras hierbas.

**ENERGÉTICA:** refrescante y relajante.

**PROPIEDADES:** antiespasmódica, aromática, carminativa, diaforética, tónico digestivo y sedante.

**INDICACIONES ESPECÍFICAS:** según Matthew Wood, «bebés llorones y quisquillosos de todas las edades».

## FORMAS DE DOSIFICACIÓN

INFUSIÓN FRÍA: 2-8 onzas hasta tres veces diarias.

TINTURA: flores secas (1:2 en alcohol al 55%), 1-5 ml de una a cuatro veces diarias.

GLICERITO: flores secas (1:6), 1-5 ml de una a cuatro veces diarias.

## MARRUBIO

**Nombre científico:** *Marrubium vulgare.*
El marrubio ha sido utilizado tradicionalmente en la elaboración de gotas o jarabes para la tos. Las gotas de marrubio aún se pueden encontrar en algunas tiendas. Aumenta la secreción de la mucosidad haciéndola más acuosa para eliminar la congestión. Es un gran remedio para la tos, el jadeo y la respiración dificultosa. Estimula la digestión y tiene un efecto cardíaco suave.

ADVERTENCIAS Y CONTRAINDICACIONES: debe utilizarse con precaución durante el embarazo.

ENERGÉTICA: refrescante y secante.

PROPIEDADES: antiarrítmico, amargo, cardíaco, descongestionante y expectorante.

### FORMAS DE DOSIFICACIÓN

INFUSIÓN ESTÁNDAR: 4-8 onzas tres veces al día. Mezclar con miel o limón para hacerlo más aceptable.

TINTURA: hoja seca (1:5 en alcohol al 60%), 0,5-3 ml tres veces al día.

## MARRUBIO DE VIRGINIA

**Nombre científico:** *Lycopus virginicus.*
El marrubio de Virginia inhibe el metabolismo periférico del yodo y ayuda a reducir la actividad de una tiroides hiperactiva. Se usa junto con la melisa y la agripalma para la enfermedad de Graves. También influye en los pulmones y el corazón y puede ser beneficioso ante un latido cardíaco rápido o irregular, especialmente cuando coincide con dificultades para dormir.

**ADVERTENCIAS Y CONTRAINDICACIONES**: no debería utilizarse en caso de hipotiroidismo. Tampoco se debería tomar durante el embarazo o con excesivo sangrado menstrual.

**ENERGÉTICA**: refrescante y secante.

**PROPIEDADES**: antitirotrópico y cardíaco.

**INDICACIONES ESPECÍFICAS**: según Rolla Thomas, «tos crónica con pulso acelerado y temperaturas elevadas; hemorragias con el pulso acelerado; albuminuria con el pulso acelerado; enfermedad de Bright».

## FORMAS DE DOSIFICACIÓN

**INFUSIÓN DÉBIL**: 1 taza tres veces al día.

**TINTURA**: hojas frescas (1:2 en alcohol al 95%); hojas secas (1:5 en alcohol al 55%), 1-2 ml hasta tres veces al día.

**CÁPSULAS**: 500-600 mg dos veces al día.

## MELISA

**Nombre científico:** *Melissa officinalis.*

La melisa es una planta aromática con aroma a limón y acción ligeramente astringente. Es útil para muchos malestares agudos, como resfriados, problemas digestivos y gripe. Se utiliza en combinación con el marrubio de Virginia para calmar una tiroides hiperactiva. Es útil para el nerviosismo que afecta al corazón y a la digestión. La melisa es un antivírico que actúa localmente, utilizado en aplicaciones tópicas para el herpes labial y el herpes zóster. Ayuda a aliviar la tristeza y la depresión, calma las manías y la histeria, mejora el sueño y estimula la memoria y la concentración.

**ADVERTENCIAS Y CONTRAINDICACIONES**: no se conocen.

**ENERGÉTICA**: refrescante y ligeramente relajante.

**PROPIEDADES**: antidepresiva, antiséptica, antitirotrópica, antivírica, aromática, carminativa, diaforética y sedante.

## FORMAS DE DOSIFICACIÓN

INFUSIÓN DÉBIL: infusión caliente, dejada reposar treinta minutos, 8 onzas de una a cuatro veces diarias.

INFUSIÓN FRÍA: remojar de cuatro a ocho horas, 4-8 onzas de una a cuatro veces diarias.

TINTURA: hoja fresca (1:2 en alcohol al 85% más 10% de glicerina); hoja seca (1:5 en alcohol al 65% más 10% de glicerina), 2-5 ml tres veces al día.

GLICERITO: hoja fresca (1:6 en glicerina al 80% con método del baño maría); hoja seca (1:6), 2,5 a 10 ml tres veces al día.


## MELÓN AMARGO

**Nombre científico:** *Momordica charantia.*

El melón amargo se ha utilizado en la medicina ayurvédica durante mucho tiempo para tratar la diabetes tipo 2. Protege el páncreas, mejora la resistencia a la insulina y reduce los lípidos en sangre. La planta contiene unos compuestos que inhiben el *Helicobacter pylori*, lo cual es útil en casos de úlcera gástrica. El melón amargo puede eliminar parásitos (lombrices intestinales) y aliviar los dolores o cólicos de estómago acompañados de estreñimiento.

ADVERTENCIAS Y CONTRAINDICACIONES: puede producir diarrea, dolor de estómago e hinchazón. No tomar junto con la medicación para la diabetes sin supervisión profesional.

ENERGÉTICA: refrescante y secante.

PROPIEDADES: antihelmíntico, antibacteriano, anticancerígeno, antidiabético, antioxidante, antivírico y amargo.

## FORMAS DE DOSIFICACIÓN

CULINARIA: se come en la cocina asiática tradicional. Para la mayor parte de los occidentales no es un alimento de sabor agradable.

TINTURA: fruto seco (1:5 en alcohol al 50%), 2-4 ml hasta cuatro veces al día.

CÁPSULAS: 1-3 cápsulas (500-1.500 mg) hasta tres veces al día.

EXTRACTO DEL JUGO: 2 onzas diarias.

## MENTA PIPERITA

**Nombre científico:** *Mentha x piperita.*
La menta piperita es una planta aromática calmante cuyos efectos principales afectan al sistema nervioso, al estómago y al colon. Es un ingrediente excelente en fórmulas para dolencias agudas. Entona el estómago, estimula la expulsión de gases y tiene un efecto paliativo suave sobre los resfriados, la fiebre y los dolores de cabeza.

ADVERTENCIAS Y CONTRAINDICACIONES: la menta piperita puede aumentar el dolor de estómago y los síntomas de la enfermedad del reflujo gastroesofágico en algunas personas.
ENERGÉTICA: refrescante y secante.
PROPIEDADES: antiácida, antiemética (antináuseas), aromática, carminativa, diaforética y tónico digestivo.

### FORMAS DE DOSIFICACIÓN

INFUSIÓN ESTÁNDAR: 4-8 onzas de una a cuatro veces diarias.
TINTURA: hoja seca (1:5 en alcohol al 50% con 10% de glicerina), 1-3 ml tres veces al día.
GLICERITO: hoja fresca (1:8 en glicerina al 80% por el método del baño maría); hoja seca (1:8), 10-20 ml tres o cuatro veces al día.

## MENTA POLEO

**Nombre científico:** *Mentha pulegium.*
La menta poleo estimula la sudoración y es útil cuando hay fiebre o gripe. El aceite esencial, bien diluido, se utiliza externamente como repelente para mosquitos. La hierba se emplea para regular la menstruación y reducir los calambres.

ADVERTENCIAS Y CONTRAINDICACIONES: puede ser abortiva. Evitar durante el embarazo. El aceite esencial ha causado varias muertes al ser ingerido. No se ha de usar por vía interna en ningún caso.

ENERGÉTICA: calorífica, secante y relajante.

PROPIEDADES: antiespasmódica y diaforética.

## FORMAS DE DOSIFICACIÓN

INFUSIÓN DÉBIL: 4-8 onzas hasta cuatro veces al día.

TINTURA: hoja fresca (1:2 en alcohol al 95%); hoja recién secada (1:5 en alcohol al 50%), 1-2 ml en agua caliente hasta cuatro veces diarias.

## MILENRAMA

**Nombre científico:** *Achillea millefolium.*

Sus propiedades hemostáticas (capacidad de detener el sangrado) convirtieron la milenrama en la medicación elegida para tratar las heridas de guerra en los tiempos antiguos. Tradicionalmente sus hojas se aplicaban sobre las heridas. Sus efectos hemostáticos no son tan fiables como un buen vendaje y presión; por ello en la actualidad solo se utiliza raramente. Sin embargo, es muy efectiva para detener el sangrado interno cuando se ingiere. Las flores de la milenrama son también un fuerte diaforético y se emplean para rebajar las fiebres altas y ayudar al cuerpo a combatir las infecciones. Una infusión caliente de milenrama es uno de los mejores remedios para hacer sudar y bajar la temperatura. Para mejorar el sabor, se añade un poco de menta piperita. En tiempo seco, es cuando las flores tienen la mayor cantidad de aceite volátil; así, una tintura de flores frescas o un glicerito elaborados por el método del baño maría con flores recogidas después de una sequía de tres semanas es una medicina muy poderosa.

ADVERTENCIAS Y CONTRAINDICACIONES: la milenrama es un remedio seguro, pero debería reservarse para uso medicinal y no tomarse de manera regular.

ENERGÉTICA: refrescante, secante y astringente.

PROPIEDADES: antiinflamatoria, antivírica, diaforética, febrífuga, hemostática y vulneraria.

INDICACIONES ESPECÍFICAS: según Rolla Thomas, «en condiciones de irritación de las vías urinarias, estranguria y supresión de la orina. Los resultados mejores se obtienen de la infusión».

## FORMAS DE DOSIFICACIÓN

HOJAS FRESCAS: se pueden machacar y aplicar tópicamente como cataplasmas para cortes y picaduras de insectos.

INFUSIÓN ESTÁNDAR: 4-8 onzas tres veces al día. La infusión tiene mejor sabor si se mezcla con partes iguales de menta piperita.

TINTURA: flores y hojas frescas (1:2 en alcohol al 95%); flores y hojas secas (1:5 en alcohol al 40%), 5 gotas tres veces al día.

GLICERITO: flores frescas (1:6 en un 80% de glicerina por el método del baño maría), 0,25 a 1 ml tres veces al día; flores secas (1:6), 1 a 3 ml tres veces al día; añadir toda la dosis a 1 taza de agua caliente para una infusión diaforética instantánea.

USO TÓPICO: la infusión se puede utilizar para baños o para compresas. La tintura se aplica a mordeduras y picaduras o se usa para lavar una herida (arde).

## MIRRA

**Nombre científico:** *Commiphora molmol, C. myrrha.*

La mirra es una resina aromática y amarga con propiedades antisépticas y desinfectantes. Para combatir las infecciones, combina bien con el sello de oro y la equinácea. Como otras hierbas antisépticas, la mirra ha de entrar en contacto con las bacterias para surtir efecto. Es especialmente efectiva utilizada en gárgaras, enjuague bucal o linimento. Favorece la cicatrización, y se puede mezclar con gel de áloe vera para formar un protector tópico para las heridas. Es también un tónico amargo para la digestión.

ADVERTENCIAS Y CONTRAINDICACIONES: se evitará su uso interno durante el embarazo.

ENERGÉTICA: calorífica y secante.

PROPIEDADES: antibacteriana, antiséptica, carminativa, tónico digestivo y desinfectante.

INDICACIONES ESPECÍFICAS: según Rolla Thomas, «aumento de la secreción de las membranas mucosas; pulso pesado, oprimido; mala circulación superficial y en las extremidades».

## FORMAS DE DOSIFICACIÓN

TINTURA: resina (1:5 en alcohol al 95%), 5 gotas tres veces al día.

CÁPSULAS: 500 mg hasta tres veces al día.

## MUÉRDAGO

**Nombre científico:** *Viscum album.*

El muérdago es un potente tónico nervioso. Es útil para la hipertensión (sin retención de fluidos), dolores de cabeza con vasoconstricción, ataques de epilepsia y acúfenos. En dosis elevadas, induce la hipertensión. Es oxitócico, y se utiliza durante el parto para fortalecer y normalizar las contracciones uterinas. El muérdago es mejor mezclarlo en pequeñas cantidades con otros sedantes para aumentar la potencia de las fórmulas calmantes.

ADVERTENCIAS Y CONTRAINDICACIONES: el uso de esta hierba requiere la supervisión de un fitoterapeuta experto o de un médico.

El muérdago puede actuar como abortivo, de manera que las mujeres embarazadas no deberían tomarlo. Hay algunos informes de que la ingestión de muérdago ha causado reacciones adversas e incluso la muerte en animales y niños pequeños. Se consideró que la sustancia ingerida en esos casos era probablemente otra especie de muérdago que no se utiliza medicinalmente. Los adultos no necesitan temer envenenarse, a menos que ingieran grandes cantidades.

Si se mezcla con productos farmacéuticos que contengan un inhibidor de la monoamino oxidasa (IMAO), puede provocar una caída súbita de la presión sanguínea. No debería tomarse al mismo tiempo que un tratamiento farmacológico para la presión sanguínea.

ENERGÉTICA: relajante.

PROPIEDADES: cardíaco, hipotensor, tónico nervioso y sedante.

## FORMAS DE DOSIFICACIÓN

TINTURA: hoja seca (1:5 en alcohol al 50%), 15-30 gotas tres veces al día.

## MUGUETE o CONVALARIA

**Nombre científico:** *Convallaria majalis.*

El muguete contiene glucósidos cardíacos que afectan al corazón, como los de las dedaleras, pero son menos tóxicos. Normaliza la acción del corazón y regula la hipotensión aumentando la presión sanguínea en los casos en que esta es extremadamente baja. Las hojas trituradas de la planta fresca se pueden aplicar tópicamente para aliviar infecciones o extraer astillas.

ADVERTENCIAS Y CONTRAINDICACIONES: es una planta tóxica y como tal debe ser utilizada exclusivamente por profesionales. Una dosis alta puede causar náuseas, vómitos, arritmias cardíacas, hipertensión, agitación, temblores, confusión, debilidad, depresión, colapso circulatorio e incluso muerte. Las fórmulas que contengan muguete deben emplearse bajo supervisión profesional.

ENERGÉTICA: calorífico.

PROPIEDADES: cardíaco, diurético y limpiador.

INDICACIONES ESPECÍFICAS: según Rolla Thomas, «problemas cardíacos que cursan con dolor, con dificultad para respirar, excitación, palpitación e hidropesía».

## FORMAS DE DOSIFICACIÓN

TINTURA: raíz fresca (1:2 en alcohol a 95%); raíz recién secada (1:5 en alcohol al 65%), 5-20 gotas hasta tres veces al día.

## MUIRA PUAMA

**Nombre científico:** *Ptychopetalum olacoides.*

La *muira puama* es una planta tonificante que puede ayudar con la impotencia masculina y la ansiedad que esta conlleva, así como con la falta de deseo en las mujeres. La utilizaban los indígenas de la selva amazónica para aumentar la energía sexual y estimular la erección. Tiene un efecto relajante y alivia los calambres y el dolor neuromuscular, el reumatismo y la mala circulación. Se ha empleado para la depresión, el agotamiento nervioso y algunos casos leves de parálisis.

ADVERTENCIAS Y CONTRAINDICACIONES: no usar durante el embarazo.

ENERGÉTICA: calorífica y relajante.

PROPIEDADES: antirreumática, afrodisíaca, sedante y tónica.

### FORMAS DE DOSIFICACIÓN

INFUSIÓN FRÍA: 3-6 onzas cada mañana.

TINTURA: corteza seca (1:5 en alcohol al 70%), 1-3 ml cada mañana.

## MUSGO ESPAÑOL

**Nombre científico:** *Tillandsia usneoides.*

En realidad es un liquen, una combinación simbiótica de algas y hongos. La usnea se ha utilizado durante miles de años en la medicina china, griega y egipcia para tratar una gran variedad de dolencias. Sus propiedades antibióticas y antifúngicas pueden ser útiles para las infecciones gastrointestinales, el dolor de garganta y las infecciones del sistema urinario. Es también efectivo como antibacteriano bucal.

ADVERTENCIAS Y CONTRAINDICACIONES: no se conocen.

ENERGÉTICA: refrescante y secante.

PROPIEDADES: antibacteriana y antifúngica.

## FORMAS DE DOSIFICACIÓN

TINTURA: hierba seca (1:5 en alcohol al 50% preparado como extracto alcohólico caliente), 1-5 ml tres veces al día.

## MUSGO IRLANDÉS

**Nombre científico:** *Chondrus crispus.*

El musgo irlandés es un alga rica en yodo y minerales traza, y una fuente de proteínas, aminoácidos y manganeso. Suaviza los tejidos secos e irritados y es útil para problemas crónicos de sequedad pulmonar e irritación de garganta. También detiene la diarrea, pero a su vez puede funcionar como un laxante suave en situaciones en que se den deposiciones secas y duras. Contiene un mucílago (carragenato) que se utiliza ampliamente como estabilizador en derivados de la leche y en cosméticos.

ADVERTENCIAS Y CONTRAINDICACIONES: no se conocen.

ENERGÉTICA: refrescante, humectante y nutritivo.

PROPIEDADES: antiinflamatorio, emoliente, laxante de bulto, mucilaginoso y nutritivo.

## FORMAS DE DOSIFICACIÓN:

CÁPSULAS O POLVO: 1.000-5.000 mg hasta tres veces diarias.

## NARANJA DULCE

**Nombre científico:** *Citrus sinensis.*

La piel de la naranja es aromática y amarga, estimula el apetito y la digestión y se encuentra en muchas fórmulas indicadas para el aparato respiratorio.

ADVERTENCIAS Y CONTRAINDICACIONES: está contraindicada en las pérdidas de líquidos y en la sed excesiva. Se utilizará con cautela durante el embarazo. Para preparar extractos se utilizará solamente piel de naranjas orgánicas.

ENERGÉTICA: calorífica y secante.

PROPIEDADES: aromática, amarga, carminativa, descongestionante y tónico digestivo.

## FORMAS DE DOSIFICACIÓN

TINTURA: piel fresca (1:2 en alcohol al 95% más 10% de glicerina); piel seca (1:5 en alcohol al 65% más 10% de glicerina), 1-2 ml hasta tres veces al día.
GLICERITO: piel seca (1:6), 2-4 ml hasta tres veces al día.

## NARDO AMERICANO

**Nombre científico:** *Aralia racemosa.*
Las propiedades expectorantes del nardo americano hacen de él un excelente tónico pulmonar, útil para los resfriados, toses crónicas, bronquitis y asma. Se utiliza para la debilidad pulmonar crónica con tos o para después de dejar de fumar. Es también un reparador para la artritis y en el tratamiento de las enfermedades de la piel (al igual que la zarzaparrilla).

ADVERTENCIAS Y CONTRAINDICACIONES: no recomendable durante el embarazo.
ENERGÉTICA: calorífico y secante.
PROPIEDADES: antiinflamatorio y expectorante.

## FORMAS DE DOSIFICACIÓN

INFUSIÓN ESTÁNDAR: 1-2 cucharaditas de raíz pulverizada por taza, ½-1 taza diaria en pequeñas dosis a lo largo del día.
TINTURA: raíz seca (1:5 en alcohol al 50%), 20-40 gotas al día como tónico; para problemas respiratorios agudos, 60-80 gotas dos o tres veces diarias o como parte de una fórmula.

## NÉBEDA o HIERBA GATERA

**Nombre científico:** *Nepeta cataria.*
Una hierba aromática suave que es calmante y entona el estómago y los nervios. La nébeda es útil en los resfriados, los catarros, la congestión, los dolores

de garganta y la indigestión. Es excelente para los cólicos de los bebés en combinación con el hinojo. Ayuda a provocar la transpiración sin aumentar el calor corporal. La nébeda se puede usar también para el nerviosismo o el estrés, y a la hora de acostarse para disfrutar de un sueño reparador. Es uno de los mejores remedios para el síndrome del intestino irritable provocado por el estrés. La tintura de la hoja fresca es un fuerte antiespasmódico gastrointestinal, pero las hojas secas pierden casi todas sus propiedades.

**ADVERTENCIAS Y CONTRAINDICACIONES**: es una hierba excelente para niños y bebés, generalmente suave y muy segura, pero en dosis exageradamente altas puede causar vómitos. Evitar durante el embarazo.

**ENERGÉTICA**: refrescante y secante.

**PROPIEDADES**: aromática, carminativa, diaforética, tónico nervioso y sedante.

**INDICACIONES ESPECÍFICAS**: según Rolla Thomas, «dolores abdominales, el paciente dobla los muslos y los retrae sobre el abdomen. Se retuerce con llanto persistente».

## FORMAS DE DOSIFICACIÓN

**INFUSIÓN ESTÁNDAR**: 2-6 onzas hasta tres veces al día.

**TINTURA**: hoja fresca (1:2 en alcohol al 95%); hoja seca (1:5 en alcohol al 50%), 1-5 ml hasta tres veces al día.

**GLICERITO**: hoja fresca (1:5 en glicerina al 90% por el método del baño maría; se baten la hoja y la glicerina en la batidora antes de la extracción); hoja seca (1:8), 1-2 cucharaditas hasta tres veces al día.

## NEEM

**Nombre científico:** *Azadirachta indica.*

El *neem* es un remedio popular en la India y se le ha dado el nombre de árbol farmacia de los pueblos, a causa de su amplia variedad de usos. Es potentemente antimicrobiano, antifúngico y antiinflamatorio. Es uno de los mejores remedios para la disbiosis y las infecciones gastrointestinales.

**ADVERTENCIAS Y CONTRAINDICACIONES:** no es recomendable suministrárselo a niños pequeños, ancianos o personas que estén débiles. Su uso interno debería limitarse a periodos cortos (de siete a catorce días como máximo).

**ENERGÉTICA:** refrescante y secante.

**PROPIEDADES:** antiinflamatorio, antibacteriano y antifúngico.

## FORMAS DE DOSIFICACIÓN

**POLVO SECO:** 1-2 g dos veces al día.

**CÁPSULAS:** 1.000-2.000 mg dos veces al día.

**TINTURA:** hoja seca (1:5 en alcohol al 50%), 1-2 ml dos veces al día.

## NINFEA o NENÚFAR

**Nombre científico:** *Nymfaea odorata.*

Como remedio refrescante y astringente, la ninfea y la ninfea blanca (*N. alba*) se han utilizado para reducir la agitación, la inflamación y la irritación de los tejidos. Tienen también un efecto calmante sobre la libido.

**ADVERTENCIAS Y CONTRAINDICACIONES:** no se conocen.

**ENERGÉTICA:** refrescante y astringente.

**PROPIEDADES:** anafrodisíaca, antiinflamatoria, astringente y tónico uterino.

## FORMAS DE DOSIFICACIÓN

**TINTURA:** raíz fresca (1:2 en alcohol al 95%), 1-2 ml tres veces al día.

**DECOCCIÓN ESTÁNDAR:** 2-4 onzas tres veces al día.

**USO TÓPICO:** la decocción puede utilizarse para irrigaciones vaginales.

## NOGAL BLANCO (CORTEZA)

**Nombre científico:** *Juglans cinerea.*

La corteza del nogal blanco es laxante y una alternativa suave a la cáscara sagrada y a la frángula. Al igual que en el caso de la cáscara y de la frángula, la corteza debería secarse durante un año antes de utilizarla. Los efectos laxantes dependen de las bacterias intestinales y empiezan a actuar entre seis y ocho horas después de ingerir el remedio. Una dosis tomada por la noche normalmente produce efecto por la mañana al levantarse. La nuez sin madurar se utiliza para matar los gusanos intestinales.

**ADVERTENCIAS Y CONTRAINDICACIONES:** se evitará su uso durante el embarazo y la lactancia.

**ENERGÉTICA:** refrescante y secante.

**PROPIEDADES:** amarga, laxante estimulante y vermífuga.

**INDICACIONES ESPECÍFICAS:** según Rolla Thomas, «en grandes dosis es un excelente laxante; en pequeñas dosis alivia la irritación del estómago y de los intestinos y favorece la digestión. Se puede considerar un remedio para el eczema crónico».

## FORMAS DE DOSIFICACIÓN

**DECOCCIÓN ESTÁNDAR:** 1-4 onzas tres veces al día.

**TINTURA:** corteza seca (1:5 en alcohol al 40%), 5 gotas de una a tres veces diarias.

**GLICERITO:** corteza seca (1:8 en un 60% de glicerina), 2-5 ml hasta tres veces al día.

## NOGAL NEGRO

**Nombre científico:** *Juglans nigra.*

Los rueznos (envoltorio exterior) de la nuez negra actúan localmente como antifúngicos y antimicrobianos, excelentes para las infecciones intestinales, el crecimiento incontrolado de la cándida gástrica y la disbiosis en general. Son un remedio tradicional para el hipotiroidismo, probablemente porque actúan sobre la autoinmunidad por medio de la regulación de las bacterias intestinales. Externamente se pueden aplicar para el pie de atleta, la tiña, los sarpullidos y las heridas infectadas. Utilizados como polvo para cepillarse los dientes, regeneran el esmalte.

El efecto antimicrobiano de la hoja es menor que el de los rueznos; sin embargo, es más astringente y carminativa.

**ADVERTENCIAS Y CONTRAINDICACIONES:** no se recomienda durante el embarazo.

**ENERGÉTICA:** ligeramente calorífico, secante y ligeramente astringente.

PROPIEDADES: antifúngico, antiparasitario, amargo y vermífugo.

INDICACIONES ESPECÍFICAS: según Felter, «irritación gastrointestinal con eructos ácidos y flatulencia. Tenesmo (ganas frecuentes de defecar o de orinar) con deposiciones intestinales ardientes y fétidas. Erupción vesicular crónica con supuración continua».

## FORMAS DE DOSIFICACIÓN

TINTURA:  rueznos frescos (1:2 en alcohol al 95%); rueznos secos (1:5 en alcohol al 50%), 5 gotas tres veces al día.

GLICERITO: rueznos secos (1:6), 1-5 ml tres veces al día.

CÁPSULAS O POLVO A GRANEL: 1.000-2.000 mg tres veces al día.

## NOPAL (CHUMBERA)

**Nombre científico:** *Opuntia streptacantha, O. ficus-indica.*
El nopal es útil para la diabetes tipo 2 (reduce el azúcar en sangre) y tiene un índice glucémico muy bajo. Contiene potentes antioxidantes para reducir la inflamación, el principal causante de la mayor parte de las enfermedades crónicas. Las palas calientes constituyen fantásticas cataplasmas para las heridas infectadas. Hay que asegurarse de poner el lado viscoso interno en contacto con la piel. Antes de utilizar el nopal, hay que eliminar las espinas fijas, lisas, y los pequeños pinchos finos como cabellos, llamados gloquidios. Las palas de nopal se encuentran en muchas tiendas de comestibles en México.

ADVERTENCIAS Y CONTRAINDICACIONES: no se conocen.

ENERGÉTICA: refrescante y humectante.

PROPIEDADES: analgésico (anodino), antiinflamatorio y antidiabético.

## FORMAS DE DOSIFICACIÓN

POLVO O CÁPSULAS: 1.000-2.000 mg hasta tres veces al día.

USO TÓPICO: se quitan las espinas de las palas con un cuchillo afilado o con un pelapatatas. Se eliminan los gloquidios restantes manteniendo la pala sobre una llama. Se corta la pala en dos transversalmente, se aplica caliente y se asegura para que no se mueva. Se cambia cuando sea necesario. También se puede secar la pulpa sobre una bandeja de secado en una máquina para deshidratar, y luego se pulveriza. Se reconstituye con agua para elaborar un emoliente instantáneo.

## ÑAME (BONIATO SILVESTRE)

**Nombre científico:** *Dioscorea villosa.*

Contrariamente a la creencia popular, el ñame silvestre no es una fuente de progesterona y no es fiable para el control de la natalidad. Contiene unos compuestos que se utilizan para la producción de hormonas sintéticas, similares a la progesterona, pero estos compuestos no se convierten en progesterona en el cuerpo, y tampoco tienen una acción parecida a la de esta hormona. Sin embargo, el boniato silvestre es un valioso remedio antiespasmódico y antiinflamatorio. Se ha utilizado para aliviar los calambres menstruales y el dolor de ovarios, y también es útil para el colon irritable y para los retortijones intestinales. Asimismo, se ha empleado en casos de artritis y de neuralgias.

ADVERTENCIAS Y CONTRAINDICACIONES: una sobredosis puede causar náuseas, vómitos y diarrea.

ENERGÉTICA: refrescante, ligeramente humectante y relajante.

PROPIEDADES: analgésico (anodino), antiinflamatorio y antiespasmódico.

INDICACIONES ESPECÍFICAS: según Felter, «cólicos abdominales espasmódicos, náuseas, con la piel y la conjuntiva amarillas. Retortijones y sensación de perforación centrados en el ombligo».

## FORMAS DE DOSIFICACIÓN

DECOCCIÓN ESTÁNDAR: hacer hervir hasta que la decocción vaya soltando burbujas jabonosas, se vuelva roja y desprenda «olor a Navidad»,[*] 3-6 onzas tres veces al día.

---

[*] Los autores hacen referencia al olor a pastel de boniato, plato típico del menú navideño estadounidense (N. de la T.).

TINTURA: raíz fresca (1:2 en alcohol al 95%); raíz seca (1:5 en alcohol al 60%), 10 gotas tres veces al día.

## OCOTILLO

**Nombre científico:** *Fouquieria splendens.*

El ocotillo es una planta de los desiertos del suroeste de los Estados Unidos. Se utiliza para la inflamación glandular y linfática. Mueve el fluido a través del sistema linfático y actúa con más fuerza que otras hierbas sobre los vasos linfáticos del abdomen y de los órganos reproductores.

ADVERTENCIAS Y CONTRAINDICACIONES: no se ha de usar durante el embarazo.

ENERGÉTICA: refrescante y ligeramente secante.

PROPIEDADES: antidiarreico, astringente y linfático.

### FORMAS DE DOSIFICACIÓN

TINTURA: corteza fresca (1:2 en alcohol al 95%), 10-30 gotas hasta cuatro veces al día.

## OLIVO

**Nombre científico:** *Olea europaea.*

La hoja del olivo se utiliza junto con otras hierbas para tratar la hipertensión y la angina. Se recomienda ampliamente como un agente antivírico de amplio espectro y antibacteriano, pero sus efectos antimicrobianos, en el mejor de los casos, son suaves, y habría que acudir preferentemente a otras hierbas.

El aceite de oliva es nutritivo y ayuda a rebajar el colesterol. Suele usarse como base para pomadas y ungüentos naturales. A menudo se utiliza con zumo de limón como terapia natural para los cálculos de vesícula.

ADVERTENCIAS Y CONTRAINDICACIONES: no se conocen.

ENERGÉTICA: refrescante, secante y ligeramente relajante.

PROPIEDADES: antivírico e hipotensor.

## FORMAS DE DOSIFICACIÓN

**INFUSIÓN ESTÁNDAR:** 4-8 onzas de una a cuatro veces diarias.

**TINTURA:** hoja seca (1:5 en alcohol al 60%), 2-3 ml tres veces al día.

**CÁPSULAS:** 500-1.000 mg dos veces al día con las comidas.

## OLMO ROJO

**Nombre científico:** *Ulmus rubra.*

El olmo rojo es una hierba mucilaginosa calmante y nutritiva, que ayuda a absorber los ácidos del estómago y lo que lo irrita. Se usa internamente para la irritación gástrica e intestinal, para la diarrea (especialmente de los niños) y como un alimento suave y nutritivo para las personas frágiles y debilitadas. El olmo rojo está sobreexplotado y en riesgo de desaparición. A no ser que se tenga en el jardín, es preferible utilizar el malvavisco en su lugar. La raíz de malvavisco tiene los mismos efectos que el olmo rojo, y es una planta sostenible (y normalmente más barata).

**ADVERTENCIAS Y CONTRAINDICACIONES:** un remedio suave y muy seguro.

**ENERGÉTICA:** refrescante, humectante y nutritivo.

**PROPIEDADES:** absorbente, emoliente (mucilaginoso), nutritivo, calmante y vulnerario.

## FORMAS DE DOSIFICACIÓN

**HIERBA A GRANEL:** se pueden preparar unas gachas, mezclándola con un zumo o con puré de manzana.

**INFUSIÓN FRÍA:** 4-8 onzas de una a cuatro veces al día. Si no tiene una textura viscosa, probablemente no se ha preparado bien.

**CÁPSULAS:** 1.000-2.000 mg tres veces al día.

**USO TÓPICO:** se mezcla la hierba pulverizada con suficiente agua para formar una pasta y se aplica como una cataplasma.

## OPLOPANAX

**Nombre científico:** *Oplopanax horridus.*

Los indios del noroeste lo utilizaban para incontables trastornos, del mismo modo que el *ginseng* en la medicina tradicional china. Aunque tiene numerosas ventajas potenciales, se prescribe principalmente para regular el azúcar en la sangre. También puede aliviar la fatiga suprarrenal, especialmente en personas con las membranas mucosas secas.

ADVERTENCIAS Y CONTRAINDICACIONES: si se recolecta en el bosque, hay que ir con cuidado de evitar las espinas, que pueden causar heridas dolorosas.

ENERGÉTICA: refrescante y humectante.

PROPIEDADES: adaptógeno, tónico para las suprarrenales, reparador (purifica la sangre), antidiabético y tonificante.

### FORMAS DE DOSIFICACIÓN

TINTURA: corteza fresca de la raíz (1:2 en alcohol al 60%); corteza seca de la raíz (1:5 en alcohol al 60%), ½-2 ml tres veces al día.

## ORÉGANO

**Nombre científico:** *Origanum vulgare.*

El orégano es antiséptico y útil para las infecciones del sistema respiratorio y digestivo. Es un buen remedio para las infecciones por hongos, la tos, la tonsilitis, la bronquitis, el asma y la congestión del pecho. El aceite de orégano se puede añadir al agua del baño o a un vaporizador para limpiar los pulmones.

ADVERTENCIAS Y CONTRAINDICACIONES: durante el embarazo habría que evitar el orégano en grandes cantidades. El aceite esencial es tóxico para el hígado y no debería tomarse internamente.

ENERGÉTICA: calorífico y secante.

PROPIEDADES: antifúngico, antimicrobiano, aromático y expectorante.

## FORMAS DE DOSIFICACIÓN

INFUSIÓN DÉBIL: 2-4 onzas de una a cuatro veces al día.

TINTURA: hoja seca (1:5 en alcohol al 65% más un 10% de glicerina), 1-2 ml tres o cuatro veces al día.

GLICERITO: hoja fresca (1:8 en un 80% de glicerina por el método del baño maría); hoja seca (1:6), 1-2 ml tres o cuatro veces al día.

## ORTIGA

**Nombre científico:** *Urtica dioica.*

Las ortigas son un alimento vegetal nutritivo, rico en hierro, calcio, magnesio, proteínas y otros nutrientes. Ayudan a regenerar la sangre, así como huesos, articulaciones y piel. Son un remedio excelente para la anemia, la hipotensión y la debilidad general. Aumentan la excreción del ácido úrico y ayudan con el reumatismo y la gota. Las ortigas tienen propiedades antiinflamatorias y antialergénicas, por eso son de gran ayuda en el tratamiento de alergias respiratorias, asma y enfermedades eruptivas de la piel. La mezcla de ortigas, frambuesa y alfalfa constituye una fantástica infusión tonificante para el embarazo.

Las semillas de ortiga pueden ralentizar, detener o incluso parcialmente revertir la insuficiencia renal progresiva. Los estudios han demostrado que la raíz mejora los síntomas de la hiperplasia benigna de próstata en el 81% de los hombres que toman la hierba (en comparación con el 16% del grupo placebo).

ADVERTENCIAS Y CONTRAINDICACIONES: la ortiga es extremadamente segura. La planta viva puede causar irritación de la piel, pero seca no produce este efecto.

ENERGÉTICA: neutra y nutritiva.

PROPIEDADES: antialergénica, antiinflamatoria, antihistamínica, diurética, tónico renal, estabilizadora de los mastocitos, remineralizante y tonificante.

INDICACIONES ESPECÍFICAS: según Rolla Thomas, «diarrea crónica o disentería con deposiciones con mucosidad; inflamación crónica de la vejiga con abundante mucosidad».

## FORMAS DE DOSIFICACIÓN

INFUSIÓN ESTÁNDAR: 8 onzas de una a cuatro veces diarias.

TINTURA (HOJA): hoja fresca (1:2 en alcohol al 95%), 1-3 ml tres veces al día para las alergias; hoja seca (1:4 en alcohol al 50%), 2-5 ml tres veces al día para los riñones (la infusión funciona mejor).

TINTURA (RAÍZ): raíz seca (1:4 en alcohol al 50%), 1-3 ml tres veces al día para los problemas de próstata.

TINTURA (SEMILLA): semilla seca (1:4 en alcohol al 50%), 1-2 ml tres veces al día para los riñones.

GLICERITO: hoja seca (1:6), 10-20 ml tres veces al día para las alergias y para reponer minerales.

## *OSHA* (RAÍZ DEL OSO O CHUCHUPATE)

**Nombre científico:** *Ligusticum porteri.*

La *osha* es un gran remedio para las infecciones víricas, como el resfriado común y la gripe, así como el dolor de garganta y la congestión de las vías respiratorias superiores. Estimula los sistemas digestivo e inmunitario y expulsa la mucosidad.

Se utiliza para entonar el estómago después de los vómitos y junto con la eufrasia se puede usar para prevenir y tratar las otitis en los niños.

Ha habido una sobreexplotación de la *osha* silvestre, y es muy difícil, si no imposible, de cultivar. Se encuentra en la lista de plantas en riesgo de la *United Plant Savers.*

El pino, la grindelia y el jengibre combinados son un buen sustituto. Hasta que las poblaciones silvestres estén estabilizadas, se recomienda limitar el uso de esta planta maravillosa.

ADVERTENCIAS Y CONTRAINDICACIONES: no utilizar durante el embarazo.

ENERGÉTICA: calorífica y secante.

PROPIEDADES: antivírica, descongestionante y expectorante.

## FORMAS DE DOSIFICACIÓN

TINTURA: raíz fresca (1:2 en alcohol al 85% más un 10% de glicerina); raíz seca (1:5 en alcohol al 60% más un 10% de glicerina), 1-3 ml de una a cuatro veces diarias.

JARABE: raíz fresca (1:2 en un 100% de miel), 2,5-10 ml de una a cuatro veces diarias.

## PAMPLINA

**Nombre científico:** *Stellaria media.*

La pamplina es una hierba mucilaginosa, de la que se piensa que descompone las grasas y los tumores grasos en el cuerpo. Tiene un suave efecto saciante y ayuda a la pérdida de peso si se toma una hora antes de las comidas. Se puede usar en cataplasmas para las irritaciones cutáneas, y la infusión se puede usar como baño ocular para calmar la irritación. En aplicación tópica ayuda a aliviar los picores.

ADVERTENCIAS Y CONTRAINDICACIONES: no se conocen.

ENERGÉTICA: refrescante y equilibradora.

PROPIEDADES: emoliente (mucilaginosa), suavizante y nutritiva.

## FORMAS DE DOSIFICACIÓN

INFUSIÓN ESTÁNDAR: 6-12 onzas hasta tres veces diarias.

TINTURA: hoja fresca (1:2 en alcohol al 95%); hojas recién secadas (1:5 en alcohol al 50%), 2-5 ml según se necesite.

CÁPSULAS O POLVO: 1.000-2.000 mg dos o tres veces al día.

USO TÓPICO: aplicar una compresa bien en forma de aceite o como pomada, según se necesite.

## PAPAYA

**Nombre científico:** *Carica papaya.*

El fruto de la papaya contiene enzimas que ayudan a digerir las proteínas. Las semillas de la papaya son un poderoso antiparasitario.

ADVERTENCIAS Y CONTRAINDICACIONES: no se conocen.

ENERGÉTICA: refrescante y nutritiva.

PROPIEDADES: antiparasitaria y digestiva.

## FORMAS DE DOSIFICACIÓN

TINTURA: semillas frescas (1:2 en alcohol al 95%), 2-5 ml tres veces al día.

## PASIFLORA

**Nombre científico:** *Passiflora incarnata, P. quadrangularis.*
La pasiflora es un sedante-relajante, que se utiliza a menudo combinado con otros sedantes para reducir el estrés y la tensión y para combatir el insomnio. Ayuda a calmar la cháchara mental. Se emplea para la agitación nerviosa (desasosiego) y para el agotamiento, con o sin calambres y espasmos musculares.

ADVERTENCIAS Y CONTRAINDICACIONES: no se conocen.

ENERGÉTICA: refrescante y relajante.

PROPIEDADES: sedante, relajante, calmante.

INDICACIONES ESPECÍFICAS: según Rolla Thomas, «irritación del cerebro y del sistema nervioso; insomnio; de hecho, siempre que se necesite un somnífero inocuo y seguro; en excitación nerviosa infantil; dolor de cabeza nervioso y neuralgia; irritación nerviosa infantil, tétanos y epilepsia».

## FORMAS DE DOSIFICACIÓN

INFUSIÓN ESTÁNDAR: 4-8 onzas hasta cuatro veces al día.

TINTURA: hoja fresca (1:2 en alcohol al 95%); hoja seca (1:5 en alcohol al 50%), 2-8 ml hasta cuatro veces al día.

GLICERITO: hoja seca (1:6), 3-10 ml hasta cuatro veces al día.

EXTRACTO FLUIDO: hoja seca (1:1 en alcohol al 50%), 1-3 ml hasta cuatro veces al día.

## PAU D'ARCO o LAPACHO

**Nombre científico:** *Tabebuia impetiginosa, T. avellanedae, T. ipe, T. cassinoides, Tecoma ochracea.*

El *pau d'arco* habitualmente se utiliza como remedio anticancerígeno y antifúngico. Puede ser de ayuda para combatir las infecciones del sistema digestivo, tanto producidas por bacterias como por hongos. Sus constituyentes activos incluyen lapachol y beta-lapachona que, según numerosos test de laboratorio, tienen poderosas propiedades antifúngicas.

ADVERTENCIAS Y CONTRAINDICACIONES: contraindicado en los trastornos de coagulación de la sangre. No deben utilizarlo las mujeres embarazadas. Los efectos secundarios producidos por las dosis demasiado elevadas, incluyen náuseas, vómitos, malestar intestinal y efectos anticoagulantes.

ENERGÉTICA: secante y ligeramente refrescante.

PROPIEDADES: reparador (purifica la sangre), anticancerígeno, antifúngico, antiséptico y astringente.

### FORMAS DE DOSIFICACIÓN

INFUSIÓN FRÍA: 4-8 onzas hasta cuatro veces al día.

TINTURA: corteza seca (1:5 en alcohol al 50%), 3-8 ml tres veces al día.

EXTRACTO FLUIDO: corteza seca (1:1 en alcohol al 50%), 1-2 ml hasta cuatro veces diarias.

## PEONÍA

**Nombre científico:** *Paeonia lactiflora.*

En la medicina tradicional china, la peonía se utiliza como tónico para las mujeres, en general mezclada con *rehmannia*, *dong quai* y *osha*. También se usa para el dolor abdominal y la amenorrea. La peonía regenera la sangre y puede aliviar los sofocos o los sudores nocturnos. También puede aliviar el dolor y los retortijones abdominales.

ADVERTENCIAS Y CONTRAINDICACIONES: la peonía occidental (*P. officinalis*) debería ser prescrita y dosificada solo por profesionales.

ENERGÉTICA: refrescante y relajante.

PROPIEDADES: reparadora (purifica la sangre), analgésica (anodina), antiinflamatoria y antiespasmódica.

## FORMAS DE DOSIFICACIÓN

DECOCCIÓN ESTÁNDAR: 1-4 onzas hasta cuatro veces al día.

TINTURA: raíz fresca (1:2 en alcohol al 95%); raíz seca (1:5 en alcohol al 60%), 10 gotas hasta cuatro veces al día.

## PEREJIL

**Nombre científico:** *Petroselinum crispum.*

El perejil es rico en sodio y potasio, necesarios para regular los fluidos corporales. Contiene un aceite volátil que estimula la función renal. El perejil ayuda a bajar la presión sanguínea y a ralentizar el pulso.

ADVERTENCIAS Y CONTRAINDICACIONES: no recomendable en los casos que impliquen carencia de fluidos, debilitamiento o deshidratación. Se utiliza para retirar la leche de las madres, de manera que habría que evitarlo durante la lactancia.

ENERGÉTICA: ligeramente calorífico, ligeramente secante y nutritivo.

PROPIEDADES: antigalactagogo, diurético y nutritivo.

## FORMAS DE DOSIFICACIÓN

HIERBA FRESCA: se puede comer cruda o cocinada.

INFUSIÓN ESTÁNDAR: 4-8 onzas de una a cuatro veces al día.

TINTURA: hoja fresca (1:2 en alcohol al 95%); hoja seca (1:5 en alcohol al 65%), 2-4 ml tres veces al día.

POLVO O CÁPSULAS: 1.000-2.000 mg hasta tres veces al día.

# PETASITA (RAÍZ)

**Nombre científico:** *Petasites hybridus.*

Esta hierba se testó como tratamiento de los síntomas de la fiebre del heno (rinitis alérgica), y se encontró que era tan efectiva como muchos remedios, ya sea de venta libre o con receta. La petasita también ha demostrado su capacidad de reducir la frecuencia, la intensidad y la duración de las migrañas. Es un remedio útil para los calambres y el asma.

ADVERTENCIAS Y CONTRAINDICACIONES: la planta contiene alcaloides de pirrolizidina, que pueden ser tóxicos para el hígado. Algunos extractos comerciales aseguran que pueden eliminar estos alcaloides, pero *el jurado* todavía está deliberando. Por seguridad, se limitará su uso a seis semanas al año.

ENERGÉTICA: refrescante y secante.

PROPIEDADES: analgésica (anodina), antialergénica, antitusiva y expectorante.

## FORMAS DE DOSIFICACIÓN

No hay una fuente disponible de petasita que esté libre de los alcaloides de pirrolizidina. Mientras no aparezca un proveedor fiable, recomendamos atenerse a los productos estandarizados libres de estos alcaloides.

CÁPSULAS: 1-2 cápsulas de 50 mg estandarizadas a 7,5 mg de petasina, hasta dos veces al día.

# PIE DE LEÓN

**Nombre científico:** *Alchemilla vulgaris.*

El pie de león se utiliza, interna o externamente, como tónico para el útero y como remedio para el flujo vaginal y el sangrado menstrual excesivo. Es un hemostático y se puede utilizar también para otros tipos de sangrado. Tiene efectos diuréticos y alivia el edema.

ADVERTENCIAS Y CONTRAINDICACIONES: evitar durante el embarazo.

ENERGÉTICA: secante y astringente.

PROPIEDADES: antidiarreico, astringente, tónico uterino y vulnerario.

## FORMAS DE DOSIFICACIÓN

INFUSIÓN ESTÁNDAR: 4-8 onzas tres veces al día.

TINTURA: raíz fresca (1:2 en alcohol al 75%); hoja seca (1:5 en alcohol al 50%), 5 gotas tres veces al día.

## PIMIENTA NEGRA

**Nombre científico:** *Piper nigrum.*

La pimienta es la especie que más comercio ha generado en el mundo, y desde tiempos remotos se ha utilizado para fines culinarios y medicinales. Estimula la digestión y la movilidad intestinal para aliviar los gases y la hinchazón. Aumenta la actividad de las proteínas de transporte en las uniones más angostas de la pared del intestino, lo cual ayuda a que los componentes mayores, como la curcumina y la berberina, se absorban mejor.

ADVERTENCIAS Y CONTRAINDICACIONES: en grandes dosis puede causar irritación gastrointestinal en personas especialmente sensibles.

ENERGÉTICA: calorífica y ligeramente secante.

PROPIEDADES: antiséptica, carminativa y estimulante de la circulación.

## FORMAS DE DOSIFICACIÓN

CULINARIA: como especia se espolvorea sobre la comida según el gusto.

TINTURA: fruto seco (1:5 en alcohol al 50%), 1-2 ml tres veces al día.

CÁPSULAS: 1 cápsula (500 mg) tres veces al día o 10 mg de extracto de piperina tres veces al día.

## PINO CANADIENSE

**Nombre científico:** *Pinus strobus y otras especies.*

La corteza de pino se utiliza sobre todo como expectorante para la tos. Ayuda a descargar la mucosidad y a combatir la infección. Es especialmente útil en casos de bronquitis crónica y para hacer subir desde los pulmones y los senos nasales la mucosidad acumulada densa y verde y eliminarla.

La resina del pino es una sustancia efectiva para sanar las heridas y extraer el pus y las astillas. El polen también refuerza los músculos y los tendones y ayuda a la regeneración y reparación de los tejidos. Además, contiene testosterona y se utiliza como tónico glandular para los varones.

**ADVERTENCIAS Y CONTRAINDICACIONES**: no se conocen.

**ENERGÉTICA**: calorífico y secante.

**PROPIEDADES**: antiséptico, aromático, extractor, expectorante y mejorador de la testosterona.

### FORMAS DE DOSIFICACIÓN

**INFUSIÓN ESTÁNDAR**: agujas frescas o secas, 4-8 onzas de una a cuatro veces al día.

**TINTURA**: resina (1:2 en alcohol al 95%), 10 gotas hasta cuatro veces al día.

**GLICERITO**: resina (1:4); corteza seca o fresca (1:8), de 10 a 20 ml tres o cuatro veces al día.

## PIPA DE INDIO

**Nombre científico:** *Monotropa uniflora.*

La pipa de indio se usa sobre todo para ayudar a aliviar el dolor. No lo elimina, sino que lo aparta de la mente, sea dolor físico o emocional, de manera que la persona permanece consciente de él pero ya no lo siente. Puede ser útil para ataques de pánico por un dolor emocional o por un «mal viaje» con el LSD. Es difícil de encontrar e imposible de cultivar porque es una planta invasiva que crece sobre las micorrizas fúngicas como parásito y nunca ha sido cultivada. Se reservará su uso para el dolor que no responde a otros remedios.

**ADVERTENCIAS Y CONTRAINDICACIONES**: su consumo en grandes dosis puede producir sueño profundo y sueños exageradamente vívidos.

**ENERGÉTICA**: relajante y refrescante.

**PROPIEDADES**: antiespasmódica, calmante y sedante.

## FORMAS DE DOSIFICACIÓN

TINTURA: partes frescas de superficie (1:2 en alcohol al 95%), 3 gotas. Si después de diez minutos no ha sucedido nada, se aumentará la dosis gradualmente hasta llegar a las 30 gotas. Repetir la dosis efectiva en intervalos de entre dos y cuatro horas según se necesite.

## PISCIDIA

**Nombre científico:** *Piscidia erythrina, P. piscipula.*

La piscidia es una hierba narcótica y anodina suave, un sedante relativamente potente conocido como remedio contra las migrañas y las neuralgias. También funciona como tratamiento para el insomnio causado por el dolor, la tensión nerviosa y el estrés. La corteza es antiinflamatoria y antiespasmódica, y se puede usar para las menstruaciones dolorosas. Se utiliza en combinación con otras hierbas para tratar el dolor musculoesquelético de la artritis y el reumatismo. La piscidia se combina bien con el *Corydalis yanhusuo* para aliviar el dolor.

ADVERTENCIAS Y CONTRAINDICACIONES: se utilizará con precaución en casos de hipotensión, en niños y en mujeres embarazadas. Puede aumentar el efecto de otros sedantes.

ENERGÉTICA: refrescante y relajante.

PROPIEDADES: analgésica (anodina), antiespasmódica, narcótica, sedante y soporífica (hipnótica).

INDICACIONES ESPECÍFICAS: según Amidon, «insomnio y agitación nerviosa, espasmos, dolor, irritabilidad nerviosa, neuralgias del trigémino y plexos cervicales».

## FORMAS DE DOSIFICACIÓN

TINTURA: corteza seca (1:5 en alcohol al 80%), 10 gotas cada cuatro horas. No exceder la dosis recomendada.

GLICERITO: corteza seca (1:8), 5-10 ml cada cuatro horas.

# POLEN DE ABEJA

El polen de abeja contiene todos los nutrientes conocidos en cantidades traza. Es altamente energético y se utiliza para aumentar la energía y la resistencia. Da soporte a las glándulas y ayuda al sistema inmunitario. Se ha utilizado para superar las alergias al polen. Lo mejor es conseguirlo de los apicultores locales y empezar con una pequeña cantidad (unos pocos granos). Gradualmente se va aumentando la dosis durante un periodo de varias semanas para desarrollar tolerancia al polen y mejorar la función inmunitaria.

**ADVERTENCIAS Y CONTRAINDICACIONES:** se han registrado algunas reacciones alérgicas. Los síntomas incluyen picores, mareos y dificultad para tragar. Si se es alérgico, se debe empezar con cantidades mínimas.

**ENERGÉTICA:** neutro y nutritivo.

**PROPIEDADES:** nutritivo y estimulante metabólico.

## FORMAS DE DOSIFICACIÓN

**POLVO:** los granos de polen de abeja se recogen de las patas de las abejas cuando regresan a la colmena y se venden como gránulos o se muelen hasta convertirlos en polvo. Para la salud en general se tomará 1 o 2 cucharaditas colmadas de gránulos cada día. Se mezclan con un zumo, un batido, un yogur, compota de manzana o cereales, o simplemente se mastican y se tragan.

**CÁPSULAS:** 2-4 cápsulas (1.000-2.000 mg) hasta cuatro veces diarias.

# POLÍGALA

**Nombre científico:** *Polygala tenuifolia.*

La polígala es un remedio medicinal tradicional chino para la ansiedad y el miedo. A pesar de que sus efectos son más poderosos que los de muchos ansiolíticos utilizados habitualmente y que es un añadido valioso a las fórmulas sedantes para los nervios, actualmente está infrautilizado. Es beneficioso para la pérdida de memoria inducida por el estrés, y los estudios iniciales muestran efectos prometedores en el declive cognitivo relacionado con la edad y en el alzhéimer.

**ADVERTENCIAS Y CONTRAINDICACIONES:** las grandes dosis pueden causar náuseas y vómitos. No deben utilizarla quienes sufran de gastritis o úlceras. No se empleará durante el embarazo.

**ENERGÉTICA:** calorífica y secante.

## FORMAS DE DOSIFICACIÓN

**TINTURA:** raíz seca (1:5 en alcohol al 50%), 1-2 ml tres veces al día.

## PROPÓLEO

El propóleo no es una hierba, sino una resina vegetal recolectada por las abejas. Es calorífico y estimulante. Tiene poderosos efectos antibióticos que mejoran el sistema inmunitario. Su actividad antimicrobiana se debe principalmente a su riqueza en agliconas fenólicas.

**ADVERTENCIAS Y CONTRAINDICACIONES:** las personas alérgicas a la picadura de abeja deben evitarlo.

**ENERGÉTICA:** calorífico y secante.

**PROPIEDADES:** antibacteriano, antifúngico, expectorante y anfotérico inmunitario.

## FORMAS DE DOSIFICACIÓN

**TINTURA:** resina de propóleo (1:5 en alcohol al 95%), 5 gotas hasta cinco veces al día. Vaporizar directamente sobre las amígdalas o sobre una herida para crear un recubrimiento resinoso, como una tirita líquida. Para uso interno, se tomará con un poco de miel. No dar en agua.

**POLVO O CÁPSULAS:** 1.000-2.000 mg hasta tres veces al día.

## PSYLLIUM

**Nombre científico:** *Plantago spp.*

El *psyllium* es una hierba mucilaginosa utilizada como laxante de bulto, como remedio antidiarreico o para calmar la irritación intestinal. Es preferible en ayunas por la mañana, o antes de acostarse. Se tomará antes de las comidas para regular el apetito y el azúcar en sangre. También ayuda a rebajar el colesterol. Se acompañará siempre de abundante agua u otros líquidos.

**ADVERTENCIAS Y CONTRAINDICACIONES**: es un laxante suave, apropiado para utilizar con los niños, las personas mayores y durante el embarazo, pero debería evitarse en casos de obstrucción intestinal o de perforación. Puede causar estreñimiento si la persona está deshidratada.

**ENERGÉTICA**: refrescante y humectante.

**PROPIEDADES**: absorbente, antidiarreico, emulgente (mucilaginoso) y laxante de bulto.

## FORMAS DE DOSIFICACIÓN

**POLVO O CÁPSULAS**: 1.000-5.000 mg tres veces al día mezclado con agua o zumo. Se beberá un gran vaso de agua después de tomarlo.

## PULSATILA

**Nombre científico:** *Pulsatilla vulgaris.*

La pulsatila ayuda a conseguir un sueño tranquilo y a contrarrestar la sobreexcitación y los estados excesivamente emocionales, hipertensos y nerviosos. Ayuda cuando hay *shock* emocional, desánimo, miedos imaginarios de peligro inminente, depresión, síndrome premenstrual, llanto espontáneo y estados emocionales relacionados. También es útil en los casos de dolores de cabeza causados por el estrés y asociados a la menstruación.

**ADVERTENCIAS Y CONTRAINDICACIONES**: es un fuerte irritante estomacal, y una sobredosis puede causar una violenta gastroenteritis con vómitos y diarrea, además de una elevación del ritmo cardíaco, ansiedad y convulsiones. Esta hierba la deben prescribir solamente los profesionales. No se usará durante el embarazo o la lactancia.

**ENERGÉTICA**: refrescante y secante.

**PROPIEDADES**: antidepresiva, antirreumática y sedante.

INDICACIONES ESPECÍFICAS: según Felter, «nerviosismo asociado al desánimo, tristeza y ganas de llorar sin saber decir el porqué, o llorar durante el sueño; miedos anormales; miedo ante un peligro inminente o muerte; insomnio con agotamiento nervioso; dolor con debilitamiento; dolor de cabeza con nerviosismo, que no depende de una subida de sangre a la cabeza; amenorrea con frío y depresión mental; dismenorrea con melancolía y sensación de frío; recubrimiento de la lengua saburroso, color crema o blanco, con sabor grasiento; descargas de mucosidad espesa, blanda e inocua; alternancia de estreñimiento y diarrea, con congestión venosa».

## FORMAS DE DOSIFICACIÓN

TINTURA: hierba recién secada (1:5 en alcohol al 50%), 1-3 gotas tres veces al día diluidas en agua, o como parte de una fórmula.

## QUIEBRAPIEDRAS

**Nombre científico:** *Phyllanthus niruri.*
Se ha demostrado que el quiebrapiedras puede inhibir el crecimiento de los cristales de oxalato cálcico, deteniendo así la formación o el desarrollo de los cálculos renales. Estimula el flujo de la bilis y ayuda a digerir las grasas. Tiene propiedades hepatoprotectoras, y su acción sobre los riñones puede ser de ayuda en casos de hipertensión.

ADVERTENCIAS Y CONTRAINDICACIONES: no se conocen.

ENERGÉTICA: refrescante y secante.

PROPIEDADES: colagoga, diurética y lipotrópica.

## FORMAS DE DOSIFICACIÓN

DECOCCIÓN ESTÁNDAR: 2-4 onzas tres veces al día.

CÁPSULAS: 1.000-2.000 mg una o dos veces al día con los alimentos.

# QUIMÁFILA

**Nombre científico:** *Chimafila umbellata.*

Antibacteriana y astringente, la quimáfila se utiliza sobre todo para los problemas urinarios que impliquen inflamación, como por ejemplo la cistitis, la prostatitis y la uretritis. Es un gran remedio para la irritación de la vejiga. Contiene los mismos componentes desinfectantes de las vías urinarias que la gayuba, pero menos taninos, lo que hace que su acción sobre los riñones sea más suave.

ADVERTENCIAS Y CONTRAINDICACIONES: no se conocen.

ENERGÉTICA: refrescante y secante.

PROPIEDADES: antiséptica y diurética.

## FORMAS DE DOSIFICACIÓN

INFUSIÓN ESTÁNDAR: 4-8 onzas de una a cuatro veces diarias.

TINTURA: hoja fresca (1:2 en alcohol a 95%); hoja seca (1:5 en alcohol al 50%), 1-2 ml tres veces al día.

# RÁBANO PICANTE

**Nombre científico:** *Armoracia rusticana.*

El rábano picante ayuda a estimular la digestión así como el metabolismo de las proteínas. Se puede utilizar en los resfriados, la gripe y otros trastornos agudos, y puede ser útil para las alergias, la fiebre del heno y la congestión de los pulmones.

ADVERTENCIAS Y CONTRAINDICACIONES: en grandes cantidades puede causar trastornos gastrointestinales.

ENERGÉTICA: calorífica y secante.

PROPIEDADES: carminativa, descongestionante y expectorante.

## FORMAS DE DOSIFICACIÓN

HIERBA FRESCA: pelar y rallar las raíces frescas. El rábano picante pierde fuerza si se seca. Mezclar con vinagre (se prepara en una zona bien ventilada) y refrigerar para utilizar como condimento.

TINTURA: raíz fresca (1:2 en alcohol al 95%), 1-3 ml de dos a cuatro veces al día.

GLICERITO: raíz fresca (1:4 en 100% de glicerina por el método del baño maría), 2,5-10 ml de dos a cuatro veces diarias.

## REGALIZ

**Nombre científico:** *Glycyrrhiza glabra.*

El regaliz es un potente antiinflamatorio de las mucosas que se puede utilizar para aliviar la inflamación gástrica, esofágica, urinaria y respiratoria. Calma la tos seca y la irritación de garganta si se toma como infusión o como jarabe. La raíz de regaliz ayuda a estabilizar los niveles de azúcar en la sangre, y es útil para tratar tanto la hipoglucemia como la diabetes. Se utiliza como parte de muchas fórmulas de la medicina tradicional china.

ADVERTENCIAS Y CONTRAINDICACIONES: si bien es una hierba segura, son necesarias algunas precauciones cuando se toman grandes dosis durante periodos prolongados. El regaliz debería evitarse en el caso de presión sanguínea alta o cuando se toma digitalis. Causa retención de agua y sodio y elimina el potasio, lo que puede causar edema (retención de líquidos), hipertensión, palpitaciones o ralentización del ritmo cardíaco. El vértigo (mareo) y el dolor de cabeza son síntomas tempranos de su consumo excesivo. Se puede tomar un suplemento de potasio para contrarrestar algunos de estos efectos, que pueden presentarse mucho más fácilmente cuando se utilizan extractos de regaliz o remedios derivados de ellos que si se toma la raíz entera. El regaliz desglicirrizado está libre de estos efectos adversos. En el embarazo se utilizará solamente bajo supervisión de un fitoterapeuta cualificado o de un facultativo, aunque se pueden tomar sin problemas pequeñas cantidades como parte de una fórmula.

ENERGÉTICA: refrescante y humectante.

PROPIEDADES: adaptógeno, antiinflamatorio, antitusivo, emulgente (mucilaginoso) e hipertensivo.

## FORMAS DE DOSIFICACIÓN

DECOCCIÓN SUAVE: 4-6 onzas tres veces al día.

TINTURA: raíz seca (1:5 en alcohol al 40%), 1-5 ml de una a cuatro veces diarias.

GLICERITO: raíz seca (1:5), 1,5-10 ml de una a cuatro veces diarias.

CÁPSULAS: 500-1.000 mg hasta cuatro veces al día.

## REHMANNIA

**Nombre científico:** *Rehmannia glutinosa.*

Esta hierba china se usa para enfriar la sangre, bajar la fiebre y regenerar la sangre tras una hemorragia. Es también un tónico para el hígado y los riñones.

ADVERTENCIAS Y CONTRAINDICACIONES: contraindicada cuando hay pérdida de apetito y diarrea.

ENERGÉTICA: refrescante y nutritiva.

PROPIEDADES: antibacteriana, regeneradora de la sangre y anfotérica inmunitaria.

## FORMAS DE DOSIFICACIÓN

TINTURA: raíz seca (1:5 en alcohol al 50%), 1-3 ml hasta tres veces al día.

## REINA DE LA NOCHE

**Nombre científico:** *Selenicereus grandiflorus.*

Esta especie de cactus se utiliza para todos los tipos de trastornos cardiopulmonares, incluyendo la angina, la taquicardia, las palpitaciones y la enfermedad valvular. Tiene un efecto parecido al de la dedalera, pero más suave. Estimula la actividad cardiaca y se ha utilizado como ayuda en la recuperación de los ataques cardíacos. Con esta finalidad, la reina de la noche combina bien con el espino blanco y la agripalma. Los cactus, las rosas y la albizia son una buena combinación para quienes sufren de angustia emocional.

**ADVERTENCIAS Y CONTRAINDICACIONES:** se recomienda solo para uso profesional.

**ENERGÉTICA:** refrescante.

**PROPIEDADES:** antiarrítmica, cardíaca, diurética, relajante y sedante.

**INDICACIONES ESPECÍFICAS:** Según Felter, «función del corazón deteriorada, débil, irregular o tumultuosa, con depresión mental, aprensión y opresión precordial».

## FORMAS DE DOSIFICACIÓN

**TINTURA:** tallo fresco (1:2 en alcohol al 95%), 1-15 gotas en un poco de agua de una a cuatro veces al día.

## *REISHI* (GANODERMA)

**Nombre científico:** *Ganoderma lucidum.*

El *reishi* es un hongo medicinal que estimula el sistema inmunitario además de actuar como un tónico para la salud en general. La investigación sugiere que relaja los músculos, mejora el sueño, alivia el dolor crónico, ayuda a la función cardíaca, reduce el colesterol y tiene efectos antioxidantes. El alcohol es el disolvente más idóneo para extraer sus propiedades relajantes y ansiolíticas. Para aprovechar sus propiedades inmunitarias, es preferible la decocción. Se pueden utilizar extractos duales, pero dan mejor resultado los extractos en alcohol o en agua por separado.

**ADVERTENCIAS Y CONTRAINDICACIONES:** en general esta hierba se considera segura y no tóxica. Sin embargo, puede estar contraindicada cuando hay deficiencia de fluidos y sequedad.

**ENERGÉTICA:** equilibrador, ligeramente calorífico y nutritivo.

**PROPIEDADES:** adaptógeno, reparador (purifica la sangre), antialergénico, anfotérico inmunitario y nutritivo.

## FORMAS DE DOSIFICACIÓN

**DECOCCIÓN ESTÁNDAR:** 6-8 onzas tres veces al día.

**TINTURA (COMO EXTRACTO DUAL):** el hongo seco (1:5 en alcohol al 75%), 2-8 ml tres veces al día.

# RODIOLA

**Nombre científico:** *Rhodiola rosea.*

Como tónico adaptógeno, la rodiola ayuda a la claridad mental, la memoria, la producción de energía y la reducción del estrés.

ADVERTENCIAS Y CONTRAINDICACIONES: no se conocen.
ENERGÉTICA: refrescante, secante y astringente.
PROPIEDADES: adaptógena, antidepresiva y astringente.

## FORMAS DE DOSIFICACIÓN

TINTURA: hierba seca (1:5 en alcohol al 50%); 1-3 ml tres veces al día.
CÁPSULAS: 1.000-2.000 mg tres veces al día.

# ROBLE BLANCO

**Nombre científico:** *Quercus alba y otras especies.*

El roble blanco es un astringente poderoso, cuyo uso interno está indicado para las hemorroides y las varices. Para las hemorroides se puede hacer un lavado rectal con una decocción, y las lavativas pueden detener el sangrado, o como un fomento para las varices hinchadas y otras lesiones. Se utiliza para hacer gárgaras cuando la garganta está irritada o como enjuague bucal para las encías sangrantes. Utilizaremos polvo de roble blanco junto con polvo de nogal negro para cepillar los dientes cuando haya encías sangrantes y dientes que se mueven.

ADVERTENCIAS Y CONTRAINDICACIONES: la ingestión puede causar estreñimiento. Puede interferir en la digestión (se debe tomar entre comidas). Contiene grandes cantidades de tanino, algo que se asocia con el cáncer de boca y de estómago, por eso no es conveniente utilizarlo durante periodos prolongados. Internamente deberá usarse solo durante periodos breves. No es necesario tomar precauciones en caso de su uso externo.
ENERGÉTICA: secante y astringente.
PROPIEDADES: antidiarreico, antiséptico, antivenenoso, astringente, hemostático y coagulante.

## FORMAS DE DOSIFICACIÓN

CORTEZA EN POLVO: la corteza de roble pulverizada se puede inhalar para tratar pólipos nasales o espolvorear sobre un eczema para secar la zona afectada.

DECOCCIÓN ESTÁNDAR: 2-4 onzas tres veces al día.

TINTURA: corteza seca (1:5 en alcohol al 30% más un 10% de glicerina), 1-4 ml tres veces al día.

GLICERITO: corteza seca (1:5), 1-4 ml tres veces al día.

USO TÓPICO: se puede aplicar la tintura a mordeduras y picaduras. La decocción se puede usar como compresa o baño.

## ROMERO

**Nombre científico:** *Rosmarinus officinalis.*

Esta hierba se considera tonificante para las personas mayores, y puede ayudar a mejorar la circulación cerebral. En Alemania, ha sido aprobado por la Comisión Europea como tratamiento para la indigestión, problemas de las articulaciones y dolencias gástricas. El romero también tiene propiedades antioxidantes que protegen el cerebro y los vasos sanguíneos.

ADVERTENCIAS Y CONTRAINDICACIONES: no se conocen.

ENERGÉTICA: calorífico, secante y ligeramente astringente.

PROPIEDADES: antidepresivo, antioxidante, antirreumático, antiséptico, carminativo, tónico cerebral y expectorante.

## FORMAS DE DOSIFICACIÓN

INFUSIÓN DÉBIL: 1 taza hasta tres veces al día.

TINTURA: hojas secas (1:5 en alcohol al 65%, más un 10% de glicerina), 10 gotas hasta tres veces al día.

GLICERITO: hojas frescas (1:6 en glicerina al 80% por el método del baño maría); hojas secas (1:6), 1-5 ml de una a tres veces diarias.

CÁPSULAS: 500-1.500 mg hasta tres veces al día.

USO TÓPICO: se prepara una pomada con aceite (1:4) y se aplica según se necesite. El aceite esencial se puede aplicar solo, o añadido a pomadas, otros aceites y ungüentos.

## ROSA

**Nombre científico:** *Rosa spp.*

El escaramujo (el fruto de la rosa) refuerza los capilares y es rico en bioflavonoides y vitamina C. Es suavemente astringente y puede ser útil en enfermedades agudas, como el resfriado.

Los pétalos de rosa son un complemento que realza cualquier infusión. Reducen el estrés y ayudan a mitigar la angustia.

ADVERTENCIAS Y CONTRAINDICACIONES: no se conocen.

ENERGÉTICA: refrescante, secante y ligeramente astringente.

PROPIEDADES: antiinflamatoria, antibacteriana, antidepresiva y astringente.

### FORMAS DE DOSIFICACIÓN

INFUSIÓN SUAVE: hasta 3 tazas diarias, según se necesite.

TINTURA: pétalos secos (1:5 en alcohol al 40%), 5 gotas tres veces al día.

CÁPSULAS: 1.000-2.000 mg tres veces al día.

## RUIBARBO DE CHINA

**Nombre científico:** *Rheum palmatum.*

Es un ingrediente común de los laxantes estimulantes, es amargo y también se utiliza en pequeñas cantidades como tónico digestivo.

ADVERTENCIAS Y CONTRAINDICACIONES: algunas personas reaccionan con dolores abdominales. El jengibre u otras hierbas sedantes pueden ayudar a contrarrestar este efecto.

ENERGÉTICA: secante y refrescante.

PROPIEDADES: antiácido y laxante (estimulante).

## FORMAS DE DOSIFICACIÓN

TINTURA: hoja seca (1:5 en alcohol al 60%), 1-3 ml de una a dos veces al día.

CÁPSULAS: 500-1.000 mg una o dos veces al día con los alimentos.

## RUSCO

**Nombre científico:** *Ruscus aculeatus.*

El rusco es un tónico para el sistema vascular, ayuda a evitar los coágulos sanguíneos y tonifica las arterias y las venas. Es especialmente útil para las flebitis, las varices, las hemorroides y las magulladuras.

ADVERTENCIAS Y CONTRAINDICACIONES: no se conocen.

ENERGÉTICA: refrescante, secante y ligeramente astringente.

PROPIEDADES: tónico vascular.

## FORMAS DE DOSIFICACIÓN

DECOCCIÓN ESTÁNDAR: 2-4 onzas hasta tres veces al día.

TINTURA: hierba seca (1:5 en alcohol al 60%), 1 ml de una a tres veces diarias.

CÁPSULAS: 300-1.000 mg hasta tres veces al día.

USO TÓPICO: se aplica como fomento o como compresas.

## SABAL

**Nombre científico:** *Sabal serrulata, syn. Serenoa serrulata.*

El sabal o palma enana (*saw palmetto*) se utiliza habitualmente para la hiperplasia de la próstata y para los problemas urinarios masculinos. Es un tónico general para los hombres maduros y puede ser de utilidad para otros problemas asociados con la edad. Mejora la digestión, ayuda a recuperar peso en convalecencias y tiene un ligero efecto estimulante sobre el tejido pectoral femenino.

ADVERTENCIAS Y CONTRAINDICACIONES: las madres lactantes deberían evitar esta hierba, ya que inhibe la prolactina y puede interferir en la lactancia.

ENERGÉTICA: humectante y nutritiva.

**PROPIEDADES:** antigalactagoga, tónico digestivo y expectorante.

**INDICACIONES ESPECÍFICAS:** según Rolla Thomas, «ejerce una acción especial sobre las glándulas del sistema reproductor (mamas, ovarios, próstata, testículos, etc.), con tendencia a incrementar su actividad funcional. El efecto más notable se produce sobre la hiperplasia de próstata. Es especialmente útil en la atrofia de los testículos o del útero y en todos los problemas prostáticos.

## FORMAS DE DOSIFICACIÓN

**DECOCCIÓN:** 1 cucharadita en 8 onzas de agua, cocer durante quince minutos y dejar reposar durante media hora, de dos a cuatro tazas al día.

**TINTURA:** bayas secas (1:5 en alcohol al 50%), 2-5 ml tres veces al día.

**GLICERITO:** bayas secas (1:8); 0,1-10 ml dos a cuatro veces al día.

**CÁPSULAS:** 1.000-2.000 mg tres veces al día; extractos estandarizados (85%-95% de ácidos grasos y esteroles), una o dos veces al día para una dosis total de 320 mg.

## SALVIA

**Nombre científico:** *Salvia officinalis.*

La salvia puede ser de ayuda para resfriados y fiebre, especialmente en caso de escalofríos y fiebre intermitentes, ronquera y transpiración nocturna. Lo mejor es tomarla como una infusión fría para los sudores nocturnos y como infusión caliente para provocar la transpiración. La infusión se puede utilizar para la garganta irritada o la ronquera y para la laringitis, y como enjuague bucal o en forma de gárgaras, para la irritación de la garganta o de la boca. La infusión es un tónico nervioso y aumenta la capacidad de gestionar el estrés. La salvia es antiséptica y se usa tópicamente para prevenir la infección y la inflamación de las heridas.

**ADVERTENCIAS Y CONTRAINDICACIONES:** durante el embarazo no se recomienda tomar la salvia como remedio. También deberían evitarla las madres lactantes, ya que seca la leche.

**ENERGÉTICA:** calorífica, secante y ligeramente astringente.

PROPIEDADES: antigalactagoga, antiséptica, antidiaforética (en decocción fría), aromática, carminativa, diaforética (en infusión caliente), emenagoga y sedante.

INDICACIONES ESPECÍFICAS: según Rolla Thomas, «sudor profuso, inactividad continuada de la piel (por falta de secreción), pies sudorosos y sudores fríos nocturnos».

## FORMAS DE DOSIFICACIÓN

INFUSIÓN ESTÁNDAR: 4-8 onzas tres veces al día.

TINTURA: hierba seca (1:5 en alcohol al 70% más un 10% de glicerina), 1-2 ml de dos a cuatro veces diarias.

GLICERITO: hierba seca (1:6), 2-5 ml de dos a cuatro veces diarias.

CÁPSULAS: 500-1.000 mg dos o tres veces diarias; 1.000-2.000 mg al acostarse para los sudores nocturnos.

## SANGUINARIA

**Nombre científico:** *Sanguinaria canadensis.*
La sanguinaria es un expectorante antimicrobiano especialmente indicado para las infecciones pulmonares crónicas. Es una hierba muy poderosa para movilizar la linfa, usada habitualmente como parte de una fórmula para aliviar la inflamación crónica de los ganglios linfáticos. Exteriormente se utiliza para las infecciones fúngicas, el eczema, los trastornos cutáneos, el cáncer de piel, la tiña, la sarna, las verrugas y las llagas venéreas.

ADVERTENCIAS Y CONTRAINDICACIONES: internamente se ha de emplear en dosis muy pequeñas. Dosis mayores pueden causar náuseas, vómitos, dolores de cabeza y fallo respiratorio. No se utilizará durante el embarazo. Usar solo bajo supervisión profesional.

ENERGÉTICA: secante y refrescante.

PROPIEDADES: antifúngica, antiséptica, amarga y linfática.

INDICACIONES ESPECÍFICAS: según Fyfe, «ardor y picor en la garganta; las vías respiratorias calientes, secas e inflamadas. Sensación de constricción en la garganta, deglución difícil. Irritación bronquial con aumento de las secreciones. Molestias y ardor de estómago».

## FORMAS DE DOSIFICACIÓN

TINTURA: raíz seca (1:10 en alcohol al 60%), 1-5 gotas hasta tres veces al día. Dosis mayores pueden ser caloríficas e irritantes. Se empezará con una dosis baja y no se superarán las 20 gotas diarias.

ACEITE Y POMADA: raíz seca (1:4). Se prepara una pomada y se aplica según se necesite.

## SAUCE

**Nombre científico:** *Salix alba, Salix lucida, y otras especies.*
Durante mucho tiempo la corteza de sauce se utilizó para el dolor, las fiebres y la inflamación. Su componente activo, la salicina, es la fuente original de la aspirina, un derivado sintético. La acción del sauce blanco es mucho más lenta que la del medicamento sintético, pero es menos probable que cause problemas de estómago. El sauce tarda unas ocho horas en actuar. Generalmente funciona mejor para aliviar el dolor cuando se combina con otras hierbas analgésicas.

ADVERTENCIAS Y CONTRAINDICACIONES: no se recomienda en caso de úlcera o sistema digestivo débil. No se recomienda tampoco durante el embarazo.

ENERGÉTICA: refrescante y ligeramente secante.

PROPIEDADES: analgésico (anodino), antiinflamatorio, antiséptico y febrífugo.

## FORMAS DE DOSIFICACIÓN

DECOCCIÓN ESTÁNDAR: 4-8 onzas tres veces al día.

CÁPSULAS: 500-2.000 mg hasta tres veces al día.

GLICERITO: corteza seca (1:5), 10-30 ml hasta tres veces al día.

# SAÚCO

**Nombre científico:** *Sambucus canadensis, S. nigra.*

El saúco es una hierba muy versátil con muchas partes aprovechables. Las flores son un remedio excelente para muchos trastornos agudos. Ayudan a provocar la transpiración y reducen la inflamación. Las investigaciones llevadas a cabo sugieren que pueden tener propiedades antiinflamatorias, antivíricas y anticancerosas, además de la capacidad de acortar la duración y gravedad de los síntomas de la gripe. Trabajan especialmente bien en combinación con la milenrama y la menta piperita. También se pueden utilizar tópicamente en lociones para la piel.

El fruto (las bayas de saúco) tiene un efecto laxante suave y descongestionante e inhibe la propagación de muchas infecciones víricas. La corteza, aunque ahora no se suela utilizar, tradicionalmente se empleaba como laxante y para calmar las membranas mucosas.

ADVERTENCIAS Y CONTRAINDICACIONES: todas las partes de la planta fresca son ligeramente tóxicas y pueden causar náuseas y diarrea. Incluso una vez secados, los tallos, la corteza y la raíz pueden contener suficientes compuestos residuales para inducir la náusea. Es conveniente secar las flores antes de usarlas. Las bayas también deberían utilizarse secas, o si se van a utilizar frescas para hacer conservas, hervirlas tres minutos.

ENERGÉTICA: refrescante y secante.

PROPIEDADES: antiinflamatorio, antivírico, descongestionante, diaforético, febrífugo y nutritivo.

## FORMAS DE DOSIFICACIÓN

INFUSIÓN ESTÁNDAR: flores, 4-8 onzas tomadas calientes como diaforético hasta tres veces al día.

TINTURA: flores secas (1:5 en alcohol al 60%), 1-3 ml de dos a cuatro veces al día.

GLICERITO: flores secas (1:6 por el método del baño maría); bayas secas (1:5 por el método del baño maría), 5-10 ml cuatro veces al día.

JARABE: se cuecen las bayas frescas o secas con un poco de agua hasta que se ablanden, luego se prensan a través de una muselina para extraer el jugo. Se mide este, se añade una cantidad igual de miel, se le da un hervor y se retira del fuego. Se conserva refrigerado o enlatado. Se toman 1 o 2 cucharaditas cuatro veces al día.

USO TÓPICO: se usará el ungüento hecho con las flores según se necesite.

## SAUZGATILLO

**Nombre científico:** *Vitex agnus-castus.*

El sauzgatillo ayuda a regular las hormonas femeninas; por eso está indicado para el síndrome premenstrual y la menopausia. Buen remedio para equilibrar las hormonas reproductivas en adolescentes y adultos. En general, es un remedio para mujeres, pues inhibe los andrógenos (hormonas sexuales masculinas). Los resultados pueden tardar en apreciarse de tres a seis meses.

ADVERTENCIAS Y CONTRAINDICACIONES: podría reducir la efectividad de los anticonceptivos hormonales.

ENERGÉTICA: calorífico y secante.

PROPIEDADES: equilibrio hormonal, anafrodisíaco.

### FORMAS DE DOSIFICACIÓN

TINTURA: bayas secas (1:5 en alcohol al 45%), 1-3 ml tres veces al día.

CÁPSULAS O POLVO: 1.000-2.000 mg tres veces al día.

## SELLO DE ORO

**Nombre científico:** *Hydrastis canadensis.*

El sello de oro actúa localmente como un antibiótico (esto significa que ha de entrar en contacto con el tejido infectado) y como un estimulante inmunitario suave, útil en las infecciones urinarias y del sistema digestivo. Es muy secante para las membranas mucosas y especialmente útil después de que la infección aguda ha pasado y persiste un estancamiento de las membranas mucosas respiratorias, digestivas o urinarias. Reduce el nivel de azúcar en sangre y, como la mayor parte de los amargos, estimula la digestión. Es un remedio específico para la diarrea causada por la *giardia lamblia*. Se puede utilizar como baño para los ojos enrojecidos e irritados y como aplicación tópica para las úlceras bucales (aftas).

El sello de oro está siendo sobreexplotado y siempre que sea posible se deberían utilizar otras hierbas en sustitución. La raíz de *Coptis chinensis* (*Huang liang*), la mahonia y el agracejo contienen el alcaloide berberina y presentan propiedades antimicrobianas similares a las del sello de oro.

ADVERTENCIAS Y CONTRAINDICACIONES: el sello de oro es seguro cuando se usa siguiendo la dosificación y los tiempos recomendados, pero como hierba única no debería utilizarse más allá de dos semanas. En condiciones de sequedad está contraindicado. Durante periodos largos, puede causar mala absorción de las vitaminas del grupo B, con el resultado de fatiga y apatía. Durante el embarazo el sello de oro debería emplearse bajo supervisión médica.

ENERGÉTICA: refrescante, secante y ligeramente astringente.

PROPIEDADES: reparador (purifica la sangre), antibacteriano, antiséptico y tónico digestivo.

INDICACIONES ESPECÍFICAS: según Felter, «membranas mucosas relajadas con circulación débil y flujo mucoso abundante, de carácter espeso, tenaz, amarillento o verde-amarillento. Irritabilidad gástrica y anorexia».

## FORMAS DE DOSIFICACIÓN

DECOCCIÓN ESTÁNDAR: 2-4 onzas tres veces al día.

TINTURA: raíz seca (1:5 en alcohol al 60%), 10 gotas de dos a cuatro veces al día.

GLICERITO: raíz seca (1:8), 2,5-10 ml de dos a cuatro veces diarias.

CÁPSULAS: 500-2.000 mg dos o tres veces diarias.

POLVO: secada y pulverizada como rapé; funciona bien con el árbol de la cera. También se puede aplicar tópicamente para heridas superficiales o como ingrediente de cataplasmas.

## SELLO DE SALOMÓN

**Nombre científico:** *Polygonatum multiflorum.*

El sello de Salomón ayuda a regular la tensión sobre los ligamentos y los tendones. Es un antiinflamatorio fantástico, para uso tanto tópico como interno, y un específico para sanar y reparar cualquier tejido conectivo. Es el remedio herbolario más fiable para el tratamiento de la osteoartritis y de la artritis reumatoide.

**ADVERTENCIAS Y CONTRAINDICACIONES:** no se conocen.

**ENERGÉTICA:** refrescante y equilibrador.

**PROPIEDADES:** emulgente (mucilaginoso) y emoliente.

### FORMAS DE DOSIFICACIÓN

**DECOCCIÓN ESTÁNDAR:** 2-4 onzas hasta tres veces diarias.

**TINTURA:** raíz fresca (1:3 en alcohol al 95%); raíz seca (1:5 en alcohol al 50%), 5 gotas tres veces al día.

**USO TÓPICO:** la pomada hecha con el extracto de aceite (1:4) funciona sorprendentemente bien. Se puede aplicar la tintura o la decocción como una compresa o utilizar la decocción para remojo o en un baño. Para baño, prueba la combinación de decocción de *kava kava* y de sello de Salomón.

## *SCHISANDRA*

**Nombre científico:** *Schisandra chinensis.*

La *schisandra* es un adaptógeno estimulante y tónico general. Mejora la circulación, fortalece el corazón, facilita la digestión y aumenta la secreción de bilis. En la medicina tradicional china se considera que armoniza el cuerpo y ayuda a retener la energía. Mantiene equilibrado el sistema nervioso, aumentando tanto la acción excitadora como la inhibidora. Las semillas tienen un efecto hepatoprotector parecido al del cardo mariano.

**ADVERTENCIAS Y CONTRAINDICACIONES:** contraindicado en los malestares agudos como resfriados, gripes y fiebres. El uso excesivo puede acarrear insomnio y ansiedad.

ENERGÉTICA: refrescante y humectante.

PROPIEDADES: adaptógena, antitusiva, hepatoprotectora, anfotérico inmunitario, tónico pulmonar e hidratante.

## FORMAS DE DOSIFICACIÓN

BAYAS SECAS: 10 bayas una vez al día.

INFUSIÓN ESTÁNDAR: 4-8 onzas tres veces al día.

TINTURA: bayas secas (1:3 en alcohol al 40%), 1-3 ml tres veces al día.

CÁPSULAS: 500-1.500 mg una o dos veces al día.

## SEN (HOJAS)

**Nombre científico:** *Cassia senna, syn. Senna alexandrina.*

El sen, también llamado casia, es un laxante estimulante muy poderoso, que es mejor utilizar en combinación con otras hierbas.

ADVERTENCIAS Y CONTRAINDICACIONES: puede causar calambres y ser adictivo. Hay que utilizarlo únicamente durante periodos cortos.

ENERGÉTICA: secante y refrescante.

PROPIEDADES: laxante purgante (catártico) y estimulante.

## FORMAS DE DOSIFICACIÓN

INFUSIÓN ESTÁNDAR: ½-1 taza diaria.

TINTURA: hoja seca (1:5 en alcohol al 50%), 10 gotas una o dos veces al día.

CÁPSULAS: 100-500 mg una o dos veces al día.

## SHATAVARI

**Nombre científico:** *Asparagus racemosus.*

El *shatavari* es la raíz de una especie de espárrago. Es un tónico reproductor que nos viene de la medicina ayurvédica. Se utiliza como fortificante para combatir el agotamiento nervioso, y se ha usado en una amplia gama de dolencias de otro tipo.

**ADVERTENCIAS Y CONTRAINDICACIONES**: su ingesta está contraindicada durante el embarazo.

**ENERGÉTICA**: refrescante y nutritivo.

**PROPIEDADES**: adaptógeno y diurético.

## FORMAS DE DOSIFICACIÓN

**DECOCCIÓN ESTÁNDAR**: 2-4 onzas tres veces al día.

**CÁPSULAS**: 1.000-2.000 mg tres veces al día.

## SHIITAKE

**Nombre científico:** *Lentinula edodes.*

Cada vez está más demostrada la efectividad del hongo *shiitake* como tratamiento complementario para el cáncer y otros problemas de salud. Puede ayudar a rebajar el colesterol y a combatir varios tipos de cáncer. Estimula el sistema inmunitario frente a las infecciones.

**ADVERTENCIAS Y CONTRAINDICACIONES**: no se conocen.

**ENERGÉTICA**: equilibrador y nutritivo.

**PROPIEDADES**: adaptógeno, reparador (purifica la sangre), antialergénico, anfotérico inmunitario y fortificante.

## FORMAS DE DOSIFICACIÓN

**HONGOS FRESCOS**: se encuentran a menudo en los supermercados. Hay infinidad de maneras de cocinarlos y comerlos.

**DECOCCIÓN ESTÁNDAR**: 4-8 onzas tres veces al día.

## STILLINGIA

**Nombre científico:** *Stillingia spp.*

La *stillingia*, también llamada raíz de la reina, es una hierba que forma parte de la fórmula de Hoxsey contra el cáncer. Se usa principalmente para mejorar el drenaje linfático y estimular el sistema inmunitario en las infecciones crónicas.

ADVERTENCIAS Y CONTRAINDICACIONES: no se conocen.

ENERGÉTICA: calorífica y equilibradora.

INDICACIONES ESPECÍFICAS: según Rolla Thomas, «irritación de la parte alta de la faringe, y justo detrás de la garganta, que provoca tos; tos ronca del crup (garrotillo), paroxística, como causada por una gran irritación de la laringe; enfermedad de la piel, con irritación marcada y con supuración purulenta».

## FORMAS DE DOSIFICACIÓN

TINTURA: raíz fresca (1:2 en alcohol al 95%); raíz seca (1:5 en alcohol al 50%), 5 gotas seis veces al día.

## TANACETO

**Nombre científico:** *Tanacetum parthenium.*

El tanaceto es un remedio natural popular para el tratamiento de migrañas. Si la migraña ya se ha instalado, no funciona muy bien, pero si se toma regularmente ayuda a prevenirlas y disminuye su gravedad. Su nombre inglés (*feverfew*) le viene del uso tradicional que se hace de él como remedio para la fiebre. Es un antiinflamatorio intestinal suave que se combina bien con la manzanilla y la caléndula para la gastritis y el intestino permeable.

ADVERTENCIAS Y CONTRAINDICACIONES: no se utilizará durante el embarazo. Si aparecen llagas o irritaciones en la boca, se reducirá la dosis o se suspenderá su uso. No funciona con los dolores de cabeza causados por debilidad o carencias (por ejemplo, anemia).

ENERGÉTICA: refrescante y secante.

PROPIEDADES: analgésico (anodino), antihelmíntico, antiinflamatorio y sedante.

## FORMAS DE DOSIFICACIÓN

INFUSIÓN ESTÁNDAR: 1-4 onzas tres veces al día.

TINTURA: hoja fresca (1:2 en alcohol al 95%); hoja seca (1:5 en alcohol al 60%), 2-5 ml dos veces al día.

# TERCIANARIA

**Nombre científico:** *Scutellaria lateriflora.*

La tercianaria es un sedante relajante que ayuda a calmar la función cerebral y es útil para el insomnio y el estrés crónico. Es también un buen remedio para las migrañas y los dolores de cabeza debidos a vasoconstricción (o tensión). Los herbolarios del siglo XIX la utilizaban para la histeria, la epilepsia, las convulsiones y la esquizofrenia. Quien necesita tercianaria a menudo es incapaz de poner atención o siente un dolor de cabeza sordo en la frente o en la base del cráneo. Los síntomas se agravan con el ruido, los olores fuertes y la luz, pero mejoran con el descanso. La tercianaria también funciona bien cuando las personas sienten como si cada sonido, toque o rayo de luz estuviera dirigido a ellas. Se trata de individuos supersensibles a cualquier estimulación, y tienen contracciones nerviosas incluso durante el sueño. Este remedio parece que funciona mejor como tónico cuando la tintura se ha elaborado con material fresco. La tercianaria seca tiene una acción más sedante.

ADVERTENCIAS Y CONTRAINDICACIONES: no se conocen.

ENERGÉTICA: refrescante y relajante.

PROPIEDADES: analgésica (anodina), antiespasmódica, sedante, calmante, y soporífera (hipnótica).

INDICACIONES ESPECÍFICAS: según Rolla Thomas, «histeria con incapacidad de controlar los músculos voluntarios; nerviosismo que se manifiesta en la acción muscular».

## FORMAS DE DOSIFICACIÓN

INFUSIÓN ESTÁNDAR: 4-8 onzas tres veces al día.

TINTURA: partes aéreas frescas (1:2 en alcohol al 95%); hojas y flores recién secadas (1:5 en alcohol al 60%), 10 gotas de dos a cuatro veces al día.

GLICERITO: hierba seca (1:6), 2-5 ml de dos a cuatro veces al día.

## TIENCHI GINSENG

**Nombre científico:** *Panax notoginseng.*

El *tienchi ginseng* se utiliza para controlar el sangrado y las hemorragias de todo tipo. Es el principal ingrediente del *Yunnan Bai Yao*, una famosa fórmula que daban a los soldados del Vietcong para detener las hemorragias producidas por heridas de bala. Es un estimulante circulatorio suave y puede ser útil para la angina.

ADVERTENCIAS Y CONTRAINDICACIONES: no se conocen.

ENERGÉTICA: calorífico y astringente.

PROPIEDADES: estimulante circulatorio y astringente.

### FORMAS DE DOSIFICACIÓN

DECOCCIÓN ESTÁNDAR: 2-4 onzas tres veces al día.

TINTURA: hierba seca (1:3 en alcohol al 60%), 1-2 ml tres veces al día.

## TILO

**Nombre científico:** *Tilia spp.*

El tilo es un sedante que relaja la tensión y reduce la presión sanguínea. Puede ser útil para el dolor de cabeza. Es una infusión de sabor muy agradable y constituye un remedio valioso pero poco utilizado.

ADVERTENCIAS Y CONTRAINDICACIONES: no se conocen.

ENERGÉTICA: refrescante, secante y relajante.

PROPIEDADES: antiespasmódico, hipotensor, sedante y relajante.

### FORMAS DE DOSIFICACIÓN

INFUSIÓN ESTÁNDAR: 8 onzas de una a cuatro veces al día.

TINTURA: hoja seca (1:5 en alcohol al 40%), 1-5 ml de dos a cuatro veces al día.

# TOMILLO

**Nombre científico:** *Thymus vulgaris.*

El tomillo es un remedio muy potente para las infecciones de todo tipo, especialmente las de los pulmones y del sistema digestivo. Está indicado para estados espasmódicos de los sistemas respiratorio y urinario con síntomas de infección. Es un buen antifúngico y se puede utilizar para tratar la disbiosis intestinal. La combinación de fenogreco y tomillo es excelente para limpiar la congestión de los senos nasales. Aplicado tópicamente, ayuda en los casos de mordeduras y picaduras de insectos y para aliviar dolores menores.

ADVERTENCIAS Y CONTRAINDICACIONES: durante el embarazo se evitarán las grandes dosis (el uso culinario y las dosis estándar son perfectamente seguras).
ENERGÉTICA: calorífico y sedante.
PROPIEDADES: antibacteriano, antifúngico, antivírico, aromático, carminativo, descongestionante, emenagogo y estimulante de la circulación.

## FORMAS DE DOSIFICACIÓN

INFUSIÓN ESTÁNDAR: 2-4 onzas tres veces al día.
TINTURA: hoja seca (1:5 en alcohol al 50%, más 10% de glicerina), 10 gotas tres veces al día.
GLICERITO: hojas frescas (1:8 en un 80% de glicerina por el método del baño maría); hojas secas (1:6 en un 80% de glicerina por el método del baño maría), 1-3 ml tres veces al día.
USO TÓPICO: el aceite esencial, diluido al 1% o menos, se puede utilizar en enjuagues bucales o para irrigaciones vaginales para las infecciones de cándida.

# TRÉBOL ROJO

**Nombre científico:** *Trifolium pratense.*

El trébol rojo es un purificador de la sangre de agradable sabor que se utiliza en combinación con otros purificadores para combatir problemas dérmicos, cáncer, glándulas linfáticas inflamadas y desintoxicación del hígado. Contiene fitoestrógenos que bloquean los receptores de estrógenos, lo que hace pensar que posiblemente pueda inhibir los cánceres dependientes de ellos.

**ADVERTENCIAS Y CONTRAINDICACIONES**: debido a su contenido en fitoestrógenos, algunos fitoterapeutas recomiendan evitar el trébol rojo durante el embarazo.

**ENERGÉTICA**: refrescante y equilibrador.

**PROPIEDADES**: reparador (purifica la sangre), linfático y fitoestrogénico.

**INDICACIONES ESPECÍFICAS**: según Rolla Thomas, «una infusión de trébol rojo tiene una influencia específica en la tos espasmódica, la tosferina y la tos del sarampión».

## FORMAS DE DOSIFICACIÓN

**INFUSIÓN ESTÁNDAR**: 4-8 onzas tres veces al día.

**TINTURA**: flores recién secadas (1:5 en alcohol al 40%), 1-5 ml tres veces al día.

**GLICERITO**: flores secas (1:8), 5-10 ml hasta tres veces al día.

## TRÍBULUS

**Nombre científico:** *Tribulus terrestris.*

El tríbulus se ha utilizado durante mucho tiempo como tónico sexual y como vigorizante. Los herbolarios modernos lo emplean como tónico reconstituyente para ayudar al sistema reproductor masculino y para elevar el tono y la energía. Se usa para estimular el metabolismo de la testosterona y la función hormonal, especialmente en hombres de edad. El fruto es útil para tratar las infecciones del sistema urinario y los cálculos renales que producen dolor en la micción.

**ADVERTENCIAS Y CONTRAINDICACIONES**: no se conocen.

**ENERGÉTICA**: secante, ligeramente calorífico y ligeramente relajante.

**PROPIEDADES**: afrodisíaco, hipotensivo y potenciador de la testosterona.

## FORMAS DE DOSIFICACIÓN

**TINTURA**: semillas secas (1:5 en alcohol al 60%), 1-2 ml tres veces al día.

**CÁPSULAS**: 500-1.000 mg una o dos veces al día con la comida.

# TUSÍLAGO

**Nombre científico:** *Tussilago farfara.*

El tusílago es un gran remedio para los individuos debilitados por problemas respiratorios crónicos. Está indicado para el asma y el enfisema; sus principios activos pueden reducir el tiempo para que los cilios bronquiales se recuperen del daño producido por el tabaco. Según se ha demostrado, los extractos de la planta estimulan la resistencia inmunitaria y actúan como un antihistamínico natural.

**ADVERTENCIAS Y CONTRAINDICACIONES:** contraindicado para mujeres embarazadas o lactantes. Contiene alcaloides de pirrolizidina; en dosis altas puede ser tóxico. Se utilizará siguiendo las instrucciones de un profesional y no más allá de seis semanas al año.

**ENERGÉTICA:** refrescante e hidratante.

**PROPIEDADES:** antitusivo y expectorante.

## FORMAS DE DOSIFICACIÓN

**INFUSIÓN ESTÁNDAR:** 4 onzas hasta tres veces al día.

# TUYA

**Nombre científico:** *Thuja occidentalis.*

Las hojas de la tuya son un poderoso remedio antifúngico, útil para la cándida, el pie de atleta y el picor inguinal causado por hongos. Tienen también efecto antiparasitario contra la tiña, la disentería amébica y la giardia. Las hojas son antivíricas.

**ADVERTENCIAS Y CONTRAINDICACIONES:** en los años treinta del siglo pasado la tuya se utilizaba como abortivo en Europa y América del Norte. Se recomienda no usarla durante el embarazo ni durante largos periodos de tiempo, ya que la hierba puede irritar los riñones. La tintura presenta cierto riesgo de toxicidad, pero no así la infusión.

**ENERGÉTICA:** calorífica y secante.

**PROPIEDADES**: antihelmíntica, antifúngica, antiparasitaria, aromática, emenagoga y expectorante.

**INDICACIONES ESPECÍFICAS**: según Rolla Thomas, «enfermedad sifilítica y otras de mala sangre,* con excrecencias verrugosas o ulceraciones, mostrando prominencia de las papilas».

## FORMAS DE DOSIFICACIÓN

**INFUSIÓN ESTÁNDAR**: 4-8 onzas tres veces al día.

**TINTURA**: agujas frescas (1:2 en alcohol al 95%), 0,5-1 ml tres veces al día.

**USO TÓPICO**: el aceite esencial se puede diluir en una proporción 1:5 y aplicarse a las verrugas venéreas (VPH), las verrugas normales, las excrecencias cutáneas y los picores.

## UÑA DE GATO

**Nombre científico:** *Uncaria tomentosa.*

La uña de gato es uno de los mejores remedios para normalizar la función del sistema gastrointestinal. A menudo es útil para las úlceras, la gastritis, la enfermedad de Crohn y el síndrome del colon irritable. Aparte de la inflamación de los intestinos, también puede actuar sobre la inflamación de las articulaciones y los músculos. Manifiesta una acción antimicrobiana suave de amplio espectro y además equilibra la función inmunitaria. Según parece, también tiene propiedades antivíricas y antimutágenas, lo que la convierte en un buen tratamiento complementario para una gran variedad de enfermedades degenerativas y para ayudar a fortalecer el sistema inmunitario frente a los efectos de la quimioterapia.

---

* *Mala sangre* (en inglés *bad blood*) es una expresión que abarca varias enfermedades, entre ellas la sífilis, la anemia y la fatiga. Hace referencia a un estudio vergonzoso llevado a cabo entre los años 1932 y 1972 en Tuskegee (Alabama) con varones negros pobres, la mayoría de los cuales habían contraído sífilis. El estudio no pretendía tratarlos y curarlos, sino observar la progresión y el desarrollo de la enfermedad, sin que se informara de ello a los participantes. En su lugar se les dijo que estaban siendo tratados por su «mala sangre» (N. de la T.).

**ADVERTENCIAS Y CONTRAINDICACIONES:** evitar si estás intentando quedarte embarazada y también durante el embarazo.

**ENERGÉTICA:** refrescante y ligeramente astringente.

**PROPIEDADES:** antiinflamatoria, antimicrobiana, antimutágena y también antioxidante.

## FORMAS DE DOSIFICACIÓN

**DECOCCIÓN ESTÁNDAR:** 6-12 onzas tres veces al día.

**TINTURA:** corteza seca (1:5 en alcohol al 60%), 3-5 ml hasta tres veces al día.

**CÁPSULAS O POLVO:** 2.000-7.000 mg tres veces al día.

## VALERIANA

**Nombre científico:** *Valeriana officinalis.*

La valeriana es un sedante nervioso muy popular con poderosos efectos tranquilizadores sobre el sistema nervioso central. En este sentido, se ha utilizado para tratar una gran variedad de dolencias nerviosas, el insomnio y el dolor leve. Parece que funciona mejor en personas con un exceso en la actividad del sistema simpático, que se detecta por el aumento del tamaño de su pupila. La gente con una mayor actividad del sistema parasimpático (pupilas pequeñas) tiene más tendencia a sentirse estimulada por la valeriana.

**ADVERTENCIAS Y CONTRAINDICACIONES:** no es recomendable para quienes tengan tendencia a la «calentura», por ejemplo las personas hipertensas, nerviosas y excitables (para ellas son más apropiadas la tercianaria y la pasiflora). No debe utilizarse durante periodos prolongados en cantidades elevadas, aunque no hay riesgo de adicción. En general no causa somnolencia que pueda afectar a la conducción de un vehículo. Hay quienes experimentan un efecto rebote y la encuentran estimulante en lugar de sedante. Parece ser que la causa puede estar en algún grado de hipotiroidismo y en la dosificación. Algunas personas han experimentado una sensación de «ligereza», como si flotaran en el aire, e incluso han sufrido alucinaciones nocturnas.

**ENERGÉTICA:** relajante y ligeramente calorífica.

PROPIEDADES: analgésica (anodina), antiespasmódica, tranquilizante, sedante y soporífica (hipnótica).

## FORMAS DE DOSIFICACIÓN

INFUSIÓN ESTÁNDAR: 4-8 onzas treinta minutos antes de acostarse.

TINTURA: raíz fresca (1:2 en alcohol al 95%); raíz seca (1:5 en alcohol al 60%), 10 gotas treinta minutos antes de acostarse para el insomnio, o hasta cuatro veces al día para un dolor ligero o para el estrés.

CÁPSULAS: 500-1.000 mg treinta minutos antes de acostarse para el insomnio, o hasta cuatro veces al día para un dolor ligero o para el estrés.

## VARA DE ORO

**Nombre científico:** *Solidago virgaurea, S. canadensis y otras especies.*

La vara de oro es muy sedante y sanadora. Es un diurético útil para los problemas del sistema urinario, las obstrucciones, los cálculos renales y la inflamación. También se emplea para la fiebre del heno y para la alergia a los gatos, así como para las infecciones del sistema respiratorio superior y las causadas por hongos, como las aftas. Tópicamente es un buen antiinflamatorio para los músculos doloridos.

ADVERTENCIAS Y CONTRAINDICACIONES: no utilizar en caso de edema por fallo renal.

ENERGÉTICA: calorífica y secante.

PROPIEDADES: antiinflamatoria, antiséptica, diurética y tónico renal.

## FORMAS DE DOSIFICACIÓN

INFUSIÓN ESTÁNDAR: 4-8 onzas tres veces al día.

TINTURA: flores frescas (1:2 en alcohol a 95%); flores secas (1:5 en alcohol al 50%), 2-4 ml de una a cuatro veces al día.

GLICERITO: flores secas (1:8), 2,5-10 ml de dos a cuatro veces al día.

USO TÓPICO: flores secas (1:4, en aceite o ungüento), aplicar dos o tres veces diarias.

# VERBENA

**Nombre científico:** *Verbena hastata, V. officinalis.*

La verbena se puede usar internamente para relajar los nervios y combatir la ansiedad. Es muy útil para el agotamiento nervioso debido a un estrés de larga duración o para personalidades fanáticas, muy agresivas. También alivia el dolor provocado por nudos en la espalda y el cuello. Es efectiva para paliar la tensión premenstrual y para la irascibilidad en general. Puede aliviar algunos tipos de dolor de cabeza, como es el caso de las migrañas asociadas con el síndrome premenstrual.

Las personas detallistas que tienen problemas relacionados con el sistema nervioso superficial y periférico, y sufren de neuralgias y de problemas cutáneos, también pueden beneficiarse de la verbena. Es útil para muchos trastornos espasmódicos nerviosos, incluyendo los tics, la parálisis y el síndrome de Tourette. También para el dolor leve y los resfriados, la gripe y la congestión respiratoria.

ADVERTENCIAS Y CONTRAINDICACIONES: las dosis extremadamente elevadas pueden causar náuseas y vómitos. En las mujeres embarazadas las dosis elevadas pueden resultar abortivas; paradójicamente, en dosis normales la verbena se ha utilizado tradicionalmente para prevenir el aborto.

ENERGÉTICA: ligeramente refrescante, secante y relajante.

PROPIEDADES: amarga, diaforética, diurética, expectorante, hipotensora, sedante y relajante.

## FORMAS DE DOSIFICACIÓN

INFUSIÓN DÉBIL: propiedades sedantes, 1 taza hasta tres veces al día.

DECOCCIÓN SUREÑA: para un remedio linfático y diaforético fuerte se utiliza la hoja o la raíz, 1 taza según se necesite.

TINTURA: hojas y flores frescas (1:2 en alcohol al 60%); hojas y flores secas (1:5 en alcohol al 40%), 5-10 gotas. Si no se ven resultados, se aumenta a 1-2 ml hasta cuatro veces al día.

GLICERITO: hojas y flores secas (1:6), 1-5 ml según se necesite, tres o cuatro veces al día.

# VIBURNO (CORTEZA)

**Nombre científico:** *Viburnum opulus.*
La corteza del viburno se utiliza para relajar los espasmos musculares. Se suele prescribir a las mujeres como tónico uterino, porque lo relaja y lo tonifica, para aliviar los dolores menstruales y para evitar los abortos, pero también puede ser útil para la angina, el dolor de espalda y otros problemas que impliquen tensión.

ADVERTENCIAS Y CONTRAINDICACIONES: contraindicada en caso de hipotensión.
ENERGÉTICA: relajante.
PROPIEDADES: antiabortivo y antiespasmódico.

## FORMAS DE DOSIFICACIÓN

DECOCCIÓN ESTÁNDAR: 3-4 onzas tres veces al día.
TINTURA: corteza seca (1:5 en alcohol a 50%), 1-5 ml de una a cuatro veces al día.

# VIBURNO AMERICANO

**Nombre científico:** *Viburnum prunifolium.*
El viburno americano es un antiespasmódico utilizado para aliviar las menstruaciones dolorosas y el dolor lumbar. Su acción es parecida a la del viburno, aunque no se considera fuerte. El viburno americano se puede añadir a las fórmulas indicadas para la hipertensión.

ADVERTENCIAS Y CONTRAINDICACIONES: contraindicado durante el embarazo, excepto en los casos en que amenace un aborto o en las últimas cinco semanas. Las dosis altas pueden ser hipotensivas.
ENERGÉTICA: neutra, secante, relajante.
PROPIEDADES: antiespasmódico.
INDICACIONES ESPECÍFICAS: según Rolla Thomas, «el viburno ha sido considerado como el remedio especialmente indicado para evitar un aborto, y se puede utilizar para las mismas indicaciones que las demás variedades». Según Felter,

«irritabilidad uterina e hiperestesia. Cólicos uterinos con severos calambres lumbares y pélvicos».

## FORMAS DE DOSIFICACIÓN

**DECOCCIÓN:** 1-2 cucharaditas de corteza seca en 8 onzas de agua, cocer entre quince y veinte minutos, dejar reposar durante media hora. Se toman de 2 a 3 tazas al día.

**DECOCCIÓN ESTÁNDAR:** 4-8 onzas tres veces al día.

**TINTURA:** raíz fresca (1:2 en alcohol al 40-50%); raíz seca (1:5 en alcohol al 40-50%), 1-4 ml tres veces al día.

**CÁPSULAS:** 2-3 cápsulas (1.000-1.500 mg) tres veces al día.

## VINCAPERVINCA

**Nombre científico:** *Vinca minor.*

La vincapervinca aumenta el flujo de sangre y de oxígeno al cerebro. Se utiliza para las migrañas debidas a vasoconstricción. Los estudios clínicos sugieren que podría ser útil para tratar la demencia, el alzhéimer, la pérdida de memoria a corto plazo causada por algunos medicamentos, la presión sanguínea alta, la pérdida de audición debida a la edad y el vértigo, así como para reducir la acumulación de calcio debida a la diálisis. La vincapervinca puede también detener las hemorragias internas.

**ADVERTENCIAS Y CONTRAINDICACIONES:** no utilizar durante el embarazo. Evitar si hay presión sanguínea baja y enfermedad del hígado o de los riñones. La vincapervinca debería ser utilizada bajo supervisión médica.

**ENERGÉTICA:** secante y relajante.

**PROPIEDADES:** astringente, hipotensora, sedante y hemostática.

## FORMAS DE DOSIFICACIÓN

**INFUSIÓN DÉBIL:** 2-4 onzas hasta tres veces al día.

**TINTURA:** hojas frescas (1:2 en alcohol al 95%); hojas secas (1:5 en alcohol al 50%), 5 gotas hasta tres veces al día.

# VIOLETA COMÚN

**Nombre científico:** *Viola odorata y especies relacionadas.*

La violeta es un buen remedio para combatir la calentura y aliviar la congestión en los sistemas linfático y respiratorio.

ADVERTENCIAS Y CONTRAINDICACIONES: no se conocen.

ENERGÉTICA: refrescante y humectante.

PROPIEDADES: emulgente (mucilaginosa) y linfática.

## FORMAS DE DOSIFICACIÓN

INFUSIÓN ESTÁNDAR: 4-8 onzas tres veces al día.

TINTURA: hojas frescas (1:2 en alcohol al 95%); hojas secas (1:5 en alcohol al 60%), 1-5 ml tres veces al día.

# YOHIMBÉ

**Nombre científico:** *Pausinystalia johimbe.*

La yohimbé provoca la dilatación de los vasos sanguíneos, incluyendo los de los genitales; por ello es un remedio natural para la disfunción eréctil. Desgraciadamente, también puede elevar la presión sanguínea y acelerar el ritmo cardíaco, provocar agitación e incluso manía. En conclusión, la yohimbé tiene algunos efectos secundarios peligrosos, y creemos que los beneficios no merecen el coste. No recomendamos su uso.

ADVERTENCIAS Y CONTRAINDICACIONES: evitar usarla durante mucho tiempo, ya que puede irritar el sistema urinario. Contraindicada en casos de debilidad o inflamación.

ENERGÉTICA: calorífica.

PROPIEDADES: vasodilatadora.

# YUCA

**Nombre científico:** *Yucca glauca.*

Purifica la sangre y tiene propiedades antiinflamatorias y detergentes. La hoja de yuca tiene propiedades antioxidantes, antiinflamatorias y antifúngicas. Es útil como analgésico y antiinflamatorio en la artritis, la neuralgia y otras condiciones inflamatorias.

ADVERTENCIAS Y CONTRAINDICACIONES: un consumo excesivo puede causar diarrea, náuseas, molestias de estómago y vómitos. Durante el embarazo, utilizar solo bajo supervisión médica.

ENERGÉTICA: refrescante y humectante.

PROPIEDADES: reparadora (purifica la sangre), antiinflamatoria y antiséptica.

## FORMAS DE DOSIFICACIÓN

DECOCCIÓN ESTÁNDAR: 2-4 onzas tres veces al día.

TINTURA: raíz fresca (1:2 en alcohol al 95%); raíz seca (1:5 en alcohol al 60%), 1-3 ml tres veces al día.

GLICERITO: raíz seca (1:5), 2,5-5 ml tres veces al día.

CÁPSULAS: 500-1.000 mg tres veces al día.

# ZARZAMORA

**Nombre científico:** *Rubus fruticosus.*

La corteza de la raíz de la zarzamora es un poderoso astringente y un excelente remedio para la diarrea infantil. También se puede utilizar tópicamente como astringente para las heridas.

ADVERTENCIAS Y CONTRAINDICACIONES: no se conocen.

ENERGÉTICA: secante y astringente.

PROPIEDADES: antidiarreica, antifúngica, antiséptica y astringente.

## FORMAS DE DOSIFICACIÓN

DECOCCIÓN ESTÁNDAR: 4 onzas hasta cuatro veces diarias.

**TINTURA:** raíz fresca (1:2 en alcohol al 80% más un 10% de glicerina); raíz seca (1:5 en alcohol al 50%), 1-3 ml hasta cuatro veces al día.

**POLVO:** 1.000-2.000 mg en compota de manzanas según se necesite.

## ZARZAPARRILLA

**Nombre científico:** *Smilax spp.*

La zarzaparrilla es el principal aromatizante utilizado en la vieja cerveza de raíz. Es una hierba suavemente dulce y amarga útil para reforzar el hígado, purificar la sangre y equilibrar las glándulas. Ayuda a aliviar los dolores de la artritis y a limpiar en caso de problemas cutáneos. Tiene una acción equilibradora sobre las hormonas, posiblemente gracias a su acción sobre las bacterias intestinales.

**ADVERTENCIAS Y CONTRAINDICACIONES:** no se conocen.

**ENERGÉTICA:** calorífica y humectante.

**PROPIEDADES:** reparadora (purifica la sangre) y diurética.

### FORMAS DE DOSIFICACIÓN

**DECOCCIÓN ESTÁNDAR:** 6-8 onzas de una a tres veces diarias.

**TINTURA:** raíz seca (1:5 en alcohol al 40%), 1-3 ml dos o tres veces al día.

**GLICERITO:** raíz seca (1:5), 5-10 ml dos o tres veces diarias.

**CÁPSULAS:** 1.000-2.000 mg tres veces al día.

## ZURRÓN DE PASTOR

**Nombre científico:** *Capsella bursa-pastoris.*

El zurrón de pastor es una de las mejores hierbas cuando hay un sangrado demasiado abundante en la menstruación. Es una hierba importante en obstetricia: ayuda a soltar la placenta después del nacimiento del bebé y reduce la hemorragia posparto. Ayuda a cerrar los vasos sanguíneos y es uno de los pocos remedios indicados para subir la presión sanguínea. También se puede utilizar para aliviar la vejiga y tratar la sangre en la orina.

**ADVERTENCIAS Y CONTRAINDICACIONES:** no utilizar durante el embarazo.

**ENERGÉTICA:** calorífica, secante y astringente.

**PROPIEDADES:** astringente, hipertensora, hemostática y vasoconstrictora.

## FORMAS DE DOSIFICACIÓN

**INFUSIÓN ESTÁNDAR:** 2-3 tazas diarias.

**TINTURA:** planta fresca (1:2 en alcohol al 95%); planta seca (1:5 en alcohol al 60%), 1-2 ml de dos a cuatro veces diarias.

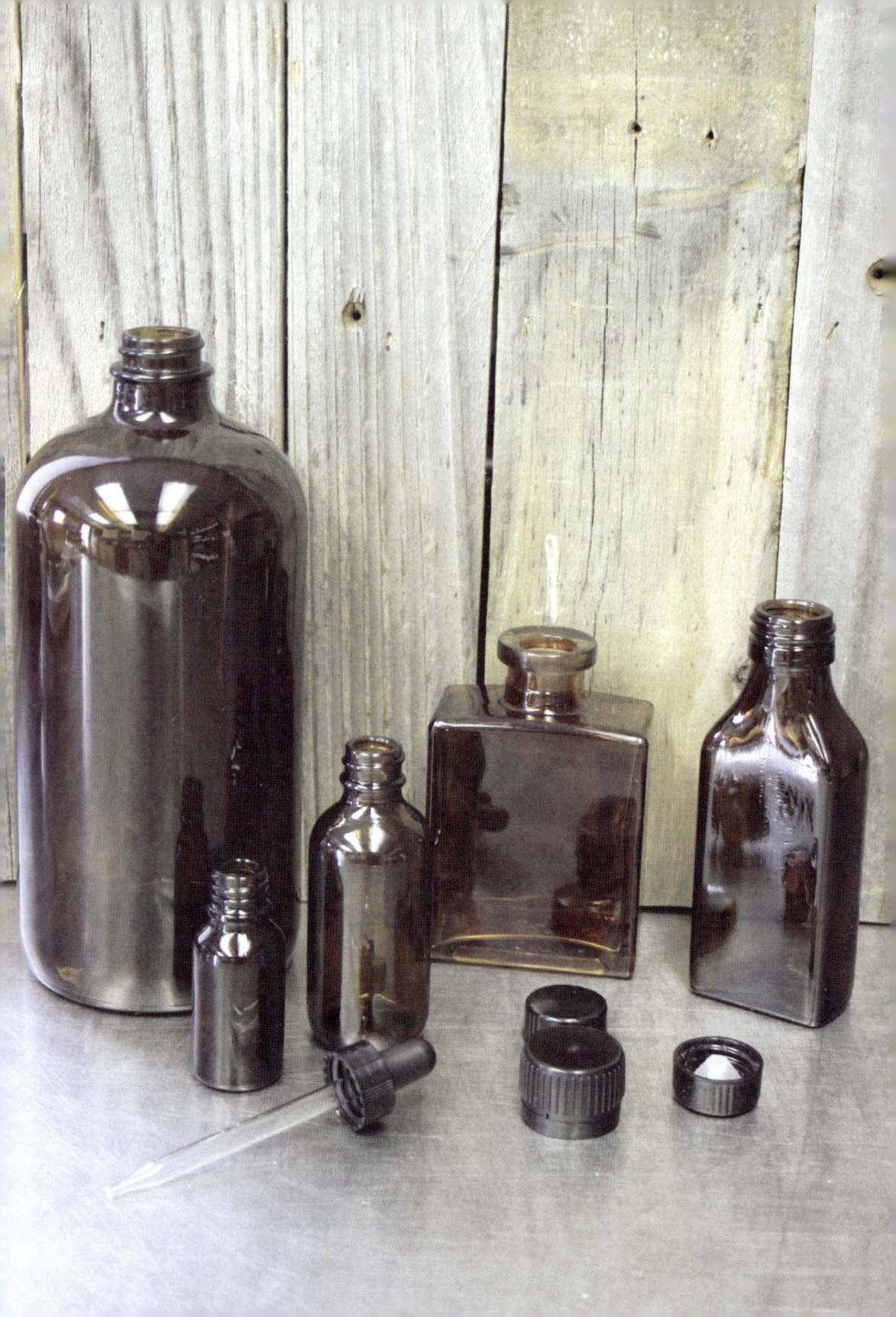

# Fitohidroterapia

## COMBINACIÓN DE HIERBAS Y AGUA PARA LA SANACIÓN

El término *hidroterapia* significa terapia con agua, es decir, el uso del agua para fines terapéuticos. El agua se puede utilizar, según el caso, en cualquiera de sus formas (hielo, vapor, agua caliente o fría), ya sea para aliviar el dolor, mejorar la circulación, reducir la inflamación, desintoxicar el organismo o estimular la curación. Los tratamientos de hidroterapia incluyen enemas e irrigaciones, baños, remojos de pies y vapores.

La fitohidroterapia combina estas terapias con el poder de las hierbas. Las hierbas y el agua son poderosos aliados para sanar una gran variedad de indisposiciones. Este apéndice cubre los distintos modos de combinar ambos elementos desde un punto de vista terapéutico.

## ENEMAS

Los enemas pueden ser una importante ayuda terapéutica para sanar el colon. Se pueden utilizar para hidratar el intestino y limpiar el organismo. Son todavía más efectivos si se añaden hierbas al agua utilizada.

Los enemas de hierbas se pueden usar para:

- Limpiar el colon eliminando grandes incrustaciones intestinales.
- Aliviar la irritación y la inflamación del colon.
- Facilitar la sanación de los tejidos del colon.

- Relajar los espasmos intestinales y aliviar los gases y el abotargamiento severos.
- Rebajar la fiebre (la mayor parte de las fiebres infantiles desaparecen en cuanto se limpia el colon).
- Aliviar la congestión respiratoria y linfática.
- Restablecer una flora intestinal sana (si en el enema se utilizan probióticos o materia fecal sana).
- Liberarse de los parásitos intestinales.

## SOLUCIONES PARA ENEMAS HERBARIOS

Los enemas de hierbas se han utilizado ampliamente en el ayurveda (*basti*) y en la medicina tradicional china, con muchas de las hierbas más populares, ya sea nutritivas o con potentes propiedades antimicrobianas y antiinflamatorias.

Se empieza preparando la solución para el enema, utilizando ya sea dos tazas de una infusión o decocción muy fuerte por litro de agua utilizado en el enema o añadiendo entre media y dos cucharaditas de tinturas o de gliceritos por litro de agua. El agua puede ser caliente o fría, dependiendo de la situación.

Entre las hierbas útiles para enemas tenemos la nébeda (para la fiebre), el *pau d'arco* (para infecciones de hongos), la lobelia o la lavanda (para espasmos), el áloe vera (para la inflamación y la sanación de los tejidos), la mahonia (para las infecciones) y el anís (para los gases y el abotargamiento). Varias de las fórmulas propuestas en el capítulo doce funcionan muy bien para enemas. Estas incluyen la composición, la composición infantil y la crisis herbaria. Estas fórmulas funcionan para los enemas indicados en caso de resfriados, fiebre y congestión. La fórmula de la crisis herbaria es especialmente útil para limpiar la materia fecal pegajosa ya que diluye la mucosidad.

Se puede preparar un enema para las infecciones utilizando ajo crudo. Se pone un diente de ajo crudo en un litro de agua dentro de la batidora. Se bate a conciencia, después se cuela la solución y se utilizan pequeñas cantidades por vía rectal. Esto funciona bien para las infecciones respiratorias y para la fiebre.

## CÓMO APLICAR EL ENEMA

Hay que testar siempre la solución para el enema, para asegurarnos de que está tibia, ni caliente ni fría. Si ponemos unas gotas sobre la muñeca (como se hace para testar el biberón de un bebé), la sensación debería ser neutra, ligeramente tibia o ligeramente fresca. Si es necesario, se añadirá agua fría o tibia para ajustar la temperatura. A continuación se pasa la solución a la bolsa o recipiente del enema. Se afloja la llave del tubo para que suelte el aire y la solución fluya y luego se cierra la llave.

Se lubrifica la punta y el recorrido de la cánula con gelatina de petróleo (Vaselina®), un ungüento de hierbas u otro lubricante. Nos tendemos sobre el lado izquierdo y suavemente se introduce la cánula en el recto. Se afloja la llave y se deja que la solución fluya en el colon.

Durante este proceso, si en cualquier momento se siente dolor o malestar, se interrumpe el flujo de la solución y se espera un minuto o dos. Mientras, se puede masajear ligeramente la zona donde se siente el dolor y el malestar. Si estos no desaparecen, se acude al baño y se expulsa el agua y el material de desecho. Luego se vuelve a empezar.

Una vez que el líquido fluye libremente en el colon estando sobre el lado izquierdo, la persona se puede mover para descansar sobre la espalda y continuar el proceso. Una vez finalizado se descansará sobre el lado derecho.

Para practicar lo que se llama un «enema mayor», cuando se haya limpiado todo el colon desde el ascendente hasta el descendente, puede ser necesario volver a rellenar la bolsa o recipiente en varias ocasiones. Las primeras veces que se intenta, puede ser que no sea posible llevarlo a cabo, ya que pueden surgir espasmos o atascos rebeldes. No hay que preocuparse, se limpia el colon hasta donde sea posible.

No hay que desanimarse: uno de los autores tardó varios meses —haciéndose un enema una vez a la semana— en poder lograr que pasara el líquido más allá del punto intermedio de su colon, a causa de un espasmo muscular en el colon transverso. Al final aprendió a usar el aceite de lobelia o de lavanda (de los que ya se ha hablado) para relajar ese espasmo y conseguir limpiar todo el recorrido del colon.

## CÓMO APLICAR UN ENEMA A UN NIÑO

Cuando se aplica un enema a un niño o a un bebé, se usa una perilla. Las hay especiales para enemas, pero una perilla normal también puede servir. Se prepara la solución y se testa la temperatura como ya hemos explicado.

Se pone una toalla en el suelo y se tumba al niño sobre la espalda o sobre el lado izquierdo. Si se trata de un bebé, se pone un pañal encima de la toalla. Si es un niño un poco más mayor, se le explica que este proceso será incómodo, pero que lo ayudará a sentirse mejor. Hay que ser amoroso y paciente. Si lleváramos al niño al médico, quizá le tuvieran que poner una inyección, o sacarle sangre, lo cual le dolería mucho más, pero probablemente mantendríamos al niño inmóvil de todos modos, así que hemos de actuar de la misma manera. Un enema no es ni de lejos tan doloroso como una inyección, y esto se le puede explicar al niño para tranquilizarlo.

Se ha de lubricar la apertura anal y la punta de la perilla. Se llena la perilla absorbiendo la solución. Se pone en vertical y se presiona para expulsar el aire que pueda haber. Se acaba de rellenar hasta que esté completa. Suavemente se inserta la punta de la perilla en el ano y a continuación se aprieta suavemente. Si se encuentra una fuerte resistencia, o el niño siente dolor, se deja de apretar y se saca la perilla. Debe sacarse con cuidado asegurándose de que no «absorbe» a medida que se va extrayendo.

Si no se produce una deposición, se repite el proceso. Pueden ser necesarios varios intentos antes de que suceda algo, pero no hay que preocuparse, simplemente tener paciencia. Inyectar una pequeña cantidad de fluido cada cinco minutos no daña el intestino. A menudo los niños pequeños se deshidratan por no beber suficientes líquidos cuando tienen fiebre o están enfermos, de manera que podría ser que el cuerpo deshidratado absorba todo el líquido introducido en el intestino.

A un niño un poco mayor se le puede decir que puede ir al baño si lo necesita. En caso contrario, se repite el proceso. Luego se espera un minuto o dos y se introduce un poco más de líquido.

Por otra parte, si se trata de un bebé, se le pone un pañal después de haberle vaciado la perilla y se envuelve con una toalla encima del pañal (el enema hace que la deposición sea líquida, y no queremos que nos manche). Luego se abraza y se mima al bebé durante unos minutos. Si después de entre diez y veinte minutos no se hace una deposición, se repite el proceso.

Las heces deberían ser blandas. Si solo sale una pequeña cantidad de heces duras, puede ser necesario repetir el proceso. El truco está en que el intestino se mueva libremente.

## INYECCIONES RECTALES

Las inyecciones rectales son parecidas a los enemas, pero no se usan para limpiar el colon. Se inyecta en el recto una pequeña cantidad de líquido y se deja para ser absorbido en lugar de expulsado.

Las inyecciones rectales se pueden usar para:

- Reducir las hemorroides o las fístulas anales (usando preparaciones líquidas de hierbas astringentes).
- Administrar un remedio a un niño o a una persona mayor que tengan dificultades para tragar.
- Hidratar a un adulto o un niño seriamente deshidratados pero que no pueden o no quieren tomar líquidos (utilizando soluciones de hierbas ricas en minerales, como la alfalfa o la paja de avena, para proporcionar los electrolitos que necesitan).

## IRRIGACIONES VAGINALES

Las irrigaciones pueden ser útiles para las infecciones y las irritaciones vaginales y el sangrado excesivo. Para la irrigación se necesitará un aparato para enemas con una cánula vaginal. Se mezcla la solución de la irrigación de la misma manera que hemos explicado para la solución de un enema. Se retiene el líquido en la vagina durante un lapso de entre cinco y quince minutos, utilizando almohadas para mantener la pelvis elevada, antes de expulsar el líquido.

A continuación damos algunas indicaciones de hierbas para usar en las irrigaciones. Para las infecciones vaginales de cándida, se pueden utilizar flores de caléndula, corteza de *pau d'arco* o raíz de agracejo. Con cautela también se puede usar aceite de árbol del té (aunque algunas mujeres encuentran que les irrita mucho), siguiendo las mismas instrucciones que para preparar una solución de enema con aceites esenciales descrita en la sección anterior. Se utilizará solo una gota para un litro.

Para una irrigación contra la vaginosis bacteriana, se mezcla un 10% de povidona yodada y un 90% de agua destilada. Para el sangrado excesivo, se emplearán hierbas hemostáticas como la corteza de raíz del árbol de la cera, caléndula, milenrama o corteza de roble blanco.

No se recomiendan irrigaciones frecuentes, ya que pueden desequilibrar la flora vaginal beneficiosa.

## BAÑOS Y REMOJOS

Los baños y remojos fortalecen y estimulan la circulación o relajan y calman los múscules doloridos. Pueden ayudar a aliviar los picores y las erupciones de la piel y acelerar la recuperación de los resfriados y las fiebres.

Se añaden al baño colgando del grifo tres o cuatro bolsitas de hierbas o poniendo un infusor de té directamente en el agua. Una bolsa de gasa grande o un calcetín de algodón pueden contener grandes cantidades de hierbas. También se puede preparar una decocción fuerte, colarla, y añadir el líquido al agua del baño.

Al baño también se le pueden añadir aceites esenciales. Se mezclan en unas pocas gotas de jabón para dispersar los aceites en el agua. Hay que tener mucho cuidado: los aceites esenciales pueden irritar la piel si no están bien diluidos.

Un baño de asiento es útil para las hemorroides y para los problemas de la próstata, vaginales y uterinos. También se utiliza para relajar el suelo pélvico en preparación para el parto. Se llena una palangana grande como hemos explicado anteriormente y la persona afectada se sienta en el agua.

Los baños de pies restablecen la circulación de las piernas, reducen la hinchazón de los tobillos o los pies y sanan las heridas. Se llena un barreño con agua caliente y hierbas y se ponen los pies en remojo.

## HIERBAS PARA BAÑOS Y REMOJOS

Las siguientes hierbas son idóneas para baños y remojos:

**Picores (urticaria, varicela, etc.):** Acedera, bardana, mahonia, agracejo, consuelda, pamplina, lavanda, vinagre (solo en baño caliente); además de todas estas hierbas, también está indicada la arcilla.

**Hinchazón e inflamación:** Consuelda, llantén, corteza de roble blanco, caléndula, hamamelis, manzanilla.

**Limpieza de poros:** Jengibre, manzanilla, vinagre (solo en baño caliente).

**Relajantes:** Kava kava (te lo decimos en serio, tienes que probar este baño), lavanda, manzanilla, rosa, nébeda, sales de Epsom.

## SAUNAS, TEMAZCALES Y BAÑOS DE SUDOR

Muchas personas en los climas templados de todo el mundo han utilizado la transpiración tanto para prevenir como para tratar las enfermedades. Los escandinavos construyeron las saunas y los nativos americanos los temazcales (cabañas de sudar). El herbolario pionero Samuel Thomson acostumbraba a sentar a sus pacientes envueltos en mantas y ponía una piedra caliente en un cubo a sus pies. Cuando echaba agua en el cubo, el vapor subía por debajo de las mantas hasta que el paciente empezaba a sudar.

Un baño de sudor se puede usar para:

- Ayudar a cortar la fiebre.
- Acelerar la recuperación de resfriados, gripe u otras infecciones agudas.
- Desintoxicación general de la sangre y la linfa.
- Estimular el sistema inmunitario.

Esta terapia está contraindicada si el corazón es débil o la presión alta, o si la persona está débil, pálida y frágil. Tampoco es buena para niños pequeños o personas muy mayores.

Al sobrecalentar suavemente el cuerpo se simula una fiebre ligera y puede ser una poderosa herramienta natural contra una enfermedad seria. La fiebre es una defensa natural y una respuesta sanadora del sistema inmunitario, creada y sostenida por el cuerpo para librarse de patógenos y para restablecer la salud. La temperatura corporal elevada acelera el metabolismo e inhibe la replicación de los virus o bacterias perjudiciales.

Esta es la manera de tomar un baño de sudor:

**Primer paso:** beber mucha agua y no comer dos horas antes del baño.

**Segundo paso:** preparar una infusión con hierbas que faciliten la transpiración. Beber un poco de la infusión antes de entrar en el baño y sorberla con frecuencia mientras se está en él. Ejemplos de infusiones para aumentar la transpiración incluyen:

- Composición, composición infantil o crisis herbaria (ver el capítulo doce).
- Infusión de milenrama y menta piperita (a partes iguales).
- Infusión de jugo de jengibre fresco.

**Tercer paso:** se llena la bañera con agua tan caliente como se pueda aguantar. Se pueden añadir al baño las sales de Epsom, arcilla de bentonita, jengibre o aceites esenciales. Si se usan aceites esenciales, habrá que mezclarlos con una cucharada de sal natural o con media taza de sales de Epsom antes de añadirlos al baño. Esto ayuda a que se disuelvan en el agua (ver el capítulo diez, sobre la aromaterapia).

**Cuarto paso:** se permanecerá en la bañera por lo menos durante veinte minutos, con el agua tan caliente como se pueda tolerar cómodamente. Mantener el cuerpo bien sumergido. Si se empieza a sentir un mareo, hay que incorporarse y poner una toallita fresca sobre la cara. Se vaciará la bañera si se comienza a sentir demasiado incómodo.

**Quinto paso:** un masaje suave con un cepillo para la piel ayuda a llevar la sangre a la superficie cutánea.

**Sexto paso (optativo):** después de estar en remojo en el baño, se puede poner de pie y terminar con una ducha fría rápida. Esto aumentará el efecto de la transpiración.

**Séptimo paso:** acostarse y cubrirse con muchas mantas. Se bebe abundante líquido. Permanecer en la cama por lo menos una hora. Está bien quedarse dormido. Se termina con una ducha para limpiar la piel y cerrar los poros.

No se debe someter a los niños pequeños a baños excesivamente calientes. Se usará un baño tibio y se les lavará el cuerpo suavemente con un jabón natural y una toallita para asegurarse de que los poros estén abiertos. Se añadirán tres o cuatro gotas de aceite de lavanda o de aceite del árbol del té (diluido con un jabón líquido natural) o con un jabón de baño del Dr. Bronner de menta piperita o del árbol del té o de eucaliptus. Los aceites esenciales ayudarán a estimular la circulación y atraer la sangre a las extremidades.

## TRATAMIENTO CON LA SÁBANA FRÍA

El tratamiento con la sábana fría se efectúa utilizando los mismos procedimientos básicos que empleamos para el baño de sudor, pero es mucho más efectivo para inducir la transpiración. Es un modo poderoso de desintoxicar el organismo.

Esta es la manera de llevar a cabo el tratamiento de la sábana fría:

**Primer paso:** se siguen los cinco primeros pasos del baño de sudor.

**Segundo paso:** se cubre la cama con una lámina de plástico.

**Tercer paso:** se moja una sábana en agua (tibia para un efecto más suave, fría para un efecto más fuerte). Cuando la persona sale del baño, inmediatamente se envuelve en la sábana mojada y se tumba sobre la lámina de plástico. Se envuelve el plástico sobre la sábana mojada y se cubre a la persona con mantas para calentar el cuerpo e inducir la transpiración.

**Cuarto paso:** después de aproximadamente una hora, se da una ducha para limpiar la piel.

## BAÑOS DEPURATIVOS

Los baños de sudor abren las glándulas sudoríparas para producir transpiración, mientras que los baños depurativos actúan sobre las glándulas sebáceas de la piel. Son útiles para las enfermedades eruptivas, sarpullidos, urticarias, viruela, acné, etc. También pueden ser efectivos para eliminar los metales pesados, especialmente los baños de arcilla.

En un baño se pueden usar varias hierbas, sales de Epsom y/o arcilla. Entre las hierbas que sirven para estos baños destacan las mucilaginosas, como las hojas de consuelda el llantén y varias algas y hierbas reparadoras como la mahonia, el sello de oro, la bardana, la acedera y el trébol rojo. La mahonia, el sello de oro y la acedera contienen un tinte amarillo que puede colorear la piel. Se va bastante deprisa, pero es un hecho que debe tenerse en cuenta.

Para un baño limpiador, se prepara una decocción de cualquiera de estas hierbas en una cacerola grande que pueda contener entre cuatro y ocho litros de agua. De un cuarto a media taza de hierbas por galón. Se hierven suavemente las hierbas al menos durante veinte o treinta minutos, se añade la decocción al baño y luego se llena la bañera con más agua, ajustando la temperatura para que el baño sea confortable.

También se pueden utilizar extractos de hierbas líquidos preparados comercialmente, pero se necesitan entre tres y cuatro onzas de extracto por cada baño, lo cual puede resultar caro.

Hay otros dos agentes que son realmente efectivos para limpiar: las sales de Epsom y las arcillas finas. Las sales de Epsom se pueden encontrar en droguería y farmacias. Se necesita cerca de dos tazas de sales para cada baño. Son también útiles para los baños de transpiración. Abren los poros y fomentan la eliminación a través de la piel.

La arcilla fina es incluso más efectiva que las sales de Epsom como agente extractor/limpiador. Probablemente has oído hablar, o incluso has utilizado, una mascarilla de arcilla para extraer la grasa de los poros de la piel. La arcilla se puede utilizar de manera parecida en un baño, para absorber las toxinas del cuerpo solubles en grasa y en agua. La arcilla de bentonita es buena para este fin, y se puede comprar en grandes cajas. Pero en todo caso, cualquier arcilla fina servirá.

## BAÑOS DE VAPOR

Las hierbas ricas en aceites esenciales, como la albahaca, el eucaliptus y la lavanda, liberarán sus propiedades en el vapor. Se pone una plancha eléctrica en el suelo y sobre ella se calienta un pote lleno de hierbas y agua. Nos sentamos sobre una silla metálica con un cojín por encima de la plancha eléctrica y del pote y nos envolvemos en una manta grande que vaya del cuello hasta el suelo. Hay que asegurarse de que la manta no esté demasiado cerca de la plancha eléctrica y se prenda fuego. De esta manera, el vapor no alcanza la cabeza, que se mantiene fría, mientras se calienta bien el resto del cuerpo.

### Vapores pélvicos

Los vapores pélvicos se utilizan para los problemas vaginales y las hemorroides. Son menos invasivos que las irrigaciones, y los que se emplean para las hemorroides alivian suavemente el dolor. Se hierven cuatro litros de agua, se añaden cien gramos de hierbas y se deja todo en remojo durante diez minutos. Se pone toda la olla de agua en el inodoro. Se testa la temperatura manteniendo la parte interior del brazo por encima del vapor a la altura del asiento del inodoro. Si es demasiado caliente, se deja enfriar durante unos minutos y se vuelve a testar. Cuando la temperatura nos resulte cómoda, nos sentamos sobre el inodoro.* Nuestras hierbas favoritas para los vapores vaginales son la milenrama, el orégano, la albahaca, la caléndula y el romero. No se han de poner aceites esenciales en un baño de vapor vaginal, son demasiado irritantes

---

* En España, y en otros países que lo utilicen, esta operación se puede realizar haciendo uso del bidé (N. de la T.).

para las membranas mucosas. Para las hemorroides funciona bien un vapor de milenrama, caléndula y árnica.

## TERAPIA DE CONTRASTE (ALTERNAR BAÑOS CALIENTES Y FRÍOS)

El agua caliente tiene un efecto relajante y abre, mientras que el agua fría causa constricción y una reducción del flujo sanguíneo. La hidroterapia que alterna caliente y frío estimula la circulación, el drenaje linfático y la energía nerviosa. Puede aliviar el dolor espasmódico y los calambres, mejorar la circulación, estimular el tono muscular y elevar el estado de ánimo.

Un modo de aplicar este método consiste en alternar duchas calientes y frías. Se empieza con una ducha caliente agradable durante tres minutos. Se sigue con un cambio abrupto al agua fría durante dos minutos. Se repite el ciclo tres veces y se termina con agua fría. Después de la ducha se realiza un masaje completo o parcial o una friega enérgica con la toalla. Otra forma de esta terapia es alternar los remojos calientes y fríos de una parte del cuerpo, por ejemplo los pies. Esta terapia ha resultado útil en casos de gangrena u otras enfermedades que implican una mala circulación en las extremidades. Hay que alternar los remojos calientes y fríos de la misma manera que se hace con la ducha caliente y fría. Para maximizar aún más el efecto, se pueden añadir al remojo caliente hierbas estimulantes (como la guindilla, el ajo o el jengibre), y hierbas relajantes (como la consuelda o el llantén) al remojo frío.

## BAÑOS DE ASIENTO

La alternancia de baños de asiento calientes y fríos puede proporcionar un alivio de los síntomas y ayudar a acelerar la recuperación de un buen número de malestares. Se puede utilizar como una técnica sanadora para un paciente que no pueda darse duchas completas. Es especialmente beneficioso para aumentar la circulación en la zona pélvica y uretral y se recomienda habitualmente para las infecciones vaginales de cándida, hemorroides y similares.

**Primer paso:** se llena un barreño con agua caliente de manera que se pueda poner en remojo la parte baja del abdomen. Como alternativa, se puede llenar la bañera hasta que el agua nos llegue a una altura de una media pulgada por encima del ombligo (sentados).

**Segundo paso:** se permanece en remojo entre veinte y treinta minutos. Se cubre la parte superior del cuerpo con una toalla y se pone una toallita empapada en agua sobre la frente.

**Tercer paso:** se toma una ducha fría rápida o se salpica el cuerpo con agua fría antes de secarse, para estimular bien la circulación.

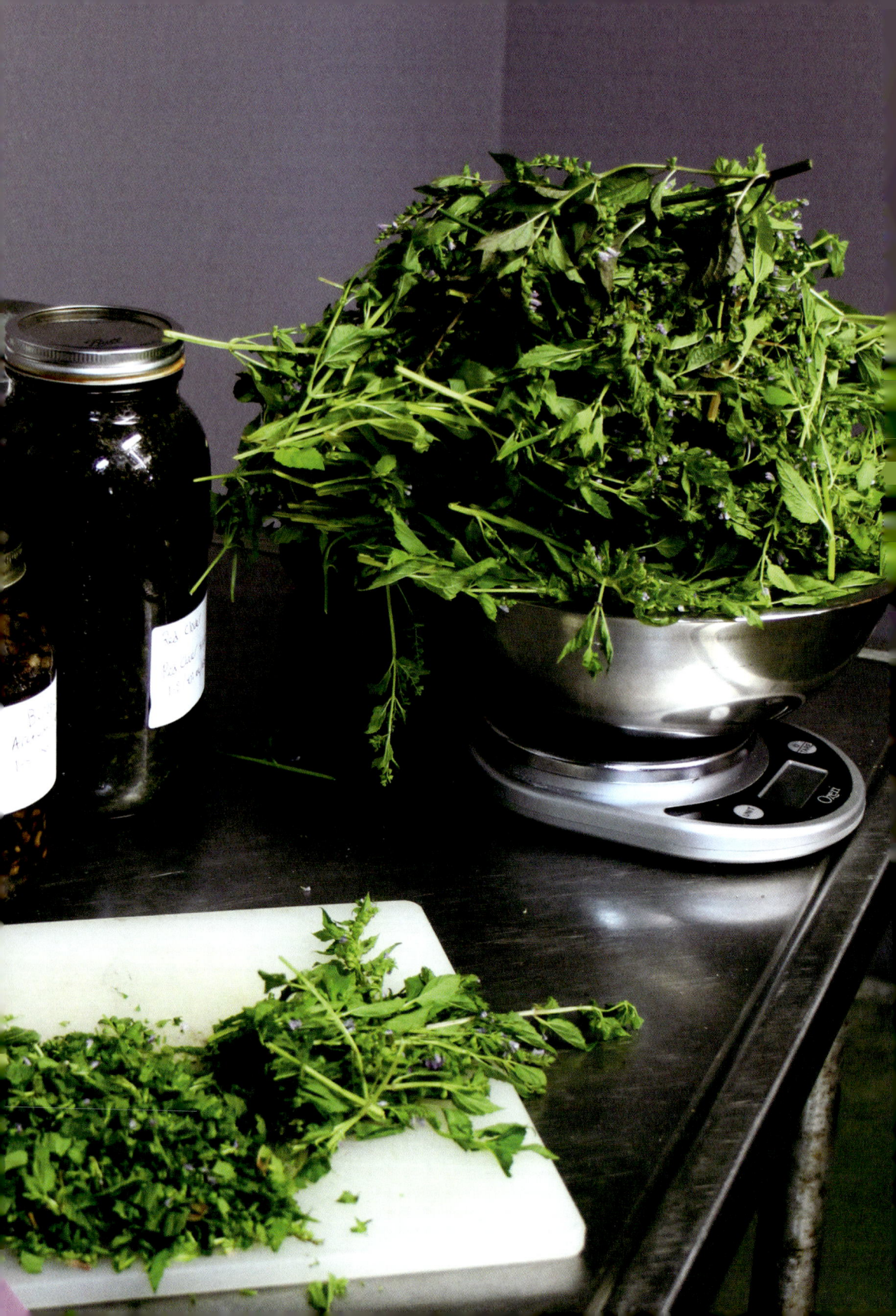

# APÉNDICE II

# Lecturas recomendadas

Chevallier, Andrew: *Encyclopedia of Herbal Medicine.* Una buena referencia general para quinientas cincuenta hierbas comunes.

Foster, Steven y Hobbs, Christopher: *Western Medicinal plants and Herbs.* Una buena guía de campo para las plantas medicinales.

Gladstar, Rosemary: *Herbal Recipes for Vibrant Health.* Una gran referencia para elaborar productos a base de hierbas, con recetas útiles.

Hall, Dorothy: *Creating your Herbal Profile.* Una buena referencia sobre perfiles de personalidad para las hierbas medicinales.

Kaminski, Patricia y Katz, Richard: *Flower Essence Repertory.* Una guía importante para las esencias florales, tanto los remedios de las flores de Bach como remedios de Norteamérica.

Kuhn, Merrily A. y Winston, David: *Herbal Therapy and Supplements: a Scientific and Traditional Approach.* Una referencia excelente y fiable sobre la investigación científica, componentes y uso clínico de muchas hierbas comunes.

McGuffin, Michael; Hobbs, Christopher; Upton, Roy; Goldberg, Alicia: *Botanical Safety Handbook.* Un manual fiable, bien reconocido sobre seguridad de la *American Herbal Products Association*.

McIntyre, Anne: *Flower Power: Flower Remedies for Healing Body and Soul.* Una guía importante para las indicaciones emocionales de las hierbas, esencias florales y aceites esenciales.

Mills, Simon y Bone, Kerry: *The Essential Guide to Herbal Safety.* Otra buena referencia sobre seguridad.

Moore, Michael: *Medicinal Plants of the Desert and Canyon West.*

_____*Medicinal Plants of the Mountain West.*

_____Southwest School of Botanical Medicine Website (www.swsbm.com).

Michael Moore es una buena fuente de información fiable sobre plantas. Su página web está llena de información valiosa.

*PDR for Herbal Medicines.* Una buena referencia para información científica sobre hierbas, pero no un buen recurso clínico.

Wardwell, Joyce A.: *The Herbal Home Remedy Book.* Una buena guía para preparar remedios.

Willard, Terry: *Edible and Medicinal Plants of the Rocky Mountains and Neighbouring Territories.* Una buena guía de campo para las plantas medicinales silvestres en el oeste de los Estados Unidos.

Wood, Matthew: *The Book of Herbal Wisdom: Using Plants as Medicine.*

_____*The Earthwise Herbal. A complete Guide to New World Medicinal Plants.* Una guía esencial para la materia médica ecléctica.

_____*The Earthwise Herbal. A Complete Guide to Old World Medicinal Plants.*

Matthew Wood es una buena fuente para conocer las indicaciones clínicas, incluidas las relacionadas con trastornos y perfiles emocionales, de las plantas medicinales.

Ellingwood, 1919: *The American Materia Medica*. Un buen ejemplo del trabajo de los médicos eclécticos. Ellingwood tiene buena información que no se encuentra en otros libros de este grupo de médicos.

Culpeper, Nicholas: *English Physician and Complete Herbal*. Un clásico que todavía guarda interés para practicantes que deseen echar una mirada al mundo de las plantas de hace cuatrocientos años.

Felter, Harvey Wickes, médico, y John Uri Lloyd, farmacéutico, 1898: *King's American Dispensatory*.

Scudder, John M., médico, 1898: *The American Eclectic Materia Medica*. Scudder hizo valiosas aportaciones a la medicina ecléctica, y casi sin ayuda cambió la práctica.

Fyfe, William, médico, 1935: *The Essentials of Modern Materia Medica*. La última gran materia médica ecléctica.

Remington, Wood, 1918: *The Dispensatory of the United States of America*. Una materia médica alopática de cuando los médicos todavía utilizaban la medicina botánica.

Shook, Edward: *Advanced Treatise in Herbology*. Un clásico semimoderno en el estilo neothomsoniano y un libro clave en el resurgimiento de la herbología mormona.

Grieve, Maude: *A Modern Herbal*. Una guía clásica a la medicina herbaria de principios del siglo xx.

Alexander, Leslie M. y Linda A. Straub-Bruce: *Dental Herbalism: Natural Therapies for the Mouth*. El único libro extenso sobre los cuidados naturales de la boca. Incluye importantes recetas para polvos dentales, pastas dentífricas y más.

Hoffmann, David: *Medical Herbalism: The Science and Practice of Herbal Medicine*. Una guía magnífica a través de los sistemas corporales por parte de un gran herbolario. Las fórmulas de David ¡son excelentes!

*Plant Healer Magazine*. Cada año la revista se imprime y encuaderna en dos tomos, que son una fuente maravillosa para el herbolario contemporáneo y presentan importantes artículos de herbolarios, tanto consagrados como noveles.

Menzies-Trull, Christopher: *Herbal Medicine: Keys to Physiomedicalism including a Pharmacopoeia*. Una aportación valiosa al moderno despertar fisiomédico desde el Reino Unido.

Ganora, Lisa: *Herbal Constituents: Foundations of Phytochemistry*. La mejor introducción a la fitoquímica para los herbolarios actuales.

Romm, Aviva Jill: *Botanical Medicine for Women's Health*. Un enfoque integrativo para abordar la salud femenina por parte de una gran herbolaria y médico.

Masé, Guido: *The Wild Medicine Solution: Healing with Aromatic, Bitter and Tonic Plants*. Una guía inspiradora que todo herbolario debiera leer.

Rogers, Robert Dale: *The Fungal Pharmacy: The Complete Guide to Medicinal Mushrooms and Lichens of North America*. Un trabajo de referencia sobre los hongos medicinales de parte de un gran experto.

Coffman, Sam: *The Herbal Medic*. Una guía original para la aplicación de las plantas en la medicina de urgencias. Una lectura indispensable.

# Índice analítico

Amalaki (Embilica officinalis) 284
Amapola de California (Eschscholzia californica) 219
Amargos
  alcaloideos 21, 22, 99
  equilibrados 184
  fragantes 27
  simples 20, 21, 39
American Herbalists Guild (AHG) 31
Amigdalitis 221, 247
Amni (Ammi visnaga) 221
Amor de hortelano (Galium aparine) 220
Androgra (Andrographis paniculata) 221
Anemia 27, 208, 217, 329, 360, 366
Anemopsis californica 291. Ver Hierba mansa
Angélica (Angelica archangelica) 222
Angelica sinensis. Ver Dong quai
Angina 227, 306, 326, 345, 362, 370
Angustia 209, 227, 256, 345, 349
Anís (Pimpinella anisum) 223
Anorexia 259, 356
Ansiedad 31, 32, 158, 171, 187, 197, 212, 219, 230, 234, 258, 285, 288, 294, 300, 302, 318, 339, 341, 357, 369
Antioxidantes 23, 208, 225, 324, 346, 348, 373
Antocianina 274
Antocianinas 208
Apetito 19, 22, 184, 213, 216, 248, 254, 276, 284, 288, 319, 341, 345
Apio (Apium graveolens) 224
Aralia racemosa. Ver Nardo americano
Arándano europeo (Vaccinium myrtillus) 224
Arándano rojo (Vaccinium macrocarpon) 225
Árbol de la cera (Myrica cerifera) 226
Árbol de la seda (Albizia julibrissin) 227
Arcilla 142, 201
Arctium lappa. Ver Bardana
Arctostaphylos uva-ursi. Ver Gayuba
Arjuna (Terminalia arjuna) 227
Armoracia rusticana. Ver Rábano picante
Arnau de Vilanova 105
Árnica (Arnica montana) 228
Aromaterapia 9, 49, 155, 156, 157, 159, 163
Artemisa (Artemisia annua) 229
Artemisia absinthium. Ver Ajenjo
Artemisia annua. Ver Artemisa (Ching Hao)
Arteriosclerosis 301
Artritis 28, 216, 218, 224, 230, 238, 258, 259, 265, 268, 276, 286, 289, 295, 299, 320, 325, 338, 357, 373, 374
  reumatoide 238, 286, 357
Asclepias (Asclepias tuberosa) 230

Ashwagandha (Withania somnifera) 230
Asma 29, 185, 214, 221, 231, 246, 256, 268, 281, 283, 284, 292, 305, 320, 328, 329, 335, 365
Asparagus racemosus. Ver Shatavari
Astrágalo (Astragalus membranaceus) 231
Ataques
  de pánico 337
  epilépticos 234
Atractylodes (Atractyloides ovata, A. macrocephala) 232
Atrofia 26, 28, 172, 351
Avena (Avena sativa) 232
Avicena 105, 214
Azadirachta indica. Ver Neem
Azafrán (Crocus sativus) 233
Azúcar en sangre 44, 108, 214, 272, 279, 298, 324, 341, 355

# B

Bach, Edward 164, 165, 211
Bacopa (Bacopa monnieri) 234
Bagazo 82, 83, 86, 106, 121, 123, 124, 125, 130, 131
Balanza 87
Bálsamo de caballo (Collinsonia canadensis) 234
Bálsamos 137, 162, 200
Baños
  de vapor 192
  oculares 331
Baptisia tinctoria. Ver Índigo silvestre
Barbas de maíz (Zea mays) 235
Bardana (Arctium lappa) 236
Barosma betulina. Ver Buchú
Baya perdiz (Mitchella repens) 236
Bebidas verdes 67
Berberina 21, 48, 99, 210, 336, 356
Berberis vulgaris o B. aristata. Ver Agracejo
Betónica (Betonica officinalis, Stachys officinalis) 237
Bian Que 104
Bibhitaki (Terminalia bellirica) 284
Bolas de mantequilla de nueces y hierbas 75
Borraja (Borago officinalis) 238
Boswellia (Boswellia serrata) 238
Bronquitis 268, 283, 306, 320, 328, 336
Buchú (Barosma betulina) 239
Bupleurum (Bupleurum chinense, B. scorzoneraefolium) 240
Bursitis 238

# C

Calambres  18, 22, 221, 245, 255, 256, 267, 290, 313, 318, 325, 332, 335, 358, 371

Cálamo  131

Cálculos
 biliares  252, 259, 303
 renales  219, 256, 271, 295, 296, 303, 342, 364, 368

Caléndula (Calendula officinalis)  240

Callos  273

Canavanina  216

Cáncer de mama  290

Cándida  182, 323, 363, 365

Canela (Cinnamomum verum, C. zeylanicum)  241

Capsella bursa-pastoris. Ver Zurrón de pastor

Capsicum frutescens o C. annuum. Ver Guindilla

Cápsulas líquidas  46

Cardamomo (Eletteria cardamomum)  242

Cardencha (Dipsacus asper)  243

Cardo bendito (Cnicus benedictus)  243

Cardo mariano (Carduus marianus, Silybum marianum)  244

Carica papaya. Ver Papaya

Cártamo (Carthamus tinctorius)  245

Cáscara sagrada (Rhamnus purshiana)  245

Cassia senna. Ver Sen

Castaño de Indias (Aesculus hippocastanum)  246

Catalizadores  175

Cataplasmas  25, 37, 66, 133, 134, 141, 142, 200, 256, 315, 324, 331, 356

Caulophyllum thalictroides. Ver Cohosh azul

Ceanoto (Ceanothus americanus)  247

Centella asiática. Ver Gotu kola

Cerezo silvestre (Prunus serotina)  248

Chamaelirium luteum. Ver Falso unicornio

Chaparro (Larrea tridentata)  249

Chimafila umbellata. Ver Quimáfila

Ching Hao (Artemisia annua)  229

Chondrus crispus. Ver Musgo irlandés

Ciática  275

Cilantro (Coriandrum sativum)  250

Cimicífuga (Cimicifuga racemosa, Actaea racemosa)  250

Cinarina  215

Cinnamomum camphora. Ver Alcanforero

Cinnamomum verum, syn. C. Zeylanicum. Ver Canela

Cionanto (Chionantus virginicus)  252

Ciruela africana (Pygeum africanum)  252

Cistitis  199, 211, 224, 300, 343

Citrus limon. Ver Limón

Citrus sinensis. Ver Naranja dulce

Clavo (Eugenia caryophyllata, Syzigium aromaticum)  253

Cnicus benedictus. Ver Cardo bendito

Codonopsis (Codonopsis pilosula)  254

Coffey, Aeneas  105

Coffman, Sam  11

Cohosh azul (Caulophyllum thalictroides)  254

Cola de caballo (Equisetum arvense)  255

Coladores  85

Col de mofeta (Symplocarpus foetidus)  256

Colesterol  25, 214, 233, 285, 308, 326, 341, 346, 359

Cólicos  222, 223, 293, 309, 312, 321, 325

Colitis  160, 238, 240

Collinsonia canadensis. Ver Bálsamo de caballo

Commiphora molmol. Ver Mirra

Commiphora mukul. Ver Guggul

Compresas  98, 133, 134, 140, 141, 145, 159, 193, 202, 256, 290, 305, 315, 350

Concentrados e infusiones en polvo  148

Congestión respiratoria  193, 219, 269, 369

Conjuntivitis  202

Constricción  26, 29, 172, 227, 235, 352

Consuelda (Symphitum officinale)  256

Convallaria majalis. Ver Muguete

Cordyceps (Cordyceps sinensis, C. Militaris)  257

Corydalis (Corydalis yanhusuo)  258

Crataegus oxyacantha, C. monogyna. Ver Espino blanco

Crocus sativus. Ver Azafrán

Cuasia (Picrasma excelsa)  259

Cuencos para mezclar  86

Culpeper, Nicholas  60

Cúrcuma (Curcuma domestica, C. longa)  259

Cynara scolymus. Ver Alcachofera

# D

Damiana (Turnera diffusa)  260

Datura  203

David Winston  187, 188

Decantación  83

Decocciones  40, 41, 42, 66, 98, 100, 140, 141, 143, 182

Demencia  371

Dentición  253, 309

Depresión  26, 27, 31, 158, 171, 172, 191, 222, 227, 230, 233, 238, 259, 268, 287, 294, 302, 307, 311, 317, 318, 341, 342, 346

Maceraciones 107, 115, 116

Magulladuras 222, 228, 245, 246, 292, 304, 350

Mahonia (Berberis repens, B. Aquifolium, Mahonia aquifolium) 308

Maitake (Grifola frondosa) 308

Malaria 229

Mal del viajero 298

Manzanilla (Chamomilla recutita, Matricaria recutita) 309

Mareos 228, 251, 265, 278, 290, 339

Marrubio de Virginia (Lycopus virginicus) 310

Marrubio (Marrubium vulgare) 310

Mastitis 290

Matricaria recutita. Ver Manzanilla

Medicago sativa. Ver Alfalfa

Melisa (Melissa officinalis) 311

Melón amargo (Momordica charantia) 312

Menopausia 251, 355

Menstruación 212, 222, 236, 245, 254, 258, 262, 313, 341, 374

Menta piperita (Mentha x piperita) 313

Menta poleo (Mentha pulegium) 313

Migrañas 297, 302, 335, 338, 360, 361, 369, 371

Milenrama (Achillea millefolium) 314

Millet, Edward Milo 193

Minim 177

Mirra (Commiphora molmol, C. Myrrha) 315

Molinillo de café 85

Mononucleosis 294

Monotropa uniflora. Ver Pipa de indio

Moore, Michael 171, 263

Mortero 84

Mucílago 24, 77, 78, 219, 319

Muérdago (Viscum album) 316

Muguete (Convallaria majalis) 317

Muira puama (Ptychopetalum olacoides) 318

Musgo español (Tillandsia usneoides) 318

Musgo irlandés (Chondrus crispus) 319

# N

Naranja (Citrus sinensis) 319

Nardo americano (Aralia racemosa) 320

Náuseas matinales 197, 274, 299

Nébeda (Nepeta cataria) 320

Neem (Azadirachta indica) 321

Neumonía 221

Neuralgia 332, 373

Ninfea (Nymphaea odorata) 322

Nogal blanco (Juglans cinerea) 322

Nogal negro (Juglans nigra) 323

Nopal (Opuntia streptacantha, O. ficus-indica) 324

# Ñ

Ñame silvestre (Dioscorea villosa) 325

# O

Ocimum sanctum. Ver Albahaca morada o sagrada

Ocotillo (Fouquieria splendens) 326

Olivo (Olea euorpaea) 326

Olmo rojo (Ulmus rubra) 327

Omura, Yushiaki 250

Oplopanax (Oplopanax horridus) 328

Opuntia streptacantha, O. ficus-indica. Ver Nopal

Orégano (Origanum vulgare) 328

Ortiga (Urtica dioica) 329

Osha (Ligusticum porteri) 330

Osteoartritis 238, 357

Óvulos para infecciones vaginales 204

# P

Palmaria palmata. Ver Dulse

Pamplina (Stellaria media) 331

Panax ginseng. Ver Ginseng asiático

Panax notoginseng. Ver Tienchi ginseng

Panax quinquefolius. Ver Ginseng americano

Papaya (Carica papaya) 331

Paracelso 105

Parálisis 290, 318, 369

Parásitos 22, 213, 221, 229, 249, 253, 259, 312

Pasiflora (Passiflora incarnata, P. quadrangularis) 332

Pau d'Arco (Tabebuia spp., Tecoma ochracea) 333

Paullinia cupana, P. sorbilis. Ver Guaraná

Pausinystalia johimbe. Ver Yohimbé

Peonía (Peonia lactiflora) 333

Perejil (Petroselinum crispum) 334

Perfumes 159, 163

Pesarios 142

Petasita (Petasites hybridus) 335

Petroselinum crispum. Ver Perejil

Phyllanthus niruri. Ver Quiebrapiedras

Phytolacca decandra. Ver Hierba carmín

Picadura de abeja 340

Picaduras de insectos 66, 193, 283, 292, 295, 304, 305, 315, 363

# Sobre los autores

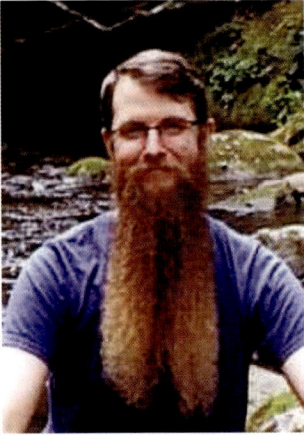

Thomas Easley es el fundador de Eclectic School of Herbal Medicine. Es fitoterapeuta clínico y miembro profesional del gremio American Herbalis Guild. Easley integra la ciencia moderna y la rica y profunda tradición de la herbología moderna en un enfoque holístico y sistemático de la salud y la sanación.

Easley da importancia a los alimentos como medicina primaria y utiliza dietas intensivas además de técnicas de reducción del estrés, suplementos nutricionales, ejercicio y hierbas para ayudar a la gente a alcanzar sus metas de salud. Su enfoque se basa en la herbología tradicional occidental, la nutrición clínica, la medicina funcional, y su amplia experiencia, que abarca quince años de dedicación a tiempo completo a sus más de quince mil pacientes.

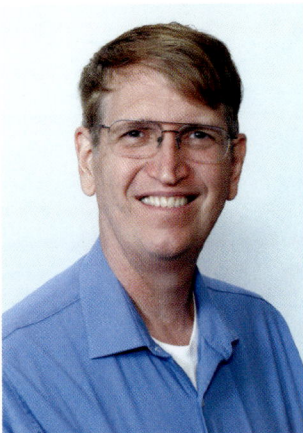

Steven Horne es miembro profesional del gremio American Herbalist Guild, del cual fue presidente. También es miembro de la International Iridology Practitioner's Asociation, la asociación de iridólogos profesionales, y ha formado parte de la junta directiva de ambas asociaciones. Ha participado en numerosas convenciones y conferencias y ha ayudado a fundar cuatro empresas relacionadas con la fitoterapia, lo que le ha aportado una extensa experiencia práctica en la formulación y preparación de extractos de hierbas. Horne mantiene una consulta a tiempo parcial, en la que trabaja mano a mano con sus pacientes para ayudarlos a resolver sus problemas de salud.

# Agradecimientos

Thomas desea agradecer a su mujer por la increíble fotografía. En verdad, sus imágenes aportan el complemento perfecto que el libro necesitaba para estar completo. También quisiera dar las gracias a su editora Esther Mack, por hacer más concisas y comprensibles sus aportaciones al libro.

Steven quiere agradecer la ayuda de su equipo de School of Modern Herbal Medicine [escuela de fitoterapia moderna], compuesto por David Horne, Garret Pittario y Kenneth Hepworth, por su ayuda para compilar y editar parte del material de este libro.